‖北京针灸名家丛书‖

金针大师

王乐亭

主　　编　钮雪松

编　　委　赵建宏　王　霞　闫松涛

　　　　　　王　平　钮雪梅　倪国勇

主　　审　韩福如　钮韵铎

中国中医药出版社

·北京·

图书在版编目（CIP）数据

金针大师——王乐亭/钮雪松主编. —北京：中国中医药出版社，2012.12（2017.11重印）
（北京针灸名家丛书）
ISBN 978 – 7 – 5132 – 1196 – 3

Ⅰ.①金… Ⅱ.①钮… Ⅲ.①针灸疗法—临床应用—经验—中国—现代 Ⅳ.①R246

中国版本图书馆 CIP 数据核字（2012）第 244493 号

中 国 中 医 药 出 版 社 出 版
北京市朝阳区北三环东路 28 号易亨大厦 16 层
邮政编码 100013
传真 010 64405750
廊坊市三友印务装订有限公司印刷
各地新华书店经销
*
开本 880×1230 1/32 印张 16.375 彩插 0.25 字数 412 千字
2012 年 12 月第 1 版 2017 年 11 月第 5 次印刷
书 号 ISBN 978 – 7 – 5132 – 1196 – 3
*
定价 39.00 元
网址 www.cptcm.com

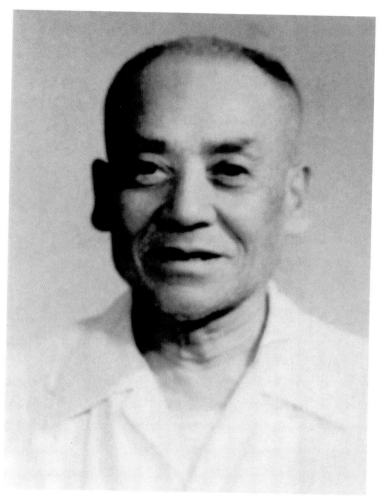

王乐亭

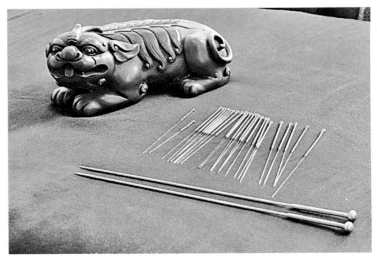

六寸金针与毫发金针

北京市中医医院門診处方笺 《下次看病請带此方》 取药号＿＿＿＿

姓　名			年龄	男 女	住址		
处方 治下肢截瘫丸药方							

治下肢截瘫丸药方

乳香 没药 血竭 土虫 木耳

白花蛇 全蝎 蜈蚣 麝香 天麻

汉三七 当归 红花 麻黄 牛膝

马前子 冬虫草 羊見 防己

自然铜 共二十味。

其为细末炼蜜为丸每丸重一钱

黄白开水送服若服一丸无感

觉再加一丸尚无感觉再加一丸

至有感觉为度即按此批两服

之。

年　　月　　日

医师	调剂	复核	药费	自费

113-1.69.1.3000本

王乐亭创立的药方

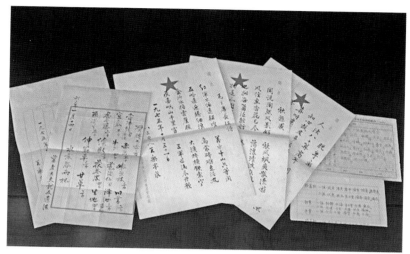

王乐亭的手迹

新医针灸疗法穴位
治瘫1. 又名叫向农，在镇骨头下方取。
治瘫2. 又名叫为民，在三角肌正中取。
治瘫3. 又名叫爱民，在肩髃上一寸取。
治瘫4. 又名叫为农，在膝膑上三寸取。
治瘫5. 又名叫反帝，在足三里下二寸取。还治胃下垂。
治瘫6. 又名叫爱兵，在兰尾下寸五取。
治瘫7. 又名叫拥政，在太溪上五分取。
治内翻　邱墟　金门　京骨　附阳　又承山穴外一寸。
治外翻　照海　然谷　太白　三阴交下五分。又承山穴内一寸。
马蹄足　解溪　昆仑　商丘　大钟　中封　太冲。
直立　委中上四寸五肉侧五分。外直立委中穴上四寸五偏外一寸五
腓腾　委中下四寸外侧寸五。
蒸地　委中下九寸五。

王乐亭的笔记

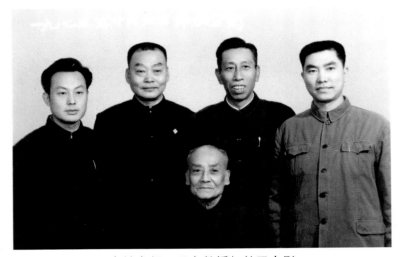

金针大师王乐亭教授与弟子合影
正中坐者王乐亭老师，站立者（左起）韩福如、耿永明、于汇川、钮韵铎。

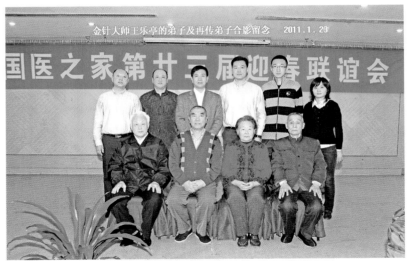

金针大师王乐亭的弟子与再传弟子合影
（左起坐者）韩福如、钮韵铎、张俊英、陈湘生。（左起站者）
闫松涛、韩喜刚、赵建宏、钮雪松、赵元辰、王霞

内容简介

本书对金针大师王乐亭从医经历、学术思想、针灸技法及临床经验做了全面梳理和总结，对了解王乐亭教授的坎坷人生和针灸理论、针灸技法的形成有很大帮助。此外，本书还介绍了王乐亭弟子的从师体会和临床经验，是王乐亭学术思想和临床技艺的延续。本书含医家小传、配方撷要、临证医案、诊余小课、医论研究、薪火传承等六个部分，由王乐亭的亲传和再传弟子共同完成，不仅是一部资料完整、内容翔实、可读性强的人物传记，而且具有较高的学术和临床价值。

前 言

　　针灸疗法作为祖国传统医学中重要的组成部分，有着数千年的历史，针灸疗法理论与技术的形成和发展离不开一代又一代的针灸人。黄帝与岐伯等的君臣问对，成就了以《灵枢》为代表的针灸理论体系；扁鹊著《难经》，阐发针灸经旨，丰富了针灸理论；皇甫谧删浮除复，论精聚义，撰成《甲乙经》，使针灸疗法自成体系；其后历朝历代，贤人辈出，涪翁、郭玉、葛洪、杨上善、孙思邈、窦默、徐凤、杨继洲、高武、李学川，直至民国的承淡安、黄石屏等，如璀璨群星，闪耀在针灸历史的天空。正是这些精英的薪火传承，才成就了针灸的繁盛大业。

　　北京有着 800 年的历史，特殊的历史地位和厚重的文化积淀，造就了众多针灸名家。王乐亭、胡荫培、牛泽华、高凤桐、叶心清、杨甲三、程莘农、贺普仁……这些德高望重的针灸前辈，成为了北京近现代针灸学术的代表人物，他们的学术思想和精湛技艺推动了北京地区针灸学术的发展，在北京地区针灸史上留下了浓墨重彩的一笔。他们的道德情操、学术思想和临床技艺是针灸界的宝贵财富，应当深入挖掘整理并发扬光大。

　　北京针灸名家学术经验继承工作委员会是在北京针灸学会领导下的一个学术研究组织，她的主要任务，就是发掘和整理北京地区针灸名家的学术思想和临床技艺，凡在北京地区针灸界有一定影响力的、德高望重的、有独特学术思想和临床技艺的针灸专

1

家，都是我们工作的对象。我们本着客观、求实、慎重、细致的原则，力求全面展示针灸名家们的风采，展示他们的学术价值和影响力，为推动北京地区针灸学术的发展，为针灸疗法促进人民健康，提高生活质量作出自己的贡献。

这套丛书对于我们来说是工作成果的体现，对广大读者来说是走进针灸名家，向他们学习的有利工具。通过它，可以了解这些针灸名家的追求与情怀，可以感受到他们的喜怒哀乐，可以分享他们的临床所得，使自己得到受用无穷的精神食粮。这就是我们编辑这套丛书的目的。

北京针灸名家学术经验继承工作委员会

《北京针灸名家丛书》编辑委员会

2012 年 8 月

贺 序

    针灸术在我国历史悠久，早在《黄帝内经》中，就对针灸方法及适应证、禁忌证做了详细论述。唐宋时期更是针灸理论发展的高峰阶段，但是由于历史条件的限制，针灸医学发展缓慢。特别是清政府，因拘于封建礼教，于1822年（道光二年）时曾下令太医院废止针灸科，随后又借口针灸"脱衣露体，有伤大雅"而鄙视针灸医。致使针灸业者日少，学者匿迹，针灸疗法濒于失传，以致清末民初时，针灸医术在北平地区仍不太盛行，直至20世纪30～40年代以后才逐渐有所发展。著名针灸学家王乐亭教授和胡荫培教授就是在针灸事业不景气的历史背景中脱颖而出的佼佼者。当时中医界的印象是"穷扎针的、富外科"。可是这两位针灸医生非同一般，他们的病人很多，诊所的巷内车水马龙，门庭若市。他们的业务情况不单在针灸界显眼，就是在整个中医业界内也算是比较突出的。所以在当时的京城内享有"南王"（王乐亭）"北胡"（胡荫培）的盛名。他们利用针灸技术广泛地为群众诊治疾病，积累了丰富的经验。

    王乐亭教授是河北省香河县人，早年间习文，曾考入中国大学法律专业，两年后，弃学从医，拜北京针灸名医陈肃卿为师。1929年考取"医师执照"，在京开业行医。新中国成立后，他投身于新中国医疗事业，1953年，参加北京中医学会针灸门诊部工作，1956年，调入北京中医医院工作，任针灸科主任。他行医

1

50余年，博学医理，技术精湛，医德高尚，疗效非凡。因擅用六寸金针治疗淋巴结核，故世人送他"金针大王王乐亭"的称誉。

王老对中医理论及针灸方面的研究有较深造诣。他十分重视中医理论与临床实践的结合，不仅积累了丰富的临床经验，而且在理论上也有许多独到的见解。为了使针灸技艺精益求精，更有效地为更广大的患者解除病痛，他不懈地研读多种医书，博取众家之长，终于形成自己独特的经验和学术流派，为我国针灸事业的发展做出有益的贡献。

《金针大师王乐亭》一书是继承、整理王乐亭教授的学术思想与临床经验的一部很有价值的著作。书中从理论与临床实践相结合的角度阐述了王氏针法的临证特点和学术价值。王老虽已作古，但他的再传弟子——钮雪松医师，多年来跟随父亲钮韵铎教授临床实践，不断地学习金针王派的学术思想和临床经验，不忘继承和发扬金针技艺，且积极收集资料，整理编撰成集。这种精神非常可贵，值得提倡。这标志着中医针灸事业后继有人，不断进步。特别是当今针灸已被联合国教科文组织列入"人类非物质文化遗产代表名录"，针灸的发展已引起多方面的关注和重视。新时代的针灸人才辈出是十分令人欣喜的大好现象。

当《金针大师王乐亭》即将出版之际，我特作此序以示推荐之意。

国医大师 贺晋仁

2012 年 2 月 26 日

钮 序

综观中国医学发展史，针灸医学渊源最久，早在商朝（公元前16世纪——公元前11世纪）开始使用铁器的时代，就出现了以金丝作为铁铸件装饰的工艺技术，至春秋战国时期（公元前770年——公元前221年），这种工艺已十分流行，生产和工艺技术完全达到了以金制针的水平，因此，使用金针的历史最早可以推溯到商朝。

1968年在河北省满城县出土的西汉（公元前202年——公元25年）刘胜墓中，有金银针共九根，其中金针四根，距今两千多年，但制作已相当精致。

古代关于金针的文献记载不多，专著还没有见到，仅有的文献记载表明，古人认为金针疗效超过其他质针，但理论认识多属肤浅臆断，不够深入。

从19世纪中叶到20世纪中叶，我国针灸医学的文献中出现了很多关于金针的记载，反映出了那一时期我国针灸界使用金针的盛况，当时的医家对金针的治疗作用已有进一步认识。

特别是20世纪三四十年代，京城针灸界出现两位擅用金针治病的医家——王乐亭和胡荫培。他们所用之针皆为金制的，大针者，长至六寸；小针者，细如毫发。两位分别在南城和北城开设医馆，施金针之术专攻疑难病症，活人无数，名冠京城。近代医学史上称他们为："南王"、"北胡"。

新中国成立后，金针学术得到了广泛应用和发扬。1984年新中

1

国第一部金针专著《金针王乐亭》出版问世，因其内容殷实，临床可操作强、耐读耐看，颇受广大针灸学者的欢迎。十年后，《金针再传》相继出版。反映了王派弟子传承金针技艺，广泛地应用于临床实践。2005年1月，第一家从事金针研究、开发和推广的学术团体"北京市东城金针研究学会"成立。该会本着挖掘和整理王乐亭和胡荫培两位金针大师的学术思想和临床技艺，促进金针学派的发展，推动金针技艺的传承和发扬，有利于服务社会，造福人民群众。

近年来，随着金针研究学会的各项工作不断深入，两位大师的学术思想和临床经验得到了全面的总结，为了将他们的"宝贵遗产"流芳后世，2010年1月，北京市东城金针研究学会受北京针灸学会委托。由学会秘书处组织编写了《毫发金针胡荫培》和《金针大师王乐亭》两部学术专著。梳理了北京金针学派发展脉络，揭示了金针治病的特殊疗效，为针灸学术发展提供了有价值的参考资料。

《金针大师王乐亭》一书，是由我国著名针灸学家王乐亭教授再传弟子钮雪松医师主编。全书包括：医家小传、配方撷要、临证医案、诊余小课、医论研究、薪火传承等六个部分。全面重点介绍了王氏金针学术思想的形成历程及王派弟子从师的学习体会、临床应用和个人的丰富经验相结合之心得论述。

王乐亭教授对中国针灸事业作出了巨大的贡献。我们编写这部著作，为了使广大读者从中解读王乐亭教授辛勤耕耘的一生，尽最大努力地收集了王老的照片、手稿、笔记、书法、诗文等，这些材料具有极高的文献价值，是历史的真实反映。本书的内容翔实、全面，临床经验部分编写技术含量高，实为"干货"。本书便于针灸医师临床参考，并为针灸教学提供素材，是一部较好的理论与实践相结合的宝贵资料。

北京市东城金针研究学会会长　钮韵铎

2012年2月17日

写在前面

　　王乐亭教授是我的师公，是新中国成立后北京针灸界首屈一指的针灸名家。他早年习文，国学底蕴深厚，因偶得六寸银针治疗瘰疬秘法，便与岐黄之术结下不解之缘。青年学医，刻苦研习中医经典又得名师亲授，可谓大器晚成。1929 年。他通过针灸考试，取得行医执照，在南城开设私人诊所。因临床上擅使金针治疗疑难病症，疗效斐然，名冠京城，世人称"金针大王"。新中国成立后，王乐亭响应人民政府的号召，结束私人开业，参加国营的门诊工作。1956 年他调入北京中医医院，担任针灸科第一任主任。他一生对医技勤学苦练、精益求精，尊古而不拘泥于古，十分重视理论与实践的相结合，积累了丰富的临床经验，行医 50 余年，声名远播海内外，有"金针王乐亭"之美称。

　　作为王老的再传弟子，我们肩负着继承和发扬王氏医术的重任。1993 年，我曾帮助父亲钮韵铎教授整理过《金针再传》一书。多年来，我们不断收到全国各地医界同道的来信，他们对王氏金针的学术思想很推崇，且受益良多，希望能更全面、更深入地了解王老的针法特点和临床经验。因此，我在北京市东城金针研究学会工作期间，努力地查找历史档案，搜集王老的遗世医案，走访他的弟子，深入挖掘和整理他宝贵的临床经验，编撰成集。拟书名为《金针大师王乐亭》，作为《金针再传》的续篇，并希望对以前所出版的几部王氏学术著作，起到拾遗补缺的作用。使王氏学术思想更好地传承发扬，泽惠后世。

本书的内容分为六章。

第一章为医家小传，介绍王乐亭教授从医的经历及学术思想的形成过程，内容翔实、丰富，且记述了一些鲜为人知的感人事迹，反映了他励志和传奇的一生。

第二章为配方撷要，介绍了王乐亭教授临证经典针灸配方41篇，每一篇配方都从【组方】【功能】【适应证】【注解】全面阐述配穴精要，是临床辨证施治的参考依据。

第三章为医案精选，选录了16篇临床医案，反映了王乐亭教授在对待疑难病症方面的治疗经验。

第四章为诊余小课100讲，载录了王乐亭教授在传授弟子时，虽然业务繁忙，但抽出空闲时间也要给学生结合临床讲上一段业务知识，故所谓"诊余小课"。

第五章为医论研究，载录了钮韵铎师从王乐亭教授，临床总结和发表的6篇学术论文，如：《论督脉》、《温通法的临床应用》、《讨论极泉穴》等。

第六章为薪火传承，记录了王乐亭教授亲传弟子及再传弟子的回忆文章及学术论文。如：《针灸治愈失音症的探讨》、《针灸治病三要》、《瘫痿针治十一法》、《针刺能否促进脊髓再生》、《浅论"六腑俞加膈俞"在临床的应用》等。这些文章始终贯彻着王乐亭教授的学术思想，指导着医疗实践，是王乐亭教授学术思想的传续。

附录部分由王乐亭教授的生平年表和《临床教学方法》、《王乐亭教授诞辰100周年纪念活动回顾》、《王乐亭弟子及再传弟子名录》4部分组成。他的临床教学方法形式多样，通过"课徒"，使弟子打下了扎实的基本功。王老的临床教学方法灵活、多样、有趣。其中对人体腧穴的名称和有关数字的记忆方法非常独特。作者引用了王老的几种教学形式，以供读者参考。

本书的整理编撰，得到王老的弟子韩福如教授和钮韵铎教授亲自指导和审阅。编写上本着"多一些实用，少一点空谈"的旨意，以继承传统、发扬创新为原则，着重临床经验总结为主，以简明、实用为出发点，便于针灸医师临床参考，并为针灸教学提供素材。

本书在整理过程中得到赵建宏、王霞、闫松涛、王平、倪国勇、钮雪梅等医师的热情支持和帮助，他们为王氏医术的传承与发扬付出了辛勤的劳动，在此一并致谢。

钮雪松

2012 年 3 月 12 日

目录

第一章
医家小传

　　王乐亭先生，名金辉，为我国近代著名针灸学家。1895年10月18日出生于河北省香河县运河西岸的王指挥庄，卒于1984年2月25日，享年89岁。

一、读私塾，拜名师，踏上成才路

王乐亭先生 1895 年 10 月 18 日出生于河北省香河县运河西岸的王指挥庄，7 岁时便在京东某农村从私塾先生乔书阁老师学习古汉语，因攻读勤奋，深得乔师喜爱。乔之祖父为清代当地的典狱官，当时有一南方人犯，获罪入狱三年，因对其有所照顾，使该犯心存感激。刑满出狱时就对他说："您对我关怀之恩，无所报答，我只有将家传针法相授，即以六寸银针，从肘节处下针向臂上卧刺，专治鼠疮脖子，不需药治，即能痊愈。"乔公遂将此针法牢记于心中，并传于后人，但直到乔书阁这一代，也未曾付诸实践。

有一天，乔氏在北京某首饰楼工作的亲友返里省亲来看望他，向乔氏吐诉其患颈淋巴结核已数年之久，屡治未效，痛苦不堪。乔先生对其友说："我家三代相传，对此症有一针法，但因祖上皆不行医，针具不备。你若想治，可去打制一对长针来，我让弟子王乐亭给你扎。"其亲友大喜，遵嘱返京打制了六寸银针一对。乔先生便把祖传的针法，悉心口授给当时对医学一无所知的只有 15 岁的王乐亭，让他用六寸银针为患者治病。王乐亭按照乔先生说的方法给病人扎过几次之后，竟奏奇效，患者多年不愈的淋巴结核竟然痊愈了。为答谢乔氏师徒，病人将这对银针送给了他们。从此，王乐亭先生就拿着这对六寸银针，踏上了"针灸行道"之途。

有了这次成功的治病经验，激发了王乐亭对针灸的兴趣，他开始读一些医书，掌握了一些常用的针灸知识。同时，对来诊者一律免费义务治疗。由于疗效明显，所以远近数十里的乡亲俚友，凡患"鼠疮脖子"（即瘰疬）之病者均来求治，他的临床经验也逐渐丰富起来。

1913 年，18 岁的王乐亭离开家乡，进京谋生，开始在北京

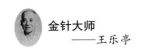

琉璃厂荣宝斋南纸店学徒，业余时间，仍然坚持用六寸银针义务治病，所治病种也只限于瘰疬。

1916 年，21 岁的王乐亭考入中国大学法律系，读了两年半的大学。他感到毕业后仍无出路，而六寸银针反而能给病人解除痛苦，于是便毅然放弃了在读的学业，改行学医。在临床中，他感到六寸银针仅能治疗一种病证，治疗范围太窄，只有系统学习针灸的理论和经验，攻读中医经典，掌握更多的治疗方法，更多地在临床实践中锻炼，才能提高医术，治疗更多的疾病。1919 年，经朋友介绍，24 岁的王乐亭拜四川籍的京城针灸名医陈肃卿为师，正式踏上学习针灸之路。陈肃卿是清末民初针灸名家陈丹仙之子，陈丹仙针灸技艺高超，誉满京城，时人尊称"陈半仙"。而陈肃卿其针、药并施，技术更加全面。在陈肃卿的教导下，王乐亭的眼界大开，学识益进，技术益高。

1928 年，王乐亭先生参加东方针灸学社，系统学习针灸。在近 10 年的医疗实践中，他研读了很多医书，积累了丰富的临床经验。他深有体会地说："当时受益最多的书是《针灸大成》、《经穴纂要》，这两本是针灸入门书，能指导临床实践。"他对《黄帝内经》、《千金方》、《医宗金鉴》、《经脉图考》、《十四经发挥》、《类经图翼》等书均精心攻读，博取众家之长，不断丰富自己的学识与经验，为日后的发展奠定了坚实的基础。

二、办诊所，路坎坷，不舍岐黄术

1929 年春，34 岁的王乐亭参加了"北平市卫生局中医考试"，考取了针灸"医师执照"，并取得独立开业的许可证。随即在原北平市宣武门外达智桥校场大六条甲 26 号，一所坐南朝北的四合院内设立了诊所，正式开业行医。诊所是以针灸专科问世，治疗瘰疬依然是他诊所的一大特点，而所使用的针具已经由六寸银针改换为六寸金针了。

王乐亭的针灸诊所开业后，慕名前来的求医者越来越多，门诊量日增。但好景不长，诊所开业不足 10 个月就自动停业了，这是为什么呢？原来这期间发生了一件在我国中医发展史上具有重要历史意义的大事件。

1929 年 2 月，身居中华民国医药学会上海分会会长要职的余云岫，在"南京政府"卫生部第一届中央卫生委员会议上提出了"废止国医案"，引发全国中医界的强烈抗争。北平中医界人士在这次抗议活动中，组建了自己的中医团体——北平中医公会。同年，经北平中医公会商定，组织"华北请愿团"，由施今墨、孔伯华、左季云、赵树屏、张菊人等为主要代表，他们带着北平中医界人士的殷切希望，怀着"荆卿出易水"般的心情和壮志，踏上了南下请愿的征程。北京代表如期到达上海，与全国各地的中医代表会集，在上海成立了"全国医药团体联合会"，共同前往南京向"国民政府"请愿。在全国中医药界人士的请愿抗议和强大的社会舆论压力下，"南京政府"不得不让步，将"废止国医案"搁置起来。虽然余云岫们的阴谋没有得逞，但这一事件已给中医事业造成了巨大的冲击和负面影响，在中医将被消灭的阴影和巨大压力下，从事中医药事业的人都面临着抉择。

王乐亭先生的诊所恰在这个敏感时期开业，社会上"废止国医"的舆论和对中医的诽谤攻击，深深地刺伤了他的心，他对"国民政府"的做法感到失望，也对自己从事的针灸事业的前途产生了怀疑。在这种悲观心态的驱使下，1930 年 6 月，35 岁的王乐亭关闭了自己心爱的诊所，投到爱国将领冯玉祥将军麾下参加"讨蒋司令部"工作，由于他有过法律学习的经历，所以被任命为军法处主任。但任职 4 个月后，他又产生了苦恼，作为一个文化人，他实际上对军队事情完全没有兴趣，内心纠结，令他时时想起自己刻苦钻研了 20 年的针灸专业，终究还是难舍难弃，

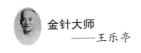

百般考虑后，他横下决心递交了辞职信，回到家中，继续经营自己的诊所，重操旧业。

经过这次波折，王乐亭先生更加成熟了，他给自己定了宗旨："规规矩矩治病，安分守己做人。"因此，不论社会多么复杂，怎样变换，他都与广大群众在一起，专心致志地治病救人，很少与官府接触。他的诊所在宣武区，宣武区的特点是商人多、艺人多、劳苦大众多，求医者以社会的中下阶层为主，因此他的诊所收费低廉，"有钱的挂号，没钱的减免"，这是他多年来一直恪守的诺言。前来求诊者，除瘰疬病、虚劳病、中风偏瘫、腰腿痛外，也不乏各种疑难杂症及慢性疾病。通过几年的努力，王乐亭先生在社会上赢得了良好的口碑，他的诊所在南城颇有名气，并在京城中医界站住了脚。

1934 年，39 岁的王乐亭先生在北平中医界已经有相当的声誉。他精湛的医术引起了著名老中医杨浩如（1881—1940）的注意。杨浩如先生曾创立北京第一家私立中医院——养浩庐中医院。为了办好这家中医院，弘扬国术，杨浩如老先生不惜"三顾茅庐"地聘请王乐亭先生参加医院针灸科工作。当时的"养浩庐中医院"已经开办经营了 15 年之久，院址在西四北石老娘胡同路北。杨浩如任院长，张菊人任副院长，李云亭任外科主任。有住院病床 40 余张，工作人员 30 余人，是民国时期北平城最具规模的中医医院。医院主要为贫民服务，以治疗癫狂病为特色。医院还设有专门的煎药室，供患者煎药使用。王乐亭被聘为针灸科主任，上任后，他每天都辛勤劳动，全力投入医院的诊治工作。除正常门诊外，下班回到自己的诊所，还有不少的病人在等待他的诊治，耐心而认真的王乐亭先生对求医者总是热情相待，精心诊治，他的医德、医风和医术在社会上得到一致赞扬。

杨浩如先生是一位具有民族气节的爱国者。北京沦陷后，他时常痛骂国民党是卖国贼，因此遭到特务的跟踪和迫害。1940 年北平市日伪"社会局"姓雷的局长患病，请杨浩如先生诊治，被他拒绝。于是日伪政府对养浩庐中医院开始实施报复，他们对医院的经营横加刁难，干扰和破坏医院的正常诊疗工作。身为院长的杨浩如非常气愤，怒火攻心，一病不起，以致为社会服务了20年的医院，陷入极端困难的局面，最终被迫停业。不久，杨浩如先生即含恨病逝。无奈之下，王乐亭先生只能带着对日寇的仇恨，对国民党腐败无能的怨愤回到家中，继续经营自己的诊所，走向未知的未来。

三、再学习，虎添翼，金针誉京城

1940年，王乐亭45岁，这一年的秋天，为了进一步提高业务水平，他参加了"北平医学讲习会"学习。北平医学讲习会是日伪统治时期北平市卫生局主持开办的一所旨在提高执业医师业务水平的业余学校，地点设在皇家禁区——天安门外朝房。因得到官方的支持，讲习会的开办和教学工作还算顺利。讲习会对外招收了大量学员，普及面广，讲课内容中西医兼备，在北平地区产生了一定影响。医学讲习会共开办了6期，于1942年结束，前后历时3年。北平市卫生局规定：执业中医师必须轮流到讲习会听课。当时由汪逢春任讲习会会长、仉即吾任副会长、赵树屏任教务长，并聘任赵树屏、瞿文楼、张菊人等长期担任讲课教授。

经过一年讲习会的学习，王乐亭先生的医学理论知识和技术水平有了很大的提高，特别是掌握了一定的西医知识，可谓"如虎添翼"。

"北平国医职业分会"是当时北平城的中医学术组织，1939年创办学术刊物《北京医药月刊》，在第1、2、6期刊载了北平国医分会主要会员简介，分别介绍每位会员的姓名、别号、诊所、擅长科目、著作等。创刊号介绍的会员共30人，王乐亭先

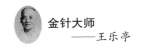
生名列其中（1939年第1期），说明王乐亭先生是"北平国医职业分会"的早期会员，而入会的具体时间则难以考证了。

由于晚清及"民国政府"对针灸的漠视与排斥，故在19世纪末至20世纪初，针灸术已沦为草根野技，业者乏人。至20世纪30年代，针灸术在北平地区才逐渐有所发展，王乐亭先生就是在针灸事业萎靡不振的历史背景下脱颖而出的佼佼者，求诊者日多，门庭若市。他以六寸金针专治瘰疬的独特疗效在当时誉满京城，声传海内外，获得了"金针大王"之美称。在他诊治的病人中，不乏社会名流，如京剧名家侯喜瑞、李多奎；评剧名家魏荣元、陈少舫；曲艺名家曹宝禄、魏喜奎等。特别是单弦大师曹宝禄先生与王乐亭先生关系最为密切，当时的曹先生每天都要到广播电台现场直播节目，他的节目京腔京韵，深受京城百姓的喜爱，收听率极高。每当曹先生表演一段结束时，总要为听众介绍："金针大王王乐亭治疗疑难病症……"虽说是友情介绍，但实际上相当于广告，其社会影响力可想而知，这对王乐亭医名的宣传和推广无疑起到了良好的促进作用。

1945年8月15日，日本宣布投降。50岁的王乐亭先生和全国人民一样，欢喜异常，多年的压抑心情终于解脱，浑身上下充满了力量，他以高昂的热情继续着救死扶伤的医疗工作。

20世纪40年代后期，王乐亭被吸收为英国皇家图书馆会员，获英国医学博士学位。英国驻华大使易文斯亲自为他颁发了医学博士证书。

1948年，53岁的王乐亭在社会上的名声与日俱增，慕名求医者甚众，且以疑难杂症为多。因为他的诊费低廉，治疗有效，故为底层百姓所欢迎。上午门诊、下午出诊，十分忙碌。此时的王乐亭先生极度冷静，一再提醒弟子们，服务要周到，要保证医疗质量。当时社会贫穷落后，肺痨、虚损病人甚多，他就将经多年临床实践反复探索和总结出的两组配穴方法分别命名为"刺募

补虚法"和"十全大补方",方便弟子们使用。这两组配穴使用
频率较高,对于体虚劳伤、久病羸瘦、气血两亏、脾虚胃弱者,
疗效甚佳。

中华人民共和国成立后不久的 1950 年 5 月 30 日,在党和卫
生部的支持下,北京中医学会成立了。她的成立是新中国医药卫
生事业迅速恢复和发展的客观需要,是新形势下中医药发展的结
果。55 岁的王乐亭当选为第一届北京中医学会理事。1951 年 3 月,
北京中医学会成立针灸委员会,高凤桐任主任委员,委员有王乐
亭、刘介一、胡荫培、尚古愚。

1952 年,57 岁的王乐亭先生担任了宣武区中医针灸考试委员。

1952 年 12 月,根据中央"重视发展,稳步向前"的精神,
在北京市卫生局的大力支持下,北京中医学会准备开办针灸门诊
部。1953 年 2 月 23 日,北京中医学会针灸门诊部正式开业,地
点在西单十八半截胡同,这是北京第一家国营中医医疗机构。门

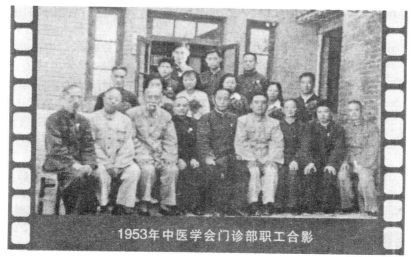

1953年中医学会门诊部职工合影

五十年代,中医门诊部成立时的照片(前排左 4 为王乐亭)

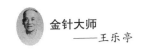

诊部名誉主任白啸山（北京市卫生局中医科首任科长）、主任高凤桐、副主任刘介一。门诊部有针灸医师 7 人，针灸技术员 3 人，护士 1 人。北京中医学会针灸委员会委员王乐亭、胡荫培、牛泽华自愿放弃自己诊所的一部分业务，参加针灸门诊部半日工作。大家情绪高涨，工作积极，得到广大群众的欢迎。

1953 年 3 月初，前苏联最高领导人斯大林病重，久治无效。前苏联《星火》杂志社通过前苏联红十字会与中国有关部门联系，拟请王乐亭先生赴苏为斯大林治病，经有关领导批准后，王乐亭先生于 3 月 5 日动身启程，在飞机起飞前 2 个小时，传来了斯大林逝世的噩耗，赴苏之行因而作罢。这次他虽未成行，但在国际上留下了一定的影响。

1953 年，58 岁的王乐亭先生，参加中国农工民主党，并被选为宣武区人民代表、区政协委员。

四、结益友，共进步，南北两金针

前文说道，1929 年春，王乐亭针灸诊所正式开业，此时他使用的针具已由六寸银针改换为六寸金针了。

为什么银针会变为金针？这里有个缘由。王乐亭参加"北平市卫生局中医考试"时，当时的主考官是著名的针灸医师孙祥麟，对王乐亭甚为赏识，多有赞誉。考试后，王乐亭登门答谢，发现孙氏所用针具皆为金针，触动很大。因为他在读书时曾多次见到"以金制针更佳"的说法，但从未见过真正的金针。在孙氏诊所让他开了眼，于是他到金店特制了一套金针，其中包括各种型号的毫针与六寸金针。此后，随着他的名气越来越大，"金针王乐亭"的称号也应运而生，且越叫越响。

当时北平城还有一位以金针治病的针灸医师，名叫胡荫培，住在城北。胡荫培使用的金针较细，世人以"毫发金针"称之，而王乐亭的金针较粗，又称"六寸金针"，故有南王北胡两金针之说。

说起王乐亭与胡荫培的交情，那可非同一般。他们的初次相识是在 1940 年的北平医学讲习会，在讲习会学习期间，王乐亭不仅在学习上大有收获，而且还找到了一位志同道合的朋友——针灸医师胡荫培。虽然王乐亭比胡荫培年长 18 岁，但是他们有共同的兴趣和爱好，惺惺相惜，一见如故，两人从此成为业务上的好伙伴、生活中的好朋友，结下了兄弟般的深厚友谊，为日后的共同发展打下了基础。

当时北京针灸界虽然不乏人才，但他们二人名气较大，当时中医界有一句俗话叫"穷扎针、富外科"，是说针灸治疗诊费低，不挣钱。可是这两位针灸医生却不然，他们的收入不仅在针灸界突出，而且在整个中医界也是显著的。

王乐亭是胡家的常客，二人经常在一起切磋探讨，交流心得，或谈天说地，把酒言欢。他们还经常抽暇去郊区旅游，欣赏郊区的风景，品尝美味佳肴，或到河边垂钓，放松一下，领略大自然的风光。当然每次出门都是胡荫培驾车充任司机。

北京中医学会针灸门诊部成立后，由于有王乐亭、胡荫培及牛泽华等北京地区的顶级针灸专家联手应诊，社会影响力大增。据北京中医学会档案记载，开诊不久，很快就达到每天 200 号门诊的记录。就诊病人除本市外，还有如黑龙江、宁夏、内蒙古、山西、陕西、四川、山东、上海、河南、湖北等地慕名而来者。治疗病症以风湿或类风湿性关节炎、高血压、神经衰弱、神经痛、偏瘫、颜面神经麻痹等为多，疗效显著，显示出"南王北胡"强强联手所产生的特殊效应。

还有一段佳话要提，就是王胡二位的友谊还成就了一桩美好姻缘。王乐亭的弟子钮韵铎，是个诚实能干的青年医师，很受老师器重。上学时，曾与胡荫培的女儿在一所学校学习，两人一见

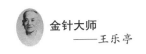

如故，萌生爱意，王乐亭得知后，主动充当"月下老"，为他俩牵红线，到胡荫培那里去提亲。经过胡家屡次考验，同意了这门亲事。于是"毫发金针"嫁女，"金针大王"保媒，成了京城中医界的一段佳话。

五、弃私利，任公职，老骥再奋蹄

1956 年 5 月 3 日，年过花甲的王乐亭先生完全停止了私人诊所的业务。北京市卫生局特聘其为北京中医医院的针灸顾问、针灸科主任之职，来医院全日工作。

《北京日报》于 1956 年 5 月 1 日第二版曾报道："不少著名中医师参加了北京中医医院工作。著名外科中医师赵炳南停止了自己诊所的业务，参加了中医医院工作；著名针灸科中医师王乐亭、骨科中医师萨仁山、按摩科中医师唐仲三、痔瘘科中医师王致超等也已经到中医院工作。著名中医师萧龙友、瞿文楼、张菊人等已经应聘担任中医医院的顾问。北京中医医院原订 5 月 1 日开诊，因为正遇到假期，现改为 5 月 3 日开诊。"

北京中医医院开诊后，业务逐渐发展，不久全院日门诊量增加到五六百人次。王乐亭老大夫心情愉快，干劲十足，虽然每月的工资比私人诊所相差甚多，但他毫无怨言。由他主持的针灸科工作，搞得有声有色，很有成绩。1956 年 9 月 5 日，《北京日报》第二版介绍北京中医医院的新闻报道，其中有一张照片，是王乐亭老大夫为一名患者治疗的镜头，其文字说明："针灸顾问王乐亭大夫，正在用针灸疗法给生下十个月的男孩王春永治疗小儿麻痹。经 6 次治疗以后，王春永的病情已经大大好转了。"由此可见，王乐亭先生在北京中医医院针灸科的工作非常顺利。常接触王老的人都知道，他是一位不知疲劳的人，说话直爽，平易近人，既乐观，又风趣，所以不管是年轻的，还是年长的都愿意接近他。

六、遭磨难，无怨言，续写新篇章

　　王乐亭先生是性情中人，性格豪爽，心无杂念，敢说敢言，这种性格也注定会给他带来麻烦，1957年开始的"反右"和1966年开始的"文革"他都难逃厄运。

　　1957年2月17日，毛主席在最高国务会议——第十一次（扩大）会议上做出"关于正确处理人民内部矛盾的问题"报告。报告阐明了共产党和民主党派"长期共存，互相监督"的方针。之后，全国各地方、各民主党派、全国政协各级机构都积极组织学习、讨论、发言。王乐亭先生作为宣武区政协委员、农工民主党党员，也在区政协所组织的会议上认真参加学习，并在小组讨论会上作了发言。

　　1957年4月，中共中央发出"关于整风运动的指示"。1957年6月中旬，开始在全国范围内陆续开展"反右"斗争，不久，宣武区政协将王乐亭先生的小组发言记录转到北京中医医院，经过党组织审定，将王乐亭划为"右派分子"，处理意见是：撤销针灸科主任职务，工资降三级（由卫技3级降为6级）。从此，王乐亭成为"老运动员"，不论政治形势有何风吹草动，受冲击都少不了他。他的悲剧也是千百万无辜蒙冤知识分子的一个缩影。正如党的"十一届三中全会"对反右斗争的评价："这场斗争被严重地扩大化了，把一批知识分子、民主人士和共产党员、干部错划为'右派分子'，造成不幸后果。"

　　"有嘴无心"的王乐亭先生，后悔自己的言多语失，也知道由此带来后果的严重性，那段时间情绪十分低落。但他的同事们大都知道他"口无遮拦"的性格，并没有因此而疏远他。特别是他的病人仍然很尊敬他，所以他也并不觉得孤单。只要在集体

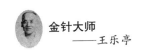
中，在日常的工作中，他就似乎忘记了自己的不快乐。针灸科负责人由贺普仁医师接任，王乐亭先生便有了更多的时间去钻研业务。在他政治生命的低潮期，却迎来了理论与学术的高峰期。几组凝结着几十年心血的经验配方，正是在此后的几年中，经过潜心研究、整理和总结问世的。

1957 年，他制定了"五脏俞加膈俞"；

1958 年，制定了"督脉十三针"、"任脉十二针"；

1958 年，在本院创办的《中医争鸣》中，刊登了王乐亭先生"以六寸金针治疗瘰疬的临床总结"一文；

1959 年，制定了"背部老十针"。

而"手足十二针"是他 20 世纪 50 年代后期所制定的，具体是哪一年，已无法考证。

如果顺着这条路走下去，王乐亭无疑会有更大的收获，他也每日沉醉在诊病、总结、研究的乐趣中流连忘返，这是一段令人难忘的日子。然而这样的日子到 1966 年"文化大革命"戛然而止。

1967 年 2 月，王乐亭先生曾因是"右派分子"而成为被专政对象。班不能上，家也不能回了，每天早晨起床后就要去排队请罪，为别人陪绑挨斗，只许老老实实，不准乱说乱动。总算他人缘不错，没有挨打，没有被游街，但从此开始了劳动改造的漫长岁月，承担清扫医院前院的几处厕所的任务。

1968 年 4 月，"首都工人、解放军毛泽东思想宣传队"进驻北京中医医院。随后，开展清理阶级队伍。当时医院不少人被批斗，作为"老运动员"的王乐亭先生又被带进专案组，被进一步审察。

1968 年 10 月，北京中医医院成立"革命委员会"，主任陈培池（兼政委）和副政委李富华（第二把手）正确领会中央关于"抓革命、促生产"的真正用意是恢复正常工作秩序。11 月，北京中医医院的"清队"工作告一段落，院"革委会"开始抓业务，先后组织治疗聋哑、盲童和瘫痪3支小分队。

内科搞什么？有人提议综合治疗外伤性截瘫病人。因为当时北京涌入大量的外地求医者，北京中医医院集中了不少来自全国各地的外伤性截瘫病人。他们肢体瘫痪，行动困难，须有护理员照顾，还有不少截瘫病人患有褥疮，他们既要在针灸科扎针，又要到内科开药，还需去外科为褥疮换药，如此往来各科室，多有不便。这种情况引起了内科医生的同情与关注，1968年冬天，内科率先成立"综合治瘫小组"，医生由王乐亭的弟子钮韵铎任组长、成员有王乐亭的另一弟子耿永明及汤久恒、黄秀英医生，护士王美萍。他们在内科开辟了一间特大诊室为截瘫病人服务，在这里可以得到针灸、开药、褥疮换药，甚至手术扩疮，连治疗尿路感染都可以及时解决，大大方便了截瘫病人，同时也受到院领导的重视。

"综合治瘫小组"的治疗方法是综合性的，其中包括针灸、中药、穴位药物注射、指导功能锻炼，并且重视合并症的治疗。所以病人反映较好，平均每天上午都要接待50多名截瘫患者。由于截瘫病人多是来自全国各地生产第一线因公负伤的煤矿工人，而且大多数都集中居住在安定门外煤炭部临时招待所，故治瘫小组的医务人员产生了送医送药上门服务的想法，经院领导同意后与煤炭部临时招待所负责人共同协商，达成协议，终于在1969年3月25日以"北京中医医院截瘫病医疗组"的名义进驻该招待所，为更多的截瘫病人服务。

来到煤炭部招待所开展治瘫工作，首先要抓医疗质量。这里集中了60名截瘫病人，其损伤部位有高低，损伤程度有轻重，普遍都有合并症。褥疮占80%、尿路感染几乎都有存在，急性发作者接二连三，高位截瘫病人时有肺炎的合并症发生，病程最长的已卧床18年之久。这对治疗小组的5名年轻医务人员压力很

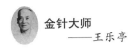

大，光靠夜以继日地忘我工作是不够的，更重要的是如何才能进一步取得疗效？

此时，组长钮韵铎首先想到应当请老师王乐亭参加截瘫组的工作。但当他向医院领导陈培池政委提出要求时，却被拒绝了，理由是王乐亭是资产阶级学术权威，怎能进行崇高的医疗工作，他只能劳动改造，清扫厕所。怎么办？钮韵铎又去找李富华副政委做工作，经过再三努力，最后决定将王乐亭下放到工农兵的患者当中去接受改造，但以不能参加医疗工作为前提。这样，1969年5月，在扫了两年多的厕所后，王乐亭终于又回到了病人中间。

来到截瘫组的王乐亭如鱼得水，能为病人解除病痛，是他老人家最乐意的，表面上是来接受改造的，暗地里却是为截瘫治疗小组出谋划策，研究治疗方案。在弟子钮韵铎的照顾、安排下，他的生活和工作环境有了很大改善，工作热情又迸发了出来。他每日查阅资料，研究病案，协助解决治疗组在临床上所遇到的问题。由此"治瘫十一法"逐渐形成，并在实践中得到广泛应用，在截瘫病综合治疗中起到非常重要的作用。钮韵铎、耿永明都是王乐亭教授的徒弟，又是中医内科医生，他们在临床中针药结合治疗截瘫，通过刻苦研究和病例积累，对截瘫病已有了初步的规律性认识，现在又有了老师的指导及参与，治疗效果明显提高。

1969年12月，治疗小组治好了第一例截瘫病人董善云，在社会上引起了很大反响，中央电视台第一频道在晚8：20~9：00的黄金时段，现场直播采访北京中医医院截瘫病医疗组的医生，病人和功能锻炼情况，市中医院陈政委组织全院职工在大礼堂看电视，反响极佳。

1970年9月，市卫生局将原结核病防治所的房子（北池子2号）调拨给北京中医医院截瘫病医疗组使用，作为北京市专门的治瘫机构，开设了20~30张床位的截瘫病房和专科门诊，并于国庆节后开诊。

1970年10月3日,院领导重新调整截瘫组工作人员,王乐亭也成为工作人员之一,这也意味着他又可以光明正大,名正言顺地为患者看病了,这是他梦寐以求的啊!

1971年2月6日,周恩来总理在人民大会堂小礼堂接见"全国中西医结合会议"所评选出的22个中西医结合的先进典型代表,其中北京中医医院截瘫病医疗组是典型之一,当周总理看过截瘫组材料后说:"要有耐心、韧性、倔强心。"这是周总理对截瘫治疗工作的具体指示。

1971年6月15日,卫生部在北京妇产医院举办了为期5周的"南方十七省市治疗截瘫经验交流学习班",学员共有78名,由北京市卫生局焦政委亲自主持。主讲的内容有钮韵铎的"中医中药治疗截瘫"、高培林的"针灸治瘫"、钱英的"截瘫病人的尿路感染"和高益民的"褥疮的防治",特别项目是由王乐亭做的截瘫针刺操作演示。

6月26日,在北池子2号截瘫病医疗组庭院中举办了"截瘫病人运动会"。市卫生局焦政委、市中医院领导陈政委等都亲临讲话,大会由钮韵铎组织、解说,治瘫学习班的全体78名学员都到现场观摩。参加运动会的截瘫病人共计100多人,他们以最大的毅力扶拐行走、持棍行走、自由行走、负重行走、背着人行走,还有做操的、跳舞的、铲土劳动的,这些昔日卧床的截瘫患者,通过治疗后,如今不但站了起来,而且还不同程度地迈出可喜的步伐。此时,在主席台就座的市卫生局焦政委,主动站起身,走向王乐亭,他伸出双手与王乐亭紧紧地握在一起,并亲切地说:"王老,你们辛苦了,谢谢你们的努力。"这个意想不到的举动,使得在场的人颇为震惊,这种感人的气氛,使王乐亭先生激动不已,流出了喜悦而感动的热泪。运动会声势浩大的场面,给所有人留下了难以忘怀的美好记忆,使治疗小组的全体医护人

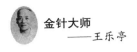

员增添了治疗截瘫病的信心，给截瘫病人增强了战胜疾病的决心。

1971年7月20日，新华社发稿，标题是：截瘫病人终于站了起来，由北京日报发表，7月27日人民日报刊载，全国各地报刊陆续登载。

1972年4月，由高益民、钮韵铎合编的《外伤性截瘫防治手册》由人民卫生出版社出版、新华书店发行，字数10.7万字，印数138，000册。

1980年2月，"中西医结合治疗外伤性截瘫"荣获北京市科学技术委员会的科技成果二等奖。由北京中医医院张敬发院长在全院大会上代表市卫生局、市科委向截瘫组代表钮韵铎颁奖。

"截瘫病人运动会"之后，王乐亭教授心情特别好，工作积极性很高，首先要思考的课题是如何提高截瘫病人的疗效。他认为"治瘫七法"是治疗痿证的主要配穴，无论内因、外伤可引起痿痪，均用此法进行治疗。它是整体调治的基本方针，是循经取穴的大配方，又是阴阳表里相配的组合，七组之中共取九条经脉，每组配方之中除第五组（任脉）外，皆是以阳经穴位为主，阴经穴位为辅。

根据数年临床观察，绝大部分截瘫患者为外伤所致，十之八九为胸腰段损伤引

王乐亭的笔记1

起的下肢瘫痪，"治瘫七法"效果较好，但高位截瘫的效果不够理想，尚需进一步探讨。

在王老的带动下，弟子们群策群力，勤探索，想办法，终于在 1975 年秋天找到出治疗新途径。将"治瘫七法"再增补四法："足三阴经"滋补肝肾，缓痉息风；"手三阳经"活血化瘀，强健肘臂；"手三阴经"调气活血，养血安神；"手足十二针"调和营卫，益气养血，疏导全身经络。从而组成比较完善的、整体的、有效的治疗脑和脊髓病变所引起的病理性、外伤性的各种瘫痪病证的基本治疗方案，故称"瘫痪针治十一法"（简称"治瘫十一法"），开始应用于临床。

七、收徒弟，传薪火，授业解惑忙

王乐亭的医术有口皆碑，慕名拜他为师的人很多，他也乐于将自己的经验传于后人，这与他的博大胸怀和豪爽性格是分不开的。

在新中国成立前，他就收穷人家的孩子为徒，让他们掌握医术为患者服务。新中国成立后，他更是毫无保留地将自己多年宝贵的临床经验传予后人。1945 年日本投降后，由于门诊业务繁忙，他开始招收徒弟，先后收了韩世荫、吴清泊、纪有德等。他们都是穷人家的孩子，来到老师家，不仅学本事，而且还管吃、管住，因此他们都很珍惜老师提供的学习机会，刻苦努力，发奋读书，尊师守道，虚心求教。经过几年的学习，他们先后出师，并分别考取了"医师执照"，走向了成才之路，可以说王乐亭先生的诊所，是培养"明医"的摇篮。

1959 年 7 月 31 日，王乐亭先生在北京中医医院收 37 岁的于汇川为徒，这是他到北京中医医院后收的第一个徒弟。当年 8 月 1 日的《北京晚报》曾作新闻报道："北京中医医院举行名老

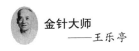
中医收徒盛会。张菊人、赵炳南、宗维新、王乐亭、魏舒和、祁振华、周慕新、王志敏8位老年中医收下了滕宣光、于汇川等11位徒弟……"那时，于汇川大夫已从事针灸工作十几年，在针灸科已然是很有成就的中坚力量，并担任过针灸科负责人。他为能够成为王乐亭的弟子而兴奋不已，他相信在老师的指导下，自己的理论水平和针灸技术会更上一个台阶。

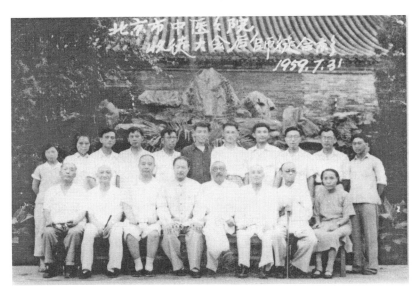

　　1959年7月北京中医医院第一次著名老中医收徒盛会合影。老师前排坐者（左起）祁振华、宗维新、周慕新、赵炳南、张菊人、王乐亭、魏舒和、王志敏。徒弟后排站立（左起）靡伟真、佟知箴、滕宣光、陈中瑞、于汇川、高忠英、曲溥泉、吉良晨、宗修英、张作舟、张长恩。

　　截止"文革"前，王乐亭先生在北京中医医院共收了4名徒弟。第一位是于汇川；第二位是耿永明，耿永明是王老的好朋友李景泉老中医的弟子，王老受朋友之托，收为门下，师徒关系甚佳；第三位是韩福如，是 1963 年 2 月由医院党委统一配备所收的徒弟；第四位是钮韵铎，钮韵铎原来是魏舒和老中医 1961 年 2 月所收的徒弟，因魏舒和患癌症，不能继续教授，故于 1964 年初根据"师徒自愿，领导批准"的原则，拜王乐亭为师，是王老的最后一名徒弟。

王老的临床教学方法灵活、多样、有趣，但他对弟子的培养却严肃认真、有板有眼。他对徒弟说过这样一句话："工作如上战场，紧张严肃而待。"这也是他多年从事临床，始终如一的工作作风。无论是徒弟还是外院的进修医生，不论医龄长短，也不管是什么亲友关系，只要是跟他学习，都用同一个标准严格要求。比如在给病人扎针时，他要求按标准取穴、针刺方向和深度都不能有差错，不管是谁，只要不规范，就立即将针拔出，再亲自示范。跟过一段时间后，无论是病症分析、立法配穴，还是针刺手法，都会有很大的提高。他常教导学生说："扎针不但给病人治病，还要讲究艺术性，所谓没有规矩不能成方圆。"扎针讲究横平竖直，一排针的针柄都要在一条直线上，让人看起来舒服。他打比方说："当你走到林荫大道时，见到树木栽得笔直，你有什么感觉？如果你看到的这些树木长得歪七扭八，难道你觉得心里舒服吗？"学生们深有体会地说："王乐亭老师教育有方，使我们的学识大有长进。"

王乐亭教授的临床教学形式多样，教学效果良好。他的教学特点是以临床实例作为活教材，从不纸上谈兵。比如他让弟子把当天见到的特殊病例挑选出来，按他的要求作为授课内容，有的放矢地给学生们讲解。为了加强学生们对常用腧穴名称和定位的记忆，他创立了非常独特的趣味记忆方法：如对名称中含有"天、地、门、中、内、外、气、血、阴、阳"十个字的穴位，进行了分类归纳，使这些常用腧穴的名称，可从字面上区分类别，便于临床记忆，其内容相当丰富。学生们感慨地说："通过老师的精心

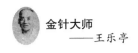

培育，使我们懂得了如何掌握知识要领。只要是老师讲述的，无论是经典条文，还是临床内容，大家掌握得非常扎实。教学内容丰富多彩，多为实践中来，不仅加强了理论认识，还提高了业务水平。"

王乐亭先生认真仔细地诊病给弟子们留下了深刻的印象。弟子韩福如深有感受，有一病例，至今令他难以忘怀：他曾接诊一个自己来门诊看病的 13 岁小女孩，主诉胃脘不适，近期经常呕吐。望其身形个子不高，身体瘦弱，精神疲倦的样子，韩福如当时只考虑该患者证属脾胃虚寒，因饮食不当所致，故令其上床准备施针灸治疗。这时，王老突然走到床边，让病人平卧，触按其肚脐周围后，又摸了一下脉，遂令病人起来跟护士去妇科做进一步检查，结果其妊娠试验呈阳性。晚上休息时，他向老师请教，问老师如何发现了此例疑点？王老言道："你没看出她呕吐时的表现吗？要吐时先捂嘴而呕再吐，并无什么食物，这不正是妊娠反应嘛！另外，对初诊病人，要注意先摸脉后下针，她的脉象滑数，也符合妊娠的诊断依据。"韩福如后来回忆说，我听后恍然大悟，对这个小女孩的误诊，令我很惭愧。老师语重心长地对我说："诊断、察体一定要详细审视，思路要宽广些，不放过任何一个细节，若在医生手里漏诊，出现了医疗事故怎么办？真是不堪设想。"通过这个病例，我受到了深刻的教训，老师这种认真负责，一丝不苟的精神，也使我受益良多，影响深远，永远铭记！

每到春节，几位徒弟都相约前往师府拜年，与老师全家欢聚一堂，共进午餐，在茶余饭后闲聊之时，有些话题不免也就扯到了医疗临床上，弟子们常常将工作中遇到的疑难病症或棘手问题向老师请教，王老都会认真、耐心地与大家讨论，并出谋划策。如果当时没能搞清的，就会记下来，待他查阅相关资料后，定会于次日给弟子以满意的答复。有一次，我们无意之中问老师："您在旧社会那个时代（20 世纪 40 年代）行医已经很有名气了，'金针王'的称誉名冠京城,当穷苦人前来就医,无力支付诊费时,您会如何处理?"他言道:"穷人看病,富人掏钱。"我们对此话不得其解?老师解释道:"在一年中有几个富贵大宅门求医者,逢年过节多以银票作为酬谢,是足够一年的开销,何必计较穷苦人的几个诊费呢!"其儿媳妇张俊英(亦是王老弟子,跟师佐诊)插言道:"不光是这些,还有很多的故事呢!对穷苦人看病,不但免收诊费,而且对行动不便的年迈者,也会令车夫(自己的包月车)送返其住所。"她又言道:"拜师学艺的弟子,均是年轻有为的忠厚人,但多数家境贫困,一日三餐均与老师全家同桌就餐。弟子们即便是出徒、自谋生计后,逢年过节也都前来拜见老师,并互相诉说行医中的心得体会,有说有笑,毫不拘谨。见到王老和弟子们相聚在一起的那种高兴劲儿,我们中的每一个人都不舍得离开老师的家。"

今年已 75 岁高龄的韩福如老大夫回忆起这些往事时,眼中噙着泪花,心情激动难平。我们深深地体会到:通过弟子们多年地跟师学习,师徒间已建立起深厚的感情,老师越上了年纪,就越希望弟子们能有出息、有成就,这是老一辈对晚辈们的殷切希望。

1975 年 10 月 6 日(星期一)下午,王乐亭先生将在医院工作期间所收的 4 名徒弟叫到一起说:"咱们下班后,到王府井去拍一张合影。"徒弟们闻听后都很高心。下班后,他们来到风光照相馆,请老师端坐中间,大家站在老师身后,排列顺序为左起:韩福如、耿永明、于汇川、钮韵铎。照片在冲洗时,上方印有"一九七五年十月六日师徒合影"等字。三天之后照片洗出来,每个弟子一张,这时候,四个粗心的徒弟才知道,照相的前一天是老师的八十大寿(农历九月初一),作为弟子连老师的生日都忘了,真是万分惭愧,追悔莫及。

王乐亭教授一生勤奋治学,不论业务工作多么繁忙,每天晚

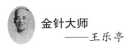

餐后总要读书写字，很少看电视，这已成了一种习惯。王老曾将自己书写的诗句，送给自己的徒弟，这些诗句充分表露他老人家心中的喜怒哀乐。徒弟钮韵铎手中保留数篇，特选两幅备录。

其一：

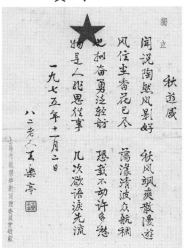

秋游感

闻说陶然风影好，秋风飒爽散漫游，
风住尘香花已尽，荡漾清波众航稠，
也拟奋勇泛轻舫，恐载不动许多愁，
物是人非思往事，几次欲语泪先流。

其二：

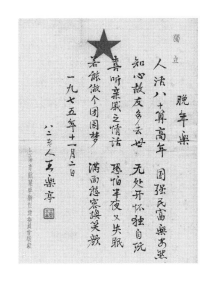

晚年乐

人活八十算高年，国强民富乐安然，
知心故友多去世，无处开怀独自玩。
喜听亲戚之情话，恐怕半夜又失眠，
若能做个团圆梦，满面愁容焕笑颜。

一九七五十一月十四日

以上诗句，明眼人都能察觉到王乐亭老人家的心思。其一是
说：八十周岁的老人，其老伴及爱子皆
已因病离世，身边虽有长孙但因工作
繁忙，身边缺少知己，有话不能随时
倾诉而郁闷。其二是说：自己一生的临
床经验，特别是40多首经验配方，当
时医院尚未安排组织整理，怎能不使
八十高龄的老人挂念。既然如此，为
何书写前言诗？情况是这样：弟子钮韵
铎于1974年去西北医疗队，利用教
学、医疗业余时间整理了"针灸临证
验方"一册，其内容是王乐亭老师的
经验方和针刺手法，一年后回京呈请
老师过目，老师带回家抽暇做了审阅
并逐字逐句地进行修改。经统计，王
老所修改处，占全文的93％，并有老

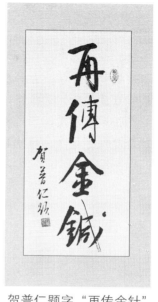

贺普仁题字"再传金针"

师重新书写的五段文字。1975年10月，老师将修改后的原稿返
回。之后，王老书写"前言诗"交给钮韵铎。至此大家都明白了
老师的心意，整理"金针王乐亭的学术思想"之希望是寄托在徒
弟们的身上。所以18年之后《金针再传》一书出版时，以"前
言诗"为序。王乐亭教授的晚年经常带病坚持工作，直到年老不
能上班，仍然在家坚持撰写论文、修改稿件、著书立说。当时医
院领导委派韩福如医师半脱产专门帮助老师整理《金针王乐亭》
书稿，历时三年。当该书基本完成，编写成册送到出版社刊印之
际，王老病重。

前言诗

术操岐黄几十年，金针度人数万千，
只有点滴经验记，留待后世做褒贬，
妙在临床灵活用，得气反应补泻间，
若是起到疗效者，照法再施即能痊。

一九七五十一月十四日

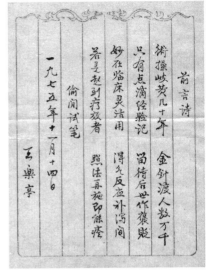

王乐亭生前为出书而写的前言诗

八、勤思考，善总结，制定经验方

王乐亭先生是临床大家，他学术思想中的很大一部分体现在他的 41 个针灸配方中，这些配方不是闭门造车造出来的，而是他通过大量的临床案例总结归纳出来的，都是实践的结晶。

王乐亭先生之所以能有如此多的针灸配方，这与他理论基础扎实，临床经验丰富，勤于思考并善于总结、归纳、提炼是分不开。早在上世纪 40 年代，他就针对当时社会贫穷落后，虚损病人甚多的情况，创制了"刺募补虚法"和"十全大补方"。其中"十全大补方"是遵李东垣《医学发明》十全大补汤的方义而制，其用 10 个穴位仿十全大补汤 10 味中药的性能，实属绝妙。

从下面一个小故事中可以了解王乐亭创制针灸配方的过程。

1960 年深秋的一个下午，一位 40 多岁的魁梧大汉来到王乐亭先生的面前，突然双膝下跪，疾呼"老大夫救命"，这一举动惊呆了在场所有人，王老急忙搀扶壮汉，壮汉不起，跪着叙述根由："我已经 47 岁，近一年阳痿不举，已服多种补肾壮阳中药无济于事，在无奈情况下来针灸科，已经先后找过 4 位医师针灸治疗，仍然不见起色，您的号实在挂不上，所以前来求您救救我，您看我的脖子上、前胸都是被妻子抓伤，每天都要受刑罚。"经过王老详细诊断，认为病属"命门之火为湿所遏"，从而引发阳痿之候。当即令病人俯卧，以毫针直刺命门、肾俞、志室、环跳（传导至前阴处），再加灸治。在行针的过程中，患者阴茎出现微弱的勃动。起针后，患者一再向王老致谢，并要求预约治疗。王老答应患者要求，并叮嘱他 100 天之内禁房事，不准饮酒、喝浓茶。病人认真接受治疗两个多月，难言之疾终获治愈。通过这一疑难病症的总结，又经过不少阳痿病例治疗，大多数取得了可重复性疗效。1962 年，王乐亭先生在此基础上总结出了治疗阳痿的配方"补肾兴阳术"。

其他如治疗头痛的"头痛八针"、治疗肩周炎的"肩八针"、治疗脾胃病的"老十针"等都是在 1964 年送医下乡，为基层农民看病过程中总结出来的。

1964 年 7 月 21 日，根据中央关于组织城市高级医务人员下农村的指示，由北京医学院、中医研究院、中苏友谊医院、同仁医院、北京中医医院五个单位组成的第一批 9 个医疗队共 91 人（其中专家教授 17 人、名老中医 7 人）到通县巡回医疗，受到广大农民们的欢迎。

北京中医医院医疗队由党委赵斌同志带队，成员有赵炳南、王乐亭、冯泉福、王建勋、张作舟、韩福如、卞怀然等 7 名中医师组成。

下面是王乐亭先生的弟子韩福如医师的回忆：

医疗小组出发之前，我曾请示王乐亭老师需要做哪些准备，

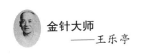
要带什么物品？他嘱咐我说：除了生活用品外，多带点书。特别是带上《内经》、《难经》、《甲乙经》、《针灸聚英》、《针灸大成》、王叔和《脉经》，以及《濒湖脉学》这几本书。当时我不解其意，过去我曾两次下医疗队，深知在那种忙碌的环境下，哪有工夫看书啊？但对老师的吩咐只能照办。领导交给我们的任务就是：一定要照顾好老大夫的生活起居。当时，王乐亭老师已经是古稀之年了。

我们的医疗小组前往通县西集卫生院，次日正式投入工作，第一天早晨，卫生院的大门刚一打开，就有熙熙攘攘进来了就医的患者。他们在卫生院开诊之前就自发地排好队，队伍如长龙一般，他们翘首以盼，早就想让城里来的大夫给摸脉诊病。当时的我，看到这种景象，不免有些畏惧。但看看身边的老师，他望着人群乐呵呵的，表现出异常的兴奋。我们连看带扎针，非常忙碌，一天门诊下来，我觉得有些疲惫，但老师却兴高采烈地和同事们说道："我仿佛又回到年轻时在家乡行医的那般景象。"他精力充沛、目光炯炯有神，看来我的担心是多余的。通过几天的忙碌工作，医疗、培训都开展得很顺利，天天都有求医者接踵而至，一天门诊量多达百余人，忙得我们连续数日都没能准时用过午餐，往往要拖延到下午两点多才能结束门诊，卫生院的领导十分关心大家的生活，要求厨房准备热饭菜，天天如此倒也习惯了。

王乐亭老师虽已是年迈七旬的老人，但在工作中却精力充沛，诊室里很宽敞，可放20张治疗床，他手端针盒，穿梭于病床之间，一丝不苟地诊察来就医的每一位患者，同时还要兼顾徒弟和助手的治疗和操作，做到严格把关。

在医疗队工作的两个月中，王老让我们整理病历，进行分类，临床见了多少病种，哪类病症病人多，都进行了统计。当时，我们看诊、书写病历、诊断配穴、针刺治疗的工作非常繁忙，为了能建立一种提高工作效率的治疗模式，王老冥思苦想，在工作中不断摸索探讨，根据同类病种、同类证型，结合他老人家几十年的临床经验，创立了不少配穴方案。例如：对肠胃病、脾胃病，拟定三脘（上、中、下脘）、气海、天枢、内关、足三里等穴，命名为"老十针"。肩周炎，中医名为肩凝，取穴：三肩穴、臑腧、曲池、手三里、外关、合谷，即命名为"肩八针"。头痛症状在门诊病例中非常多见，一天就能见到20多例患者，配穴组方：百会、风府、风池、太阳、合谷，命名为"头痛八针"，并根据每个病人的特征，比如头痛的性质、部位、久暂等进行腧穴的加减。这样一来，规范了诊疗模式，节省了治疗时间，提高了工作效率，又给以后的经验总结、教学培训打下了良好的基础，使王氏的学术思想逐渐丰满起来。

1965年2月初，正好是春节期间，老师圆满地完成了农村巡回医疗任务，结束了医疗队工作，回到家中后，老人家身体状况和心情都是相当得好。

1965年3月，在北京中医医院、北京市中医研究所共同编写的《中医临床验案选录》一书中，王乐亭先生发表了"针灸治疗内中风两例"、"治疗肝风内动（舞蹈病）一例"的两篇文章。

此外，王乐亭先生还制定了以下配方：

1962年治疗久治不愈的偏瘫经验配方"十二透刺方"和治疗遗尿的"固源节流法"。

1964年，经验配方"养阴清肺法"成功制定。

1965年，制定"华佗夹脊穴"治疗类风湿性关节炎。

1975年，制定了"三阴缓痉法"、"嗜睡得效神针"、"安神定志法"、"肘臂扫风方"、"鹤膝通络法"、"抗冻解凝方"等配方。

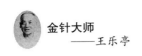
九、业未竟，人已逝，金针有传人

1984 年 2 月 25 日王乐亭教授因病医治无效，不幸逝世，最后安葬于原籍。

王乐亭教授的追悼会于 1984 年 3 月 10 日上午在八宝山革命公墓礼堂举行，悼词如下：

今天，我们怀着沉痛的心情，悼念我院针灸科著名老中医王乐亭教授。

王乐亭老中医是河北省香河县人，生于 1895 年 10 月 18 日。因病抢救无效，于 1984 年 2 月 25 日 21 时 35 分不幸逝世，享年九十岁。

王乐亭老中医自 1930 年开始从事针灸工作，至今行医已 50 余年，在医务界享有很高声誉。

1953 年，他响应党的号召，主动参加北京中医学会针灸门诊部工作，曾任针灸门诊部针灸医师，北京市第二中医门诊部顾问，宣武区学术鉴定委员。1956 年调入我院，曾任针灸科主任医师、教授等职务。

在社会上，曾任宣武区政协委员，中医杂志英文版编委，北京市中医学会委员、针灸委员会理事，是农工民主党成员。

王乐亭老中医热爱党、热爱社会主义、热爱中医针灸事业，坚持走社会主义道路，自觉改造世界观，严格要求自己，襟怀坦白，不讲假话。在"反右"及"文革"中蒙受了极大的委屈，但从不计较个人得失，仍然努力学习马列主义、毛泽东思想，认真执行党的方针政策，对"四化"满怀信心，积极地参加社会主义革命和社会主义建设。

王乐亭老中医精通中医理论，有丰富的临床经验，特别在针灸方面有很深的造诣，独树一帜，起着承前启后的重大作用，先后曾多次发表论文，并撰写了《王乐亭临床经验》一书（20 余万字），其中有王乐亭老中医独创的治疗外伤性"截瘫七法"、治疗淋巴结核的"六寸金针"、治疗胃肠病的"老十针"、治疗阴虚阳亢高血压和中风病的"手足十二针"等许多验方，直至今日仍然在针灸科使用，多年实践证明，这些处方的疗效甚佳。

王乐亭老中医对医疗工作一贯认真负责，勤勤恳恳，任劳任怨，解决了大量的疑难重症，解救了大量病人的痛苦，因而在广大群众中留下了难忘的印象。

王乐亭老中医经常带病工作，直到年老不能上班时，仍在家坚持撰写论文，修改稿件，著书立说，毫不保留地传授知识。对学生要求严格，在病床上仍继续关心和培养下一代，受到医务界的赞美。

王乐亭老中医自到我院工作以来，靠近组织，对中医的工作付出了艰苦的劳动，对中医针灸事业做出了重大的贡献。

王乐亭老中医的逝世，使我院失去了一位著名的老中医，使中医界失去了一位老前辈，是医务界的一大损失。

我们一定要学习王乐亭老中医对党、对人民的忠心耿耿，对工作认真负责，对学术精益求精的好思想、好作风，为实现四个现代化，为继承、发扬祖国医学，把中医院办得更好而努力奋斗。

王乐亭老医生　　安息吧！

王乐亭同志治丧委员会
1984 年 3 月 10 日

1984 年 4 月，《金针王乐亭》一书由北京出版社出版。全书 19.4 万字，出版发行后，很快被抢购一空，未能再版。

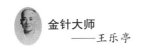

1994年，其弟子钮韵铎所著《金针再传》由科学技术文献出版社出版，曾经再版1次。

2004年其弟子张俊英、陈湘生整理编著的《金针王乐亭经验集》由人民卫生出版社出版；

2005年，北京中医医院王莒生主编《中国百年百名中医临床家丛书—王乐亭》，由中国中医药出版社出版。

王乐亭教授虽已故去，但他对我国针灸事业的发展所做出的贡献却有口皆碑，真正实现了王老自己的愿望：为人民做出有益的贡献。

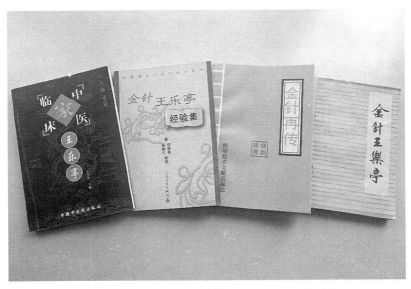

有关金针大师王乐亭教授经验介绍的出版书籍

第二章
配方撷要

中药有配方，针灸有配穴。药物配伍得当，则方有起死回生之功；腧穴配合精当，则针有枯木逢春之效。王乐亭教授临床十分讲究腧穴的配用，留下了许多经典配方。这里介绍其临证经典针灸配方41篇，阐述配穴精要，是临床辨证施治的参考依据。

一、六寸金针

六寸金针治疗淋巴结核是王乐亭教授的成名代表作。淋巴结核俗称瘰疬、鼠疮，其临床表现多在颈部一侧或双侧长出疙瘩，逐渐长大，不痛不痒，推之滑动，无明显压痛，如身体抵抗力低则逐渐增大，皮肤变紫，最终破溃，流水样脓液，并排出黄浊样干酪样脓液。瘰疬的病因虽属肝郁气滞，湿痰流注，但多数表现为肺气虚弱，脾失运化，阴虚火旺，津液被灼，出现气阴两虚的症候，说明瘰疬多与脾肺有密切关系。

【组方】曲池透臂臑。

【功能】宣气行血，疏通经络，逐瘀散结，化腐生肌。

【适应证】

（1）瘰疬鼠疮（颈与腋下淋巴结核）。

（2）项瘿（甲状腺肿、甲状腺良性瘤）。

【临床操作步骤】

（1）针前循按：针刺前，医者双手托起患者前臂及肘，沿曲池与臂臑之间的连线，顺其经络循行的方向，抚摸皮肤，揉按肌肉，使之经络舒展。

（2）指切定穴

① 患者双前臂曲肘拱胸，取坐位。

② 医生在患者双肘横纹尽处，用拇指指甲切一"十"字，其中心点对准曲池穴（曲肘成90°，肘横纹桡侧头稍外方）。

（3）局部消毒：常规碘酒、酒精为曲池穴作局部消毒，医生双手用酒精消毒。

（4）迅速刺皮

① 医生检查针具（无菌消毒），将针尖蘸少许甘油（无菌）。

② 医生用右手中指、食指夹住针柄，拇指顶住针的尾端。

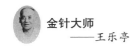

③ 医生右手持针，将针尖触及患者曲池穴，使金针与上臂延长线呈 45°，左手轻抚针体。

④ 按上述姿势迅速刺入皮下 0.5 ~ 1.0cm。

（5）稳速进针

① 医生用拇指、食指握针，缓缓旋转退针至皮下，并将针卧倒。

② 沿皮下透刺，速进缓退，以利平稳进针。

（6）皮下透刺

① 针尖对准臂臑穴的方向（在三角肌止点上），不可有所偏移。

② 针体紧贴皮下，深浅薄厚适宜。

（7）透达臂臑

① 针尖透达臂臑穴，进针即终止。

② 患者有胀感、沉重感为主，均为正常针感。

（8）刮针手法

① 医生左手抚按曲池皮肤处。

② 右手用拇指指甲反向刮针柄，女性患者 6 或 8 次，男性患者 7 或 9 次，以引气、催气及鼓动经气。

③ 患者有热胀感。

④ 在行针过程中（约 15 分钟后）再刮一次。

（9）捻针手法

① 施行捻转补泻手法：结核硬而不移，病灶局部红肿疼痛者属实证，用泻法（刺右侧，术者大拇指向后、食指向前捻转；刺左侧，术者大拇指向前、食指向后捻转）。

病灶局部肿硬无红肿者，阴虚气弱者，或结核已溃破的虚证，用补法（刺右侧，术者大拇指向前、食指向后捻转；刺左侧，术者大拇指向后、食指向前捻转）。

② 针体捻转角度：都是 180°，每 15 分钟捻转一次。

（10）缓缓起针

① 行针 30 分钟后，医生左手持无菌干棉球按压曲池穴，右手持针缓缓起针。

② 起针之后，指导患者用干棉球揉按针孔。

【辅助治疗】

（1）毫针：适用于结核坚硬难消者，可以在结核局部用毫针围刺。

（2）火针：患病日久，结核肿硬消退甚慢，或结核出现红肿有溃破之势，以火针挑脓，以免自溃，疮口难以愈合。

（3）艾灸：适用于虚寒证或瘰疬生于腋下而久治不效者，可取艾柱灸肘尖，每次 5 ～ 7 壮。

【注解】

（1）治疗淋巴结核，在临床上应用曲池透臂臑（由曲池进针，经过肘髎、五里达到臂臑穴，名为一针贯四穴），为手阳明大肠经的本经卧刺，同时采用了"随而济之"的补法和马丹阳所说"合担用法担，合截用法截"的担法，使疗效突出。

（2）在多年临床实践中，随着针具的改进，由最早的银针改为金针。因为"金"韧性强，弹力大而且柔滑，可减轻患者之痛苦，而且针孔不易感染，又能博得患者信仰，故改为六寸金针。其针是用九成黄金，一成黄铜的合金所制。

（3）记载曲池穴治疗瘰疬的文献不多，只有《类经图翼》中讲述曲池有治疗瘰疬的功效。曲池透臂臑治疗瘰疬因何能起到很好的效果？手阳明大肠经为多气多血之经，与肺经相表里，大肠为肺之腑，曲池为手阳明大肠经合穴，故曲池具有调整肺气之功能。因瘰疬多属劳损阴虚之证，曲池既为阳明经合穴，故有清肺降逆、调补气血的作用。况且曲池走而不守，擅能宣气行血、疏通经络、逐瘀散结、化腐生肌。在临床治疗时，视其虚实而行补泻手法，手法适当，收效则速。

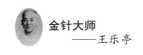

二、督脉十三针

督脉共有腧穴 28 个，根据每个腧穴的功能特点，本着"精简、实用、稳效"的原则，最终精选 13 穴组成督脉十三针。该处方是王乐亭教授 1958 年初确定。其设想是应用前贤的督脉生理功能，并结合自己的体会，是治疗脑和脊髓相关病变的基本法则。督脉十三针是王老运用经络辨证和使用奇经治疗疾病的典范。

【组方】百会、风府、大椎、陶道、身柱、神道、至阳、筋缩、脊中、悬枢、命门、腰阳关、长强。

【功能】疏通督脉，调和阴阳，补脑益髓，镇惊安神。

【适应证】

（1）脑和脊髓病变或损伤引起的各种瘫痪（脑瘫、偏瘫、截瘫、痿证）。

（2）神经官能症、抑郁症、更年期综合征。

（3）癫痫和各种惊风所致角弓反张。

（4）脊柱强痛，背腰酸痛，风寒湿痹。

【注解】

（1）督脉为奇经八脉之一，督者"都"也，总督一身之阳，是手足三阳七脉之会。督脉为"阳脉之海"，具有调节和振奋人体阳气的作用。督脉行于脊里，自下而上行。在督脉疏通、调节的过程中，同时可以使相应的脑和脊髓起到有效的功能调节与振奋作用。

（2）督脉上行风府，入于脑；肾主骨生髓，脑为髓海，补肾脉则能补脑益髓。脑主神明，为精神、意识、思维、聪明之府。"神志病"，即因五神（心神、肝魂、肺魄、脾意、肾志）与五志

（喜、怒、思、悲、恐）相互交杂，影响和谐，发生脑的控制紊乱而产生忧郁等神经系统疾病，故补督脉可以起到安神定志的作用。

（3）督脉为阳脉之海，金代张洁古称督脉为"阳脉之都纲"。当督脉经气盛，阳盛则热，热盛伤津，痰热生火，热急生风；风火相煽，甚则热入心包，而见神昏惊厥。泻督脉则能抑阳清热，平肝泻火，醒脑开窍，故擅治惊风、癫痫等阳闭的病症。

（4）督脉十三针的选穴。头部两穴，取诸阳之会的百会和醒脑开窍的风府。背部从大椎开始共10穴：大椎、陶道宣通阳气，补阳通络；身柱、神道镇惊健脑通脉；至阳、筋缩、脊中安神志，强腰脊；悬枢、命门、阳关健脾补肾，为元气之根，命门之火；最重要的是长强，为督脉起始第一穴，是督脉之根基，王老把它比作"大梁之底座"，并有"啊声取长强"之说。同时针刺督脉所用补泻手法之不同，其临床作用也有区别。

【附】

督脉主病之歌诀

督脉通阳主脑病，癫狂痉痿及脑风。
虚则头重高摇巅，实则脊强角反弓。
遗尿癃痔女不孕，邪走少腹病疝冲。

三、任脉十二针

任脉共有腧穴24个，根据每个腧穴的功能特点，本着"精简、实用、稳效"的原则，最终精选12穴组成任脉十二针。该处方是王乐亭教授于1958年初与"督脉十三针"同时确定。其设想是应用前贤任脉生理功能，并结合自己的体会，用来调节三焦相关气化功能的基本法则。具有上从咽喉至胸肺、中焦脾胃，

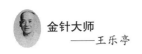
下至肝肾、生育、二便，以及全身的强壮作用。任脉十二针治疗作用颇为广泛，若能运用得当，其疗效皆佳。

【组方】承浆、廉泉、天突、紫宫、膻中、鸠尾、上脘、中脘、下脘、气海、关元、中极。

【功能】调理冲任，开胸顺气，健脾和胃，降逆化痰。

【适应证】

（1）语言不利，失音，喉痹。

（2）胸痛，胸痞，乳腺增生。

（3）肝胃（脾）失调，中气不足。

（4）月经不调、痛经、二便失调。

【注解】

（1）失音多因脑血管病所致，或因大脑发育不全，或遭受外力损伤，或其他脑部疾病，使说话能力部分或完全丧失。中医所说的"喑痱"、"舌强"、"风懿"、"痱厥"等均和失音有关。《医学纲目》指出："邪入于阴，搏则为喑。"《素问·骨空论》、《难经·二十八难》均提到任脉"至咽喉"。任脉为阴脉之海，能总调阴经气血，经脉所过主治所及，故应用任脉十二针的配方可以调理冲任、健脾和胃、疏通经络、祛邪扶正，以发挥利窍开音之功。

（2）任脉主一身之阴，有"阴脉之海"之称，凡精、血、津、液等皆属阴，都由任脉总司。任脉与足太阴脾经交会于中极，与足少阴肾经交会于关元，可见任脉与脾肾两经联系密切。脾主运化水谷和水液；肾主水，司二便，与膀胱相表里。如果肾阴不足，可致肠液枯涸而便秘；若脾肾阳虚，水湿不运，可致大便泄泻；肾气不固，可致久泄、滑脱。应用任脉十二针配方可以补益脾肾，以增强脾的运化作用，提高肾的固摄与温煦功能，保障膀胱的气化功能，故能解决二便失常的问题。

（3）《素问·宝命全形论》说："人生有形，不离阴阳。"《素问·金匮真言论》说："言人身之阴阳，则背为阳，腹为阴。"任脉起于少腹内，行于胸腹前，而少腹居下，为阴中之阴，又是任脉所起之处，故任脉的疾病多在下焦少腹的部位。任脉"络阴器"，故《素问·骨空论》说："任脉为病，男子内结七疝，女子带下瘕聚。"如任脉虚则阴气衰竭，可致"地道不通，故形坏而无子。"临床上对于月经病、带下、疝气、癫痫、遗精、流产等证都可选用任脉的有关穴位。

（4）承浆、廉泉、天突有清热利咽，化痰消肿，止咳宣肺的功效；紫宫、膻中、鸠尾能宣肺降逆，宽胸理气，化痰止咳，清热息风。两组穴位调理上焦，宣肺宽胸。上脘能疏肝宁神，降逆止呕；中脘可健脾利湿，和胃降逆；下脘功在健脾和胃，消食化湿。三穴共奏调理中焦，健脾和胃之功。气海能升阳补气，益肾固精；关元能温肾固精，通调冲任；中极能强壮元阳，调理经血。三穴可调理下焦，补肾固精，调理冲任。通过调理三焦，共同发挥治理肝肾、脾胃、心肺、脑等疾患的功用。

四、刺募补虚法

刺募补虚法，是为"五劳七伤"者所设，这类病例在 20 世纪 40 年代较多。何谓五劳？是多因劳逸不当，气、血、筋、骨活动失调而引起的五类劳损。《素问·宣明五气》说："久视伤血，久卧伤气，久坐伤肉，久立伤骨，久行伤筋，是谓五劳所伤。"七伤者，即大饱伤脾，大怒气逆伤肝，强力举重、久坐湿地伤肾，形寒饮冷伤肺，忧愁思虑伤心，风雨寒暑伤形，恐惧、不节伤志；另指男子肾气亏损的七个症状。刺募补虚法与十全大补方都是王乐亭教授于 1948 年前在自己的私人诊所行医时制定的，方救人无数。

【组方】中府、膻中、巨阙、期门、章门、天枢、中脘、关元、中极。

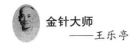

【功能】调理脏腑，益气和营，健脾平胃，化湿利胆。

【适应证】

（1）脾胃虚弱，消化不良，痰涎壅盛。

（2）气短心悸，夜寐不安，胸胁胀满，口苦咽干。

（3）体虚劳伤。

【注解】

（1）脾胃为气血生化之源，五脏六腑之根，为后天之本。从脾胃的功能来说，《灵枢·五味》指出："胃者，五脏六腑之海也，水谷皆入于胃，五脏六腑皆禀气于胃。"《素问·经脉别论》说："饮入于胃，游溢精气，上输于脾，脾气散精，上归于肺，通调水道，下输膀胱，水精四布，五经并行。"脾胃主受纳、腐熟、运化水谷精微，并将其散布至全身。从脾胃的生理特性来说，胃为燥土，脾为湿土，"胃土以燥纳物，脾土以湿化气"，故脾胃虚弱可表现为食少纳呆、痰多身重。"脾宜升则健，胃宜降则和"，胃主受纳，以降为顺，以通为顺；脾主升清，以升为用。若升降失常，则表现为困重、乏力、头晕、恶心、呕吐等症。一升一降，一燥一湿，二者并行不悖。"得谷者昌，失谷者亡"，脾胃功能的强弱与健康程度、疾病的预后息息相关。募穴直接针对脏腑，调理脾胃气机，胃气和降，脾气升清，何来虚弱之忧。

（2）《素问·灵兰秘典论》说："心者，君主之官，神明出焉。"《灵枢·邪客》说："心者，五脏六腑之大主也，精神之所舍也。"当心气不足、心血亏虚时，就会出现心悸、气短、失眠。《素问·灵兰秘典论》说："肝者，将军之官，谋虑出焉。"《素问·六节脏象论》说："肝者，罢极之本，魂之居也。"脾胃是人体升降的要道，而肝胆则是人体疏泄的中心。肝的疏泄功能正常与否，也影响着神志、睡眠的变化。肝与胆相表里，当肝气疏泄不及、肝胆有热时，会引发口干、口苦、头痛、失眠等不适，同时在肝经、胆经循行的部位也出现胀满、疼痛等症状。通过针刺心、心包、肝、胆的募穴，可以有效补益心气，疏肝利胆，养血安神。

（3）对于体虚劳伤，脏腑元气亏损，精血不足的各种慢性疾病均属此范畴。《素问·通评虚实论》说："精气夺则虚"。《难经》亦有"五损"之说，即皮毛、血脉、肌肉、筋、骨五体的损伤。导致体虚劳伤的原因，则包括先天禀赋不足、房事不节、体劳过度、情志过极、饮食所伤、大病之后、误治误伤等。因体虚劳倦多病程漫长、病因复杂、病位多样，治疗也更为棘手，需要同时针对多种病因、多个脏腑、多重矛盾的轻重缓急辨别施治。《内经》指出："虚则补之"、"劳则温之"、"损者益之"。王老的刺募补虚法是采用募穴直接而深入地调理脏腑经气，利肺、养心、健脾、和胃、疏肝、补肾、理肠、温脬多管齐下，补育脏阴与调腑扶阳同治，故能调理脏腑、补虚健体，促发生机。

（4）募穴均分布于胸腹部，是经气结聚的部位，它的分布与所属脏腑部位基本上一致，因此可治本脏腑有关的疾病。五脏六腑各有俞穴和募穴，故某一脏腑有病，可以同时取某一脏腑的俞、募穴进行治疗，此种方法称"俞募配穴法"。如胃病可取胃俞和胃经的募穴中脘；膀胱病可取膀胱俞和膀胱经的募穴中极。俞募配穴，除了直接治疗脏腑本身的疾病外，还可治疗与内脏相关联的疾病。如肝开窍于目，治目疾取肝俞；肾开窍于耳，治肾虚耳聋可取肾俞。据《难经》、《针灸聚英》和《东垣针法》等历代针灸文献所述，俞穴和募穴的治疗规律是：脏病多取俞穴，腑病多取募穴；急性病痛多取俞穴，慢性病痛多取募穴；实证多取俞穴，虚证多取募穴。肺募中府能宣肃肺金，利气止咳；心包募膻中可调理气机，宽胸化痰；心募巨阙善宽胸化痰，和胃降逆；肝募期门可疏肝理气，健脾和胃；脾募章门能调补五脏，疏肝健脾。以上诸穴，共奏补脏育阴之功。大肠募天枢能调中和胃，健脾化湿；胃募中脘可调理中焦，健脾和胃；小肠募关元善温肾固

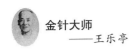

精，通调冲任；膀胱募中极能强壮元阳，通利膀胱。以上诸穴，共奏调腑扶阳之用。育阴、扶阳结合，发挥调理脏腑的功效。本组配方即十二募穴中缺少肾募（京门）、三焦募（石门）、胆募（日月）。故此方只取九募十三穴也。

五、十全大补方

十全大补汤，是《医学发明》中的方剂，是由八珍汤加黄芪、肉桂组成，其功能为补益气血，主治虚劳喘嗽、遗精失血、妇女崩漏、月经不调等证。王乐亭教授一贯重视中医基础理论在针灸临床上的运用，他仿效古代有名的中药方剂，选用适当的穴位，组成疗效相似的针灸处方，十全大补方就是其中之代表。十全大补方和刺募补虚法是姐妹，都是治疗虚损病症的配方。

【组方】章门、曲池、内关、合谷、中脘、关元、阳陵泉、足三里、三阴交、太冲。

【功能】助阳补气，养血疏肝，健脾益胃，疏通经脉。

【适应证】久病体羸，气血两亏，脾胃虚弱，血枯经闭。

【注解】

（1）十全大补方可助阳补气，善治脾胃虚弱，面色苍白，语言轻微，四肢无力，脉象虚弱及一切阳气虚弱证。盖脾胃居于中焦，为气血生化之源，故称后天之本。脾主升清，胃主降浊。胃气降则脘腹冲和而善纳谷，脾气升则精气游溢而主腐熟，胃纳脾化吸收营养，生化气血，滋补周身。

（2）十全大补方可养血疏肝，善治血虚所致月经不调，脐腹疼痛，血结成块，量少经闭，以及头晕目眩、唇爪无华、舌质淡等阴虚血亏之候。盖肝主风，喜畅达，而善疏泄。今肝血失养，郁而不达，疏泄不畅，故上见头晕目眩、色不润泽，下见月经不调、腹痛闭经等症。

（3）从组方配伍来看，十全大补方是在手足十二针方的基础上加脾之募章门、胃之募中脘、小肠之募关元，以及肝之原穴太冲。其功能是补气血，健脾胃，养心气，滋肝肾，通经活络。手足十二针方偏于疏调，十全大补方偏于调补。

方中章门补五脏，安精神，开心益智，消胀化食，有人参之功效；曲池主中风寒痹筋挛，妇女血闭，专搜血中之风，治同川芎；内关降胸胁之逆气，行气血，止心下结痛，除烦满，健脾利湿，有茯苓之作用；合谷主卫气不足，疏通经络，入太阴止汗、发汗，有同黄芪之效；中脘主五脏六腑，坚筋骨，长肌肉，增气血，调阴阳，有甘草功效；关元主理胞宫，逐瘀血，生新血，填骨髓，长肌肉，有同地黄之主治；阳陵泉主上气咳逆，补中益气，祛风寒湿痹，舒筋利节，有同肉桂效力；足三里祛风寒湿痹，能升能降，止汗除热，健脾消食，有白术之效；三阴交主妇人经血不调，生血养血，止咳逆上气，为足三阴所会，功同当归；太冲主邪气伤阴，止腹痛，行血痹，除坚积，入厥阴、少阴，治阴虚小便不利，疗效同芍药。

综上所述，十全大补方系用针刺穴位仿中药性能而组方，实属绝妙。这充分说明王老对于中医基本理论的运用和重视，并阐明了他在拟定针灸处方时的独特创举。

【附】

十全大补方歌诀

章门参、三里术，内关相当茯苓逐；
中脘甘、阴交归，曲池如同川芎迫；
太冲芍、关元地，合谷犹如黄芪备；
最后阳陵肉桂俱，十全大补功效聚。

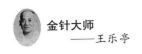
六、醒神开窍法

醒神开窍法是王乐亭教授用于治疗中风闭证的一套急救方案。中风是以患者猝然昏仆、不省人事，伴口眼歪斜、语言不利、半身不遂，或不经昏仆而仅以歪僻不遂为主症的一种疾病。因本病起病急剧，症见多端，变化迅速，与风性善行数变的特征相似，故以中风名之。由于本病发病率高、死亡率高、致残率高、复发率高，以及并发症多，因而越来越受到人们的重视。殊不知中风之证有中经络和中脏腑之分，而中脏腑又有闭证和脱证之异，且闭证还有阴闭和阳闭之别。因而治疗取穴、用药也有本质的不同。

处方一

【组方】百会、四神聪、手足十二井放血。

【功能】醒神开窍，泻热平肝，祛痰通瘀。

【适应证】中风闭证病情危重。

处方二

【组方】人中、承浆、风府、风池、合谷、太冲。

【功能】醒神开窍，滋阴清热。

【适应证】中风神昏，闭证。

处方三

【组方】劳宫、涌泉。

【功能】清心泻热，安神定志。

【适应证】神昏，高热。

【注解】

（1）中风闭证以神昏、不省人事为主要临床表现。主因为阴阳失调，在偶发忧思恼怒，或嗜酒、劳累、房室等诱因下致风阳煽动，心火暴盛，风火相并，气血迫走于上，痰浊凝滞络窍，以致脏腑经络功能骤然失常，阴阳之气逆乱而为闭证。《医宗必读》说："凡中风昏倒……最要分别闭与脱二证明白。如牙关紧闭、两手握固，即是闭证。"叶天士在《临证指南医案》中指出中风病机即"精血衰耗，水不涵木……内风时起"，与西医脑血管疾病相对应。脑血管病是一种多发于中年以上患者的急性病，以猝倒昏仆、不省人事或突然发生口眼歪斜、言语不利、半身不遂为主要症状。其中脑缺血、脑出血性疾病、慢性高血压并发高血压脑病、慢性进展型脑动脉硬化的卒中样发病等导致脑血管痉挛所引起的以神志不清为主要临床表现的疾病，均属中风闭证的范畴。

（2）闭证分阴闭与阳闭两类。阳闭症见神昏不语，牙关紧闭，痰声如锯，面赤气粗，大便秘结，小便失禁，或有呕吐，呼吸不均，半身瘫痪，舌苔黄腻、焦黑起刺，脉洪数或弦数。若配合药物治疗，则以辛凉开窍法之局方至宝丹，并用羚羊角汤加减。阴闭症见偏瘫昏迷，面白唇紫，四肢不温，舌苔白腻而滑，脉沉缓。若配合药物治疗，则以辛温开窍法之苏合香丸，并用涤痰汤加味。

（3）方解：处方一主治中风闭证危重者。《针灸甲乙经》记载"百会，督脉、足太阳之会"，督脉入属于脑，而为元神之府，故百会可以醒神开窍；四神聪为经外奇穴，位于百会前后左右各一寸，与百会配合可加强开窍醒神之功效；十二井穴为经气所自出也，如水之源，经气始行于此，是急救泻热之效穴，可以清泻肝热、祛瘀通络，用于治疗中风神昏之重症。

处方二主治中风闭证。人中、风府为督脉穴，具有开窍醒神之功效；承浆为任脉与足阳明经之会，可通体表内外之气，与人中、风府及胆经风池共奏开窍醒神之效；合谷、太冲相配可开四关，理气机，开窍启闭。合谷为阳明大肠经之原穴，为清热之要穴；太冲为肝经输穴，亦可补肝阴，以制肝阳。全方共奏醒神开窍、滋阴清热之效，用于治疗中风闭证。

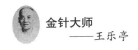

处方三主治神昏高热。劳宫为心包经荥穴，可清心泻火，宁心安神；涌泉为肾经井穴，位于足底，针刺涌泉可引火下行。两穴共用可清心泻热，安神定志，用于治疗中风、神昏、高热等症。

七、回阳固脱法

回阳固脱法是王乐亭教授用于治疗中风脱证的一套救急方案。脱证是中风危重证型之一，《医宗必读》说："凡中风昏倒，若见口开心绝，手撒脾绝，眼合肝绝，遗尿肾绝，声如鼾肺绝者，即是脱证"。更有吐沫、直视、肉脱、筋骨痛、发直、摇头上窜、面赤如妆、汗出如珠，皆为脱绝之证。王老认为，脱者宜固，需急固其元气也。故创立回阳固脱法，用于中风脱证的急救治疗。

【组方】神阙（灸）、气海（灸）、关元（灸）、百会、内关、足三里、涌泉。

【功能】回阳固脱，温补肾阳。

【适应证】中风脱证，神昏，肢冷，二便失禁，肢体瘫软。

【注解】

（1）在中风发生发展的过程中，脱证的出现是阴阳气血严重耗损，导致阴阳相离所出现的危重证候的总称。症见汗出如珠，四肢厥冷，口开目合，手撒尿遗，脉微细欲绝等。临床上把大汗、大泻、大失血或精液大泻等精气急骤耗损导致阴阳离决者，称为暴脱。若久病元气虚损，精气渐耗所引起的阴阳相离则称虚脱。其病因、病理和症状均以精气外脱为特征，有脱气、脱阴、脱阳、脱精等不同。《灵枢·经脉》说："陷下则灸之"，指出元阳暴脱、气血下陷的疾病可以运用灸法，而早在《阴阳十一脉灸经》和《足臂十一脉灸经》中就提到了"久（灸）几息则病已矣"。《景岳全书》说："凡用灸法，必其元阳暴脱及营卫气血不调，欲收速效唯艾火为良。"可见灸法对于治疗脱证是有效且迅速的，临床上使用灸法急救需急灸、频灸。

（2）中风昏倒、人事不省者，首先要分辨闭证与脱证。临证中闭证多见，而脱证相对少见，但闭证和脱证可以互相转化，可以互见。闭证治不及时或误治，或正不胜邪，可以转为脱证；脱证经过治疗，或正气渐复，也可以转为闭证。在闭脱转化的过程中往往出现闭、脱互见的证候，因而在治疗时要随时掌握标本缓急和扶正祛邪的原则。一般情况下，闭证以开闭祛邪、治标为主；脱证以固脱扶正，治本为主；闭脱互见者，要标本兼顾。闭证转为脱证，是病情有转重趋势，则要在祛邪为主的同时注意兼顾扶正而不伤正。脱证经过急救，如出现闭证症状时，是正气渐复的征象，即要在固脱扶正的同时，注意考虑祛邪的一面，总之必须灵活掌握。

（3）神阙又称命蒂、气舍，灸之可温通元阳、复苏固脱；气海为"肓之原穴"，灸之能升阳补气、益肾固精；关元为小肠募穴，为足三阴经与任脉交汇之处，灸之能温肾固精、补气回阳。以上三穴共奏回阳之功。百会为人身之最高处，有升阳益气、醒脑安神之效；内关通阴维，能补心解郁，定志醒神；足三里为强壮要穴，可补益脾胃、扶正培元；涌泉为肾经井穴，擅长滋肾宁神、开窍救逆。四穴共奏培本之功。总之，回阳与培本共进，发挥固脱苏厥之效用。

八、安神定志法

安神定志法是临床上治疗神志病变的常用法则，主要治疗因惊恐导致的神不守舍，精神紊乱，进而气机逆乱，脏腑功能失调的一组配方。其目的在于调整脏腑功能，使神安守舍，恢复人体正常精神活动。神是生命活动的根本，包括魂、魄、意、志、

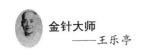

思、虑、智，是精神、意识、运动、感觉、言语功能的总体概括，是行为、性格、心理等状态之反映。心主神明，脑为元神之府。在临床上，神志病主要表现为精神、睡眠、情感等方面的疾病都可以应用安神定志法治疗。

【组方】神庭、本神、中脘、气海、天枢、神门、三阴交。

【功能】滋阴益气，交通心肾，镇惊定志，和中安神。

【适应证】因惊恐所致不寐、惊悸、神志不宁。

【加减法】

肝气郁滞：加内关。

肝肾阴虚：加太溪。

肝阳上亢：加太冲。

【注解】

（1）安神定志法主要针对七情之中的惊恐，是指人在突然间感受惊吓，超过了自己所能承受的范围，从而导致神失所主，出现心神恍惚、恐惧不安等症状。《评选静香楼医案》说："聚尔触惊，神出于舍，舍空痰入，神不得归，是以有恍惚昏乱等证。"可见感受惊吓主要伤及心神，临床以心失所主之症状为特点；然恐惧者亦可使神荡惮而不收，过于恐怖可伤肾而至气陷于下，临床以肾虚气陷为特点。惊恐二因多相兼致病，《灵枢·本神》说："怵惕思虑者则伤神，神伤则恐惧，流淫而不止。"惊恐可引起神志活动异常，以致脏腑功能失调，气血紊乱，而发生病变。恰如《灵枢·口问》中所说："大惊促恐，则血气分离，阴阳破败，经络厥绝，脉道不通，阴阳相逆，卫气稽留，经脉虚空，血气不次，乃失其常。"

（2）不寐，即一般所谓"失眠"，古代文献中有"不得卧"、"不得眠"等名称，是以经常睡不好为特征的一种病症。不寐的症情不一：有初就寝即难以入睡的；有寐而易醒的，醒后不能再寐者；也有时寐时醒，寐而不稳，甚至整夜不能入睡者。不寐的原因很多，如思虑劳倦，内伤心脾；或阳不入阴，心肾不交；或阴虚火旺，肝阳扰动；或心胆气虚而神志不宁；以及胃不和等均可影响心神而致不寐。

（3）惊悸，是自觉心跳悸动不安的病症，一般多呈阵发性，每因情绪波动，或劳累过度而发作，属于现代医学的心脏神经官能症。本病的发生，除精神因素外，多因心血不足、心阳虚弱、肾阴亏损，或因水饮内停、瘀血痰火所致。《诸病源候论·虚劳病诸候》说："虚劳损伤血脉，致令心气不足，因为邪气所乘，则使惊而悸动不定。"惊悸多因体质素虚，情志内伤，以及外邪侵袭所致，病位在心，病理变化不外虚、实。虚为气、血、阴、阳亏虚，致心气不足或心失所养；实则多为痰饮内停或血脉瘀阻，以致心脉不畅，心神失养。虚实常互相夹杂，虚证之中常兼痰浊、水饮或血瘀为患；实证之中，则多有脏腑虚衰的表现。在治疗上多以益气养血、滋阴温阳、化痰涤饮、活血化瘀为主要治则。

（4）本方配伍取"二神"，即督脉的神庭和胆经的本神，二穴合用可宁心安神、疏肝利胆；脾经的三阴交，具有补益肝脾肾的作用，心经的神门可补益心血，二者相配，可交通心肾，使水火既济，神安志强；再配合"四门穴"：即任脉的中脘、气海，胃经的天枢，合用可健脾益气、和胃化湿、和中安神。对于肝气郁滞者，加心包经的内关，可宽胸安神、清心除烦；对肝肾阴虚者，加肾经的太溪，以滋阴养血、补益肾气；对肝阳上亢者，加肝经的太冲，能平肝潜阳、息风镇惊。诸穴配伍，共奏疏肝健脾、交通心肾、安神定志之功，对惊恐之症颇有良效。

（5）除上述针灸治疗外，精神上的调理也很重要。首先需要医务人员对患者热情，积极为患者服务，不能将其拒之门外。要详细询问发病原因，给予安慰和同情，消除患者的恐惧感。要嘱其家属，细心护理好患者，避免再受到其他的情志刺激。只有这

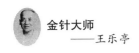

样才能达到治疗目的，即《灵枢·本脏》所说："志意和则精神专直，魂魄不散，悔怒不起，五脏不受邪矣"之意。

九、嗜睡得效神针

嗜睡又名"多寐"、"嗜卧"、"善眠"、"多卧"等，是指不分昼夜，时时欲睡，呼之能醒，醒后复睡的临床病症。以阳虚阴盛为主要病机。嗜睡是病理现象，可不同程度地影响病人正常的工作与学习。清·沈金鳌《杂病源流犀烛·不寐多寐源流》说："多寐，心脾病也。一由心神昏浊，不能自主；一由心火虚衰，不能生土而健运。"可见嗜睡病位在于心脾。嗜睡得效神针是王乐亭教授于1975年初冬确定的经验配方，该法治疗嗜睡症得心应手，疗效确切。

【组方】人中、隐白、无名穴（无名指第三节外侧，图2-1）、阳陵泉。

【功能】清心利胆，理脾除湿，开窍通脑，泻热醒神。

【适应证】

因脾虚胆热所致嗜睡症。

【加减法】

心肾两虚：加心俞、肾俞。

阴虚肝旺：加太溪、太冲。

中气不足：加中脘、气海。

【注解】

（1）嗜睡的原因很多，如脾虚湿困、心

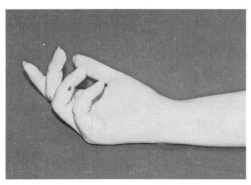

图 2-1　无名穴（嗜睡穴）

肾阳虚、热盛神昏、胆经蕴热等，在临床上以脾虚胆热证型最为多见，如《灵枢·口问》说："阳气尽，阴气盛，则目瞑；阴气尽而阳气盛，则寤矣。"又如《圣惠方》说："胆热多睡者，由荣卫气涩，阴阳不和，胸膈多痰，脏腑壅滞，致使精神昏浊，昼夜耽眠，此皆积热不除，肝胆气实，故令多睡也。"

（2）本方配伍主要是治疗因脾虚胆热引起的嗜睡。取人中以醒脑开窍，清热提神。《甲乙经》说："饮渴身伏多睡，隐白主之。"隐白为足太阴脾经之井穴，为十三鬼穴之一，可以治疗一切神志病。无名穴，即无名指第三节外侧，为手少阳三焦经所过之处，与足少阳胆经为同名经；阳陵泉为足少阳胆经合穴，二穴合用有疏肝清胆泄热之功效。因此，嗜睡症取以上四穴相配伍，共同达到健脾、清胆、醒神之功能。

十、头痛八针

头痛是临床的常见病症。头痛主要分为外感与内伤两类。外感头痛，起病急，头痛较剧，常伴有外邪束表或犯肺的症状。内伤头痛，因气虚、血虚、肾虚所致者，起病较慢，疼痛较轻；或因肝阳、痰浊、瘀血所致者，则分别表现为头部昏胀、沉重、锥刺之状。

头为诸阳之会，手、足三阳经均上行于头面，足厥阴经上会于巅顶。由于受邪的脏腑经络不同，头痛的部位亦有所不同。该方的配伍是王乐亭教授多年临床经验的总结，经过反复实践筛选而制定。

【组方】百会、风府、风池、太阳、合谷。

【功能】祛散风邪，疏导经气，活血通络，清热止痛。

【适应证】各种头痛。

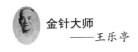

【注解】

（1）头为诸阳之会，又为髓海所在，五脏六腑之气血皆上会于此；手三阳经、足三阳经、督脉、任脉等多条经络皆在头部交汇，故外感时邪、脏腑内伤都可发生头痛。头痛其名首载于《内经》，《素问·奇病论》说："人有病头痛，以数岁不已，此安得之，名为何病？岐伯曰：当有所犯大寒，内至骨髓，髓者，以脑为主，脑逆，故令头痛，齿亦痛，病名厥逆。"《素问·五脏生成论》说："头痛巅疾，下虚上实，过在足少阴、巨阳，甚则入肾。"《灵枢·经脉》说："膀胱，足太阳也，是动则病冲头痛，目似脱，项如拔。"《素问·通评虚实论》说："头痛耳鸣，九窍不利，肠胃之所生也。"此后，医家在此基础上进一步完善分经辨治理论。《冷庐医话》说："头痛属太阳者，自脑后上至巅顶，其痛连项；属阳明者，上连目珠，痛在前额；属少阳者，上至两角，痛在头角。以太阳经行身之后，阳明经行身之侧，少阳经行身之侧，厥阴之脉会于巅顶，故头痛在巅顶。太阴、少阴二经虽不上头，然痰与气逆壅于膈，头上气不得畅而亦痛。"对头痛的辨证、辨经、辨病作了明确的鉴别。

（2）头痛也有轻重新旧之分。《证治准绳》说："医书多分头痛、头风为二门，然一病也，但有新久去留之分耳。浅而近者名头痛，其痛卒然而至，易于解散速安也。深而远者为头风，其痛作止不常，愈后遇触复发也，皆当验其邪所从来而治之。"

（3）本方以治疗外感头痛为主，兼治内伤头痛，方取五穴八针。"风为百病之长"，在五穴之中风府、风池、太阳，皆为散风通络，清脑止痛；头为诸阳之会，而百会为人身之巅顶，气血津液皆上注于脑，各经皆交汇于脑，故能调理脏腑、通络止痛；手阳明经过前额，阳明为多气多血之经，故合谷能清热疏风、疏通脏腑，助止痛之功。上穴共奏祛风活血，散邪通络，清热止痛之功。

十一、视力纠正术

《素问·脉要精微论》指出："夫精明者，所以视万物，别白黑，审短长。"眼睛是人与外界沟通交流的重要器官。眼睛与五脏六腑皆有密切关系，"五脏六腑之精气皆上注于目而为之精"，眼病不仅仅是反映局部的病症，更是反映全身病变的窗口。同时眼又是望诊察神的重要器官。《推蓬寤语》说："目为神之牖"，所以我们常说"眼睛是心灵的窗户"。

【组方】睛明、承泣、风池、合谷。

【功能】清热祛风，明目平肝，调节经气，改善视力。

【适应证】

（1）近视。

（2）远视。

（3）斜视。

【加减法】

近视：加外关、三阴交。

远视：加光明、太溪。

斜视：加臂臑、瞳子髎（治内斜）、攒竹透睛明（治外斜）。

头痛：加太阳。

眩晕：加太冲。

恶心：加内关。

【注解】

（1）《素问·五脏生成论》说："诸脉者皆属于目，肝受血而能视。"《灵枢·五阅五使》说："目者，肝之官也。"《金匮真言论》说："东方青色，入通于肝，开窍于目。"《灵枢·邪气脏腑病形》说："十二经脉，三百六十五络，其血气皆上于面而走空窍，其精阳气上走于目而为睛。"《灵枢·大惑论》说："五脏六腑之精气，皆上注于目而为之精，精之窠为眼，骨之精为瞳子，筋之精为黑眼，血之精为络，其窠气之精为白眼，肌肉之精为约束，裹夹筋骨血气之精，而与脉并为系，上属于脑，后出于项中。"由此可见，眼睛与五脏六腑皆有关系，其中尤以肝为密切。

（2）近视眼是临床常见的眼部疾病，有先天、后天之别。先天性近视多与遗传有关；后天性近视多因青少年时期在较弱光线下学习、工作、阅读，致使用眼过度而成。中医称此病为"能近怯远"症。远视眼在临床较少见，其特点是视近物时感觉模糊不清，看远处东西反而正常，其病因与近视眼略同。王海藏认为"目能远视，责其有火；不能近视，责其无水"；张景岳概括为"不能远视者，阳气不足也；不能近视者，阴气不足也"，故二者治则皆为调理阴阳。斜视者即目球歪斜，两目珠不能同时正对前方。引起本病的原因很多，如眼肌某部分或完全麻痹，或眼肌力量不均等情况。若病在眼球外直肌则为内斜，病在眼球内直肌则为外斜，其治疗原则为通调经脉。

（3）睛明穴毛细血管丰富，极易出血，因此针刺时须注意以下三点：

①毫针选择较细的旧针（旧针尖钝）。

②进针手轻、缓慢，直刺不必捻转，遇有阻力不可强刺，要调整进针方向。

③起针后，需用干棉球按压 2 ~ 3 分钟，以防出血。

（4）睛明为手足太阳、足阳明、阴跷、阳跷交汇穴，可散风泻火，滋阴明目；承泣为阳跷、任脉、足阳明之会，能清散风热，明目通络；风池为手少阳、阳维之会，可疏风清热，明目益聪；"面口合谷收"，合谷为大肠之原穴，能疏风清热，通调气血。四穴共奏清风热、明眼目之功。近视可加外关和三阴交以滋阴明目，远视可加光明和太溪益肾明目。向内斜视可加瞳子髎，向外斜视可攒竹透睛明，同时加以臂臑以祛风散邪。头痛可加太阳以泻火止痛，恶心可加内关降逆和胃，眩晕可加太冲平肝息风。

十二、聋哑点刺法

聋和哑是两个不同的症状，由于两耳听力丧失，失掉学习语言的能力，或对已学会的一些语言在发生严重耳聋后不能发展和巩固而致哑。俗话说"十聋九哑"，揭示了"哑"的实质是"聋"。聋哑者的发音及构语器官一般多属正常，古人说"治哑先治聋"，因此在认识和治疗聋哑时必须从治聋着手。当听力有所恢复时再进行聋与哑兼治。

【组方】哑门、廉泉、耳门、听宫、听会、翳风、通里。

【功能】疏导少阳，畅通经气，宣通耳窍，清热利咽。

【适应证】

聋哑病。

【加减法】

肝胆蕴热：加外关、中渚、后溪。

经气不畅：加三阳络、合谷。

【注解】

（1）聋哑病分先天和后天两种。先天性聋哑是在胚胎发育时期，因母体传染病或药物中毒，使内耳听觉器官没有发育或发育不全所致。后天性聋哑多因急性传染病所引起，如脑膜炎、麻疹、伤寒、猩红热、流行性腮腺炎、流感、百日咳、脑炎等；或奎宁、链霉素、新霉素、卡那霉素等药物中毒，以及外伤、震伤都可造成耳聋。如上述情况发生在学习语言的年龄之前，均可导致聋哑。

（2）中医认为耳与脏腑的病理生理密切相关，主要表现为：

① 肾开窍于耳。《灵枢·脉度》说："肾气通于耳，肾和则耳

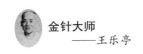

能闻五音矣。"唐容川认为:"肾主脑髓,耳通于脑,路甚直捷,所以肾开窍耳也。"肾为藏精之脏,肾精充沛则髓海有余,耳窍得以濡养,故能听力聪慧。

② 心寄窍于耳。《证治准绳》有:"肾为耳窍之主,心为耳窍之客"的说法。

③ 耳与肝胆相关。《素问·脏气法时论》说:"肝病者……虚则目䀮䀮无所见,耳无所闻";《丹溪心法》说:"耳聋皆属于热,少阳厥阴热多";《素问·五脏生成论》说:"徇蒙招尤,目冥耳聋,下实上虚,过在足少阳、厥阴,甚则入肝";《灵枢·杂病》说:"聋而不痛者,取足少阳;聋而痛者,取手阳明"。

(3)本方宗旨在于疏通清窍,故取宣窍治聋之腧穴为主体,适当配伍通哑窍之穴治之。一般患者不能配合者,均取点刺不留针的方法,故本组配方命名为"聋哑点刺法"。哑门为督脉与阳维脉交会穴,具有开瘖治哑的作用,别名"瘖门",《针灸甲乙经》说:"主项强,舌缓瘖不能言",刺之可通窍利咽;廉泉为阴维脉与任脉交会穴,又名"舌本",故能调舌开窍;哑门、廉泉合用,共奏利机关、通哑窍之功。耳门、听宫、听会、翳风均为耳周穴位,故能开窍益聪、疏风宣窍;通里为手少阴心经络穴,能强心益气,疏通经气。上述穴位配合,可起到疏通清窍、治聋通哑的功效。

十三、牙痛四五针

牙痛又称齿痛,是指牙齿或齿龈疼痛的临床症状。常因风邪侵袭、胃火炽盛、阴虚火旺及虫蚀牙体等引起,见于龋齿、牙痛、齿槽风、牙咬痛等牙病。西医之龋齿、牙髓炎、冠周炎、根尖周炎、颌骨骨髓炎等病,均可出现牙痛。

齿为骨之余,而肾主骨,手足阳明经络于齿龈,故齿、龈与肾、胃、大肠有关。观察齿龈可知肾与肠胃病变，一般而言，齿龈病症虚则以肾脏亏虚为主，实则因胃肠火热引起。

【组方】大迎向上刺，颧髎直刺，合谷同侧刺，内庭对侧刺，太溪。

【功能】清热散风，滋阴降火，通络消肿，化湿止痛。

【适应证】一切牙痛。

【注解】

（1）《灵枢·经脉》说："手阳明之脉，其支者从缺盆上颈贯颊，入下齿中……足阳明之脉，下循鼻外，入上齿中，还出夹口环唇，下交承浆。"胃脉络于上龈，大肠脉络于下龈，齿属阳明经，故牙痛与胃肠关系密切。上牙痛多为胃火上炎，下牙痛多属大肠积热。多食甘酸、烤炸之物，或湿热蕴于阳明而损齿，又为龋齿牙痛之因。

（2）《素问·上古天真论》提到了男女"肾气盛则齿更发长，肾气平均则真牙生而长极"。《灵枢·五味》说："苦走骨，多食之，令人变呕，何也？少俞曰：苦入于胃，五谷之气皆不能胜苦，苦入下脘，三焦之道，皆闭而不通，故变呕。齿者，骨之所终也，故苦入而走骨，故入而复出，知其走骨也。"齿为骨之余，肾藏精主骨，二者同出一源，故肾经虚火上炎亦为牙痛病因。

（3）"牙痛四五针方"适用于一切牙痛。方中合谷为手阳明大肠经之原穴，性能清轻走表，升而能散，上通头面诸窍，尤其口腔多症，能起泻热散风、消肿止痛之效，《针灸大成·四总穴》有："面口合谷收"之说；颧髎，一名"兑骨"，此穴为手太阳、少阳、任脉之交会，又在面部中央，阳经会合之处，对面肿齿痛效如桴鼓；大迎，一名"髓孔"，此穴为手足阳明之会，对牙痛颊肿、唇润口歪立竿见影；内庭，为足阳明胃经荥穴，属水，治疗牙痛、咽喉肿痛等症皆能胜任；太溪，一名"吕细"，为足少阴肾经输土之原穴，《针灸大成·通玄指要赋》说："牙齿痛吕细堪

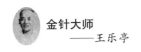
治，屡试屡验。"运用牙痛四五针，不论牙之上、下，选用或全
用，痛无不愈。

十四、牵正方

　　牵正方主要治疗颜面神经麻痹。凡以一侧面部肌肉瘫痪，口
眼歪斜为临床症状者，称为面瘫。临床可分为周围性面瘫和中枢
性面瘫。

　　若突然发病，有受风史，出现耳后痛，患侧面部表情消失，
目不能闭合而流泪，口角歪斜牵向健侧，鼻唇沟变浅、歪斜甚
则消失，不能鼓颊吹气，容易流涎，且不能皱额蹙眉，额纹变
浅或消失等，为风邪袭络所致。久而可引起络脉痹阻，痰瘀互
结，使症情迁延加重，甚至留下后遗症，终身难愈。中医称为
实中络，西医称为面神经炎，也就是周围性面瘫。本法主要
治疗周围性面瘫，即实中络的急性期进展阶段及恢复期的最初
阶段。

　　【组方】水沟、承浆、地仓、颧髎、阳白、四白、大迎、合谷。

　　【功能】疏风通络，和卫调营，理气疏肝，清热牵正。

　　【适应证】

　　（1）颜面神经麻痹的急性发展期或恢复期的最初阶段。

　　（2）颜面神经麻痹的恢复期中、后阶段（轻者）。

　　【注解】

　　（1）"牵正方"适应于面瘫，即面神经麻痹。面瘫是临床
上一种常见病、多发病，临床表现为额纹消失，目不能合，口
角流涎，塞食，患侧表情消失。在古代文献中称之为"口眼歪
斜"、"口㖞僻"、"吊线风"。《灵枢·经筋》说："卒口僻，急
者目不合，热则筋纵，目不开。颊筋有寒，则急引颊移口，有
热则筋弛纵缓，不胜收故僻。"《金匮要略》进一步指出："贼

邪不泻,或左或右,邪气反缓,正气即急,正气引邪,喝僻不遂……喝僻不遂,邪在于络。"《诸病源候论·风口喝候》说:"风邪入于足阳明、手太阳之经,遇寒则筋急引颊,故口喝僻,语言不正,而目不能平视。"《金匮要略》将面瘫的病因概括为:"络脉空虚,风寒外袭;阳强受邪,经脉阻滞,气不下达,经脉失养,肌肉弛缓不收。"治疗多以疏风通络,和卫调营,辅以清热疏肝为法则。

(2)急性期或恢复期的最初阶段,病邪浅而易出,故应轻刺、浅刺,导邪而出即可。深刺、重刺反而会损伤正气,增加痛苦。浅刺法,即《内经》所说的"浮刺"法,"浮刺者,旁入而浮之,以治肌急而寒者也"。选择28号一寸毫针,以轻柔的手法进针为佳,浅刺之,切忌重刺激。

(3)面瘫分型与鉴别(表2-1)

表 2-1   **面瘫分型与鉴别表**

分型	额纹	舌尖	血压	中医辨证
中枢型	正常	偏	较高	内中风
周围型	消失	居中	正常	实中络

(4)方中督脉之水沟祛风清热,任脉之承浆祛风消肿,二穴配合,调和阴阳,祛风散邪。胃经"入上齿中,还出夹口环唇,下交承浆,却循颐后下廉,出大迎",所病之处正是胃经所过之处,大迎、四白、地仓、颊车均为足阳明经穴,故四穴能祛风通络,清热治僻;目外侧为足少阳胆经、手太阳小肠经所过,太阳为目上纲,故颧髎、阳白能疏导少阳、太阳经气,祛风清热;"面口合谷收",故合谷穴能调理气血,祛风散热。上述诸穴共奏疏风通络、调和气血之功,故能牵正治喝。

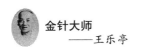
十五、颜面六透法

　　颜面六透法，主要是为久治不愈的迁延性面瘫而设。在临床治疗中经常遇到面神经炎经过多种疗法、连续治疗 3 个月以上不效者，医生会感到无奈，病人也相当急躁。这种情况下，采用针刺颜面六透法，往往能取得治疗进展。王乐亭教授制定该配方的初衷，就是加大刺激强度，畅通临近、表里经脉的气血，来改善疑难，促进恢复。只要医患配合得当，坚定信心，还是能有好的效果。

　　【组方】地仓透颊车，攒竹透丝竹空，阳白透鱼腰，迎香透睛明，太阳透颧髎，四白透承泣。

　　内庭（同侧），合谷（对侧）。

　　【功能】祛风通络，牵正和营。

　　【适应证】

　　（1）周围性面瘫恢复期之中、后阶段（重者）。

　　（2）久治不愈的迁延性面瘫。

　　【加减法】

　　额纹消失：加阳白透头维。

　　上睑麻痹：加攒竹透睛明。

　　下睑麻痹：加承泣透睛明。

　　眼角流泪：加颧髎透睛明。

　　不能纵鼻：加巨髎透睛明。

　　口角歪斜：加颧髎透大迎，地仓透下关。

　　耳后疼痛：加风池透风府。

　　面瘫日久：加翳风透丝竹空。

　　【注解】

　　（1）透刺法又叫担法，即以一端穴位刺入，针向另一端穴位的方法。早在《内经》就提出了"直刺"、"浮刺"、"恢刺"、"合谷刺"等多种针刺方法，是透刺法的雏形。最早由马丹阳《杂病歌》记载了"担法"，此后王国瑞《扁鹊神应针灸玉龙歌》则首次提出"沿皮向后透率谷"的透刺说法，《针灸大成》将透刺法发扬光大，并总结了三十余种透刺法。透刺法包括横透刺（直刺）、斜透刺（浮刺）、直针刺、单向透刺、多向透刺（合谷刺）等多种类型，具有取穴少、刺激强的特点，能沟通邻近、表里经脉的气血，同时还具有"从阳引阴、从阴引阳"等单穴刺激所不及的优点。

（2）颜面六透法适应于周围型颜面神经麻痹进入恢复期之症状典型者。一般得病后七天之内为急性期，也就是发展阶段，治疗宜浅刺。当进入第八天（体虚者第十天）即可透穴，运用六透法治疗面瘫，采用循经和局部组方相结合，目的在于通过强刺激，促进经气畅通，营卫调和，从而加速气血运行，使面肌功能恢复。对于久治不愈的面瘫同样可以进行透刺治疗，而且以针后面瘫部位发热者为疗效较好。

（3）地仓透颊车能调和阳明气血，疏风通络；攒竹透丝竹空能沟通太阳、少阳，可疏泄壅滞，通调气血；阳白透鱼腰可疏通少阳，具有平肝镇静、疏风散邪之功；迎香透睛明可联络阳明经与太阳经，能清热泻火、明目镇痉；太阳透颧髎可疏通少阳，功在疏风散热、通络化瘀；四白透承泣能调理阳明，疏散风热。上穴共刺，阳明、太阳、少阳经气得以舒畅，故能祛邪外出，牵正和营。

十六、止嗽平喘方

咳嗽是肺失宣降，肺气上逆的临床症状，又称咳逆。无痰而有声为咳，肺气伤而不清；无声而有痰为嗽，脾湿动而为痰。在

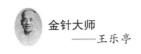
临床上，一般痰、声并见，很难截然分开，故并称为咳嗽。喘又称喘息、上气，是以呼吸困难、气息迫促为临床特点的呼吸系统症状。轻者仅呼吸困难，不能平卧；重者则喘息迫促，甚而张口抬肩，鼻翼煽动；若更严重的可呈持续性呼吸困难，烦躁不安，唇、指甲青紫，肢冷汗出，脉浮大无根，此为喘脱。

咳嗽病名首见于《内经》，《素问·咳论》有详细的描述。哮喘之名首见于《针灸资生经》，而朱丹溪则首次将哮喘作为独立的病名成篇。咳嗽、哮喘同属于肺系疾病，肺为华盖，肺为娇脏，其主气，司呼吸，主宣发肃降。当感受外邪或内伤时，肺主宣发肃降的功能发生紊乱，就会出现咳嗽、哮喘等气机不调的病症。

【组方】天突、中府、膻中、乳根、俞府。

【功能】肃肺纳肾，宣通气机，降逆化痰，止嗽平喘。

【适应证】

（1）风寒咳嗽。

（2）正虚邪实之哮喘。

【注解】

（1）咳指有声无痰，嗽指有痰无声，咳嗽是有声有痰。《素问·咳论》说："皮毛者，肺之合也，皮毛先受邪气，邪气以从其合也。"《医学心悟·咳嗽》说："肺体属金，譬若钟然，钟非叩不鸣，风寒暑湿燥火六淫之邪自外击之则鸣。"外感风寒之邪从口鼻、皮毛而入，致使风寒束表，肺卫受邪，肺气郁闭，故可见咳嗽声重、鼻塞流涕，甚则头身疼痛、恶寒发热、无汗、骨节疼痛、脉浮紧，可见外感咳嗽主要与肺相关。

（2）"喘促喉中如水鸡声者，谓之哮；气促而连属不能以息者，谓之喘。"哮喘分虚实二类。实证属于手太阴疾患，虚证属于足少阴疾患。如因外感表邪、内停水饮或痰火内阻，使肺气不降，清肃无权的属实；如因下元亏耗、脾土虚弱、肾虚不能纳气的属虚。本方中府宣肺气，天突顺气化痰，俞府以益肾气为主穴。哮喘是两种不同的症状，呼吸急促的为喘，呼吸急促更兼喉中如水鸡鸣声的为哮。《诸病源候论·气病诸候》说："肺主于气，邪乘于肺则肺胀，胀则肺管不利，不利则气道涩，故上气喘逆，鸣息不通。"

（3）方中天突为任脉、阴维之会，能宣肺止咳、降逆化痰；中府意为天地之气在胸中聚集之处，故能清肺利气、止咳平喘；膻中为八脉交会穴之气会，亦为心包之募穴，能宣肺降逆、宽胸化痰；乳根为足阳明胃经穴，其左临心，右临肺，故可清心宣肺、降逆化痰；俞府为足少阴肾经穴，肾经经气自此会聚转入胸中，故能补肾纳气、益肺平喘。上述穴位共奏宣肺平喘、降逆化痰之功。

十七、养阴清肺法

养阴清肺法是为肺阴虚损而设。其临床症状表现为久咳不止，咳声短促，声音低哑，干咳无痰或痰少带血，或咯血鲜红；伴午后潮热，五心烦热，盗汗颧红，形体消瘦，口干咽燥，舌红少苔或苔剥、无苔，脉细数。其病因病机为阴虚内热，热伤肺阴，肃降无权，肺气上逆而致咳嗽。养阴清肺法与止嗽平喘方都是王乐亭教授根据多年的临床实践经验，于1964年制定的有效配方。

【组方】鱼际、太溪。

【功能】滋润肺金，培补肾水，宣通气机，降逆止咳。

【适应证】阴虚肺热，劳嗽咳喘。

【注解】

（1）咳嗽有外感、内伤之分。外感由于风邪留滞手太阴肺经，致使肺气不宣，清肃失司。内伤由阴虚于下，金燥于上，或阳气不运，湿痰内阻所致。本方为内伤阴虚而设，其症候常见干咳少痰、咽喉疼痛、形羸、脉细数、舌质红绛。肺阴不足，肺气上逆，所以干咳少痰；阴虚津少，则生燥热，所以咽干口燥；阴虚甚而火旺，可见午后潮热、手足心热、两颧红赤、心烦失眠、夜寐盗汗等虚火现象；舌质红，脉细数均属阴虚有热之征。《素问·咳论》说："五脏六腑皆令人咳，非独肺也。"《杂症会心录》说："内伤之咳，不独肺金为患也，《经》谓肾脉从上贯肝膈，入肺中，循喉咙，所以肺金之虚，多由肾水之涸，而肾与肺又属子母之脏，呼吸相应，金水相生，苟阴损于下，阳孤于上，肺苦于燥，久咳不已，是咳虽在肺，而根实在肾。"《医学三字经·咳嗽第四》说："肺为气之主。诸气上逆于肺则呛而咳，是咳嗽不止于肺，而亦不离乎肺也。"不论外感、内伤，任何脏腑的病变最后都要影响到肺才会发生咳嗽，而肺与肾互为母子，二者关系尤为密切。

（2）《医门法律》说："邪盛咳频，断不可用劫涩药。咳久势衰，其势不锐，方可涩之。"养阴清肺法用手太阴肺经之荥穴鱼际润肺养阴，再取足少阴肾经之输穴太溪补肾滋阴。两穴一上一下，金水同补，阴分得养，从而肺燥得以滋润，其劳咳自愈。此方穴位少，配伍当，可谓妙方矣。

十八、华佗夹脊穴

夹脊又称"夹脊"、"侠脊"。《素问·缪刺论》就有："邪客于足太阳之络，令人拘挛背急，引胁而痛，刺之从项始数脊椎侠脊，疾按之应手如痛，刺之旁三痏。立己。"最早明确夹脊定位是《肘后备急方》中引华佗灸治霍乱法，说："夹背脊大骨肉中，去脊一寸"。古代文献对夹脊穴治病的机理的阐述并不十分清楚，直到神经节段学说产生以后，才使其获得了比较科学的解释。现代穴位解剖发现，针刺夹脊穴不但可影响脊神经后支，还可涉及前支。前支与交感神经干相联系，从而能影响交感神经。所以针刺夹脊穴，既在同一神经节段上阻断疼痛，又能通过调节神经功能，宣通气血，有效地治疗同节段水平各脏腑组织的疾病。王乐亭教授采用的华佗夹脊穴可分为颈、胸、腰三组。单数椎骨左右18穴为奇数组，双数椎骨左右16穴为偶数组。奇数组主治脊髓病，兼治五脏疾患；偶数组主治脊髓病，兼治六腑疾患。王老在临床运用"华佗夹脊术"时减少了针数，取穴由距离正中线5分改为3分，为了尊重原作，故改名为"华佗夹脊穴"。学生们习惯称为"王氏夹脊穴"。该方1965年在北京中医医院确定，并广泛应用于临床。

【组方】

（1）颈1、2、3、4、5、6、7（颈组）。

（2）胸1、3、5、7、9、11，腰1、3、5（奇数）。

（3）胸2、4、6、8、10、12，腰2、4（偶数）。

【功能】疏通经络，调和阴阳，补益气血，增强脏腑。

【适应证】

（1）脊髓损害所致瘫痪。

（2）颈、胸、腰、脊椎疼痛等症。

（3）类风湿性关节炎（中枢型）。

（4）颈椎病、肺病、咳喘、呃逆等症。

（5）脏腑虚损，气血两亏之慢性疾病。

【注解】

（1）《难经》记载："督脉者，起于下极之俞，并于脊里。上至风府，入属于脑。"督脉统督全身诸阳，与脊髓功能有密切关系。当脊髓损伤后，督脉督一身之阳的功能失职，导致阴阳不调、经络气血功能失和。由于经气运行不畅或阻滞不通而致经脉骨肉失养，表现为肢体不温、废而不用。治疗的关键是激发脊髓

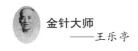
损伤后的可塑性变化，虽有"治瘫首取督脉"之说，但夹脊穴夹督脉两侧有辅助督脉的治疗功能，针刺督脉两侧脊髓损伤平面上下的华佗夹脊穴，可直接作用于脊神经根，有着疏通督脉，调和气血，作用，是治疗瘫痪的一组有效配方。

（2）中医学认为，疼痛的原因无非是"不通则痛"和"不荣则痛"，多因外伤劳损后治疗不当，或外感风寒湿邪等原因，使气血壅滞，经脉受阻，不通则痛；或瘀血不去，新血不生，气血不畅，不荣则痛。而颈、胸、腰、脊椎疼痛等症也为督脉或者膀胱经气血运行不畅，局部经络失养，不通及不荣而致疼痛。夹脊穴与督脉经穴异穴而同功。其次，夹脊穴与足太阳膀胱经之经气密切相关，正如《灵枢·经筋》指出的："膀胱足太阳之脉，夹脊抵腰中……其支者，从膊内左右别下贯胛，夹脊内……"本着"经脉所过，主治所及"的治疗规律，华佗夹脊穴针感放射比督脉更强，易通行气血，以达气至病所之效。

（3）类风湿性关节炎也可表现为腰背痛，并伴有颈部的僵痛不适，属"痹证"范畴。其发病与外感风寒湿热之邪和人体正气不足有关。在人体卫气虚弱时，风寒湿等邪气容易侵入人体而致病；汗出当风、坐卧湿地、涉水冒雨等均可使风寒湿等邪气侵入机体经络，留于关节，导致经脉气血闭阻不通，不通则痛。正如《素问·痹论》所说："风寒湿三气杂至，合而为痹也。"根据所感受邪气的轻重程度，常分为行痹（风痹）、痛痹（寒痹）、着痹（湿痹），以及热痹。总之，风寒湿热之邪侵入机体，痹阻关节、肌肉、筋脉，导致气血闭阻不通而产生本病。华佗夹脊穴可以疏通经络，祛邪外出，促进局部气血运行，并起到祛寒通络、行气化瘀之效。

（4）《灵枢·海论》说："十二经脉者，内属于腑脏，外络于支节"，将人体内外连贯起来，成为一个有机的整体。五脏六腑之气输注于背部的腧穴，称为"背俞穴"，属足太阳膀胱经。脏腑有病时其相应背俞穴往往出现异常反应，如敏感、压痛等。而刺灸这些穴位，又能治疗其相应脏腑的病变，如肺俞可治疗肺部疾患等，而同一水平节段的华佗夹脊穴具有和背俞穴相似的功用，因此华佗夹脊穴也具有治疗肺病、咳喘等功用。

（5）中医学认为，夹脊穴具有调整脏腑气血功能的作用。首先，夹脊穴分布于脊柱两旁，与督脉关系密切，而督脉为阳脉之海，循行于背部正中线；带脉出于第二腰椎；阳维脉交会于风府、哑门。故督脉经气与各阳经都有联系，能达气至病所之效，可治中风偏瘫、腰脊强痛、痿证、老年性震颤等疾病。其次，夹脊穴与足太阳膀胱经之经气密切相关，这些经脉之气，凭借经络、经筋之联系而与夹脊穴相通，与督脉经穴异穴而同功，且针感放射更强，故而夹脊穴能主治经络所过之脏腑虚损、气血两亏之慢性疾患，如咳嗽哮喘、心烦心悸、耳鸣目涩、纳呆腹胀、腹痛泄泻、失眠多梦、心虚胆怯、消渴水肿、小便失禁或潴留等。此外，夹脊穴亦可振奋阳气，调畅气机而使病人心情舒畅，增进食欲，并配合背俞穴治疗各种脏腑疾患。

（6）华佗夹脊术是由汉代名医华佗所创，夹脊穴配方是从华佗夹脊术中简化而来，也就是由一个原方演变为三个配方。华佗夹脊术原方是指胸椎 1 至腰椎 5 的十七个椎骨之左右穴位，共有三十四穴。

本组配方分三种：① 发展了颈椎的夹脊穴。② 原方的单数椎骨左右 18 穴为奇数组。③ 原方的双数椎骨左右 16 穴为偶数组。

演变后的优越性：① 发展了治疗颈椎病和上肢病的颈夹脊。② 简化了原方的针数。③ 加强了针对性治疗。④ 在连续使用夹脊穴配方时，可以两组交替应用，以防皮肤和穴位的过频刺激。

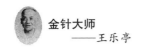
十九、五脏俞加膈俞

　　背俞穴在临床使用的机会很多，早在明代杨继洲《针灸大成》中，就提出过治疗血证取五脏俞或六腑俞加血会的方法。王乐亭教授在临床实践中进一步发挥了"五脏俞加膈俞"、"六腑俞加膈俞"的治疗作用，并创立了"背部老十针"等。这些配伍都是在背俞穴中的组合，临床疗效显著。"五脏俞加膈俞"是1957年冬天，主要针对五脏虚弱、气血两亏以及久治不愈的病症设计，充分反映了王老在继承、发扬前贤的经验基础上又有新的突破。

　　【组方】肺俞、心俞、膈俞、肝俞、脾俞、肾俞。

　　【功能】益气固肺，补心健脾，滋肾柔肝，养血安神。

　　【适应证】

　　（1）五脏虚损，气血两亏所引起的眩晕、头痛、失眠、健忘、心悸。

　　（2）妇人脏躁，抑郁烦闷，神志不宁，月经失调。

　　（3）五脏结热，吐血不已及咳血，衄血等。

　　【注解】

　　（1）人体机能主要由脏腑的正常生理功能来维持，而脏腑的功能又以五脏为中心。人体的精、气、神皆来源于五脏所藏之精，而正气虚弱，主要责之于五脏。以五脏的俞穴进行气血、阴阳的调理，完全符合"治病必求其本"的基本原则。凡因于五脏虚弱、气血两亏、气阴两伤的症候群，都可以用补法针刺五脏俞加膈俞的方法治疗。

　　（2）脏躁多发于青壮年，以妇女为多。《金匮·妇人杂病脉证并治》说："妇人脏躁，喜悲伤欲哭，像如神灵所作，数欠伸。"其中"脏"即病在五脏，为其功能失调；"躁"即失其滋润所养。其病机多由肝郁化火，灼伤阴津，五脏阴虚，心不主神而发脏躁。治以养心阴、安神志，取补法调理五脏俞加膈俞应当有效。

（3）对血的认识，早在《灵枢·决气》就有："心主血，肝藏血，脾统血"之说。这说明血是由水谷的精微变化而成，其生化于脾，藏受于肝，总统于心。其运行在脉中，环周不息，营养全身肌肉、筋脉、骨骼、脏腑。《针灸大成·八脉图并治症穴》说："五脏结热，吐血不已，取五脏俞穴，并血会治之。"如果阴阳偏胜，热伤脉络，血液流溢于外，当然应用泻法更为妥当。

（4）五脏俞加膈俞同为足太阳膀胱经的俞穴，六穴之间有着微妙的配伍效果。肺俞配肾俞则上下交通、益气培本；肾俞配心俞则水火相济、阴阳平衡；心俞配脾俞则补心健脾、养血安神；脾俞配肝俞则疏肝理脾、和胃调中。再加血会膈俞，共奏调理五脏、益气养血之功，是增强人体免疫功能和恢复五脏虚弱的有效良方。

二十、六腑俞加膈俞

脏腑在背部膀胱经上共有 12 对俞穴，亦称背俞穴，是经气转输的部位。背俞的分布与所属的脏腑部位接近，可以治疗本脏或本腑的疾病。"六腑俞加膈俞"配方是王乐亭教授的临床代表配方之一，在治疗腑气不通、消化不良、腰骶疼痛、六腑热病方面运用较多。

六腑俞加膈俞与五脏俞加膈腧，均来源于《针灸大成》，可以说两配方是孪生兄弟。

【组方】膈俞、胆俞、胃俞、三焦俞、大肠俞、小肠俞、膀胱俞。

【功能】通调腑气，消食利水，疏导经脉，益气养血。

【适应证】

（1）腑气不通，消化不良，调节消化系统。

（2）六腑热病（血热妄行，各种出血症）。

（3）背腰酸胀，腰骶疼痛。

【注解】

（1）本方穴位都是位于足太阳膀胱经的背俞穴，背俞穴是脏腑经气输注于背部的腧穴。当脏腑发生疾病时，往往在其背部相应的俞穴上得到反应，所以取其相应的俞穴便能治疗该脏腑的疾病。

（2）六腑俞加膈俞的记载最早见于《针灸大成》："六腑结热，血妄行不已，取六腑俞，并血会治之。"在六腑俞中，小肠俞通于手太阳，膀胱俞通于足太阳，大肠俞通于手阳明，胃俞通于足阳明，三焦俞通于手少阳，胆俞通于足少阳。由此可见，针刺六腑俞可以通调手足三阳六条经脉，从而达到通调腑气，化滞行水之功用。在临证中尤对消化不良引起腑气不通或六腑结热发生血热妄行的疗效为佳。

（3）背俞穴不但可以治疗与其相应的内脏病症，也能治疗与内脏相关的五官九窍、皮肉筋脉骨等组织器官病。背俞穴都分布在背腰部膀胱经上，因而可治疗肩、背、腰部的局部病症，如风寒湿痹等，这是腧穴的近治作用决定的。六腑俞穴分布于背腰部，故方选六腑俞配上"血之会"膈俞，意在通调气血、温经散寒、活血通脉，共同达到强健腰脊的作用。

（4）方中六腑俞加膈俞同为足太阳膀胱经的俞穴，七穴之间有着微妙的配伍效果。三焦俞配胆俞则疏导少阳，理气利胆；胆俞配胃俞则调和肝胃，消食化滞；胃俞配大肠俞则健胃宽肠，通调中气；大肠俞配小肠俞则通腑气，传导糟粕；小肠俞配膀胱俞则分清化浊，化湿消肿；上述诸俞穴加膈俞则可达通调腑气、化气行水之功效。若加艾灸，则补虚作用更强，有温经散寒、回阳固脱之功，善治六腑阳虚之证。

（5）治疗消化系统的疾病因何应用六腑俞而不用五脏俞呢？

王老的体会是："五脏主藏精气，以藏为贵"，"六腑者，传化物而不藏，故实而不能满也"，"阴精宜充实，固密属阳，腑属阳，主运化，以通为用"。选用六腑俞，其意义与五脏俞加膈俞相似。六腑属阳，以下降为顺，泻而不藏，功主受纳，腐熟运化，输转水谷之精微，传送糟粕，通调三焦气化，通利二便。六腑不通则腑气郁滞，轻者上逆作呕，重则痛、呕、胀、闭四症俱悉，而上下不通矣。"中宜旋则运"，五脏之营养来源于六腑，故用六腑俞乃是"疏腑以养脏"的具体运用。

二十一、背部老十针

禀赋薄弱，生活失节，调摄不当，或大病久病，产后或手术后失血过多等多种原因常致气血阴阳的慢性、严重亏损，病位主要在脾胃肾。肾为先天之本，受之父母；脾胃为后天之本，有赖自我调摄。背部老十针通过调节脾胃功能来起到补虚强壮的作用。

背部老十针是在1959年春天制定的，并广泛使用于临床。

【组方】肝俞、胆俞、脾俞、胃俞、大肠俞。

【功能】补中益气，疏肝和胃，健脾化湿，理腑助消。

【适应证】

（1）体虚久病。

（2）慢性脾胃病。

【加减法】

肾气虚弱：加肾俞。

膈中瘀结：加膈俞。

【注解】

（1）背部老十针是治疗慢性脾胃病的一组配方，特别是对于因久病而脏腑衰弱，引起脾虚之消化功能减退者有较好的疗效。

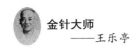

《内经》说："百病皆以胃气为本……"《素问·经脉别论》说："饮入于胃，游溢精气，上输于脾，脾气散精，上归于肺，通调水道，下输膀胱，水精四布，五经并行……"《素问·脏气法时论》说："脾病者，虚则腹满，肠鸣，飧泄，食不化……"《素问·玉机真脏论》说："脾虚则四肢不用，五脏不安。"脾胃为后天之本，纳食主胃，运化主脾，脾升则健，胃降则和。胃阴不足则不能纳食，脾阳不足则不能运食，故尔不思饮食、时时恶心、四肢乏力、腹胀便溏；脾胃虚弱，精微不化，气血无源，脏腑形体失其精微濡养，故身体消瘦。历来医学名家对脾胃学说都很重视，本组组方宗旨是健脾疏肝，和胃调中。

（2）胆主少阳，少阳主升发，故胆俞能疏调胆气，升发清气；肝为厥阴，肝俞能疏肝理气，养血解郁；肝胆为气机调节枢纽，胆俞、肝俞共奏疏肝利胆、行气解郁之功；五行中肝属木，脾为土，肝木过强则克脾土，脾土过弱则招致肝木乘之，故肝俞配合脾俞能健脾调肝，和中顺气；脾胃共居中焦，为气血之枢纽，脾俞配合胃俞能健脾益胃、调理中焦；胃与大肠是饮食传导的重要场所，二者同为阳明，阳明多气多血，故胃俞与大肠俞配合能调和气血，宽中降逆；脾胃之土需靠肾火暖助，故肾虚者加肾俞补肾强壮，补火暖土；膈俞为血会，能化瘀散结，故膈中瘀结者可加之。

二十二、老十针

胃主受纳，以通降为顺；脾主运化，以健运为能。脾（肝）胃失和，则可出现各种与饮食水谷纳化功能失常相关的临床常见症状，如胸胁胀满、胃脘疼痛、食欲不振、恶心反胃、嗳腐吞酸、腹胀便秘等。王乐亭教授将李东垣《脾胃论》的学术观点应用于针灸临床，经过多年的探索，在1966年之前即将"老十针"

确定。"老十针"是遵照传统的理论，由 7 穴 10 孔组成的，是实践中的经验总结，使用时不必更改，只要手法得当则肯定有效，可见其命名既通俗又深刻。

【组方】上脘、中脘、下脘、气海、天枢、内关、足三里。

【功能】和中健脾，理气疏肝，升清降浊，调理胃肠。

【适应证】

（1）肝胃不和，胸胁胀满，胃脘疼痛。

（2）脾虚胃弱，食欲不振，腹胀便秘。

（3）消化不良，恶心反胃，嗳腐吞酸。

【注解】

（1）"老十针"主要是治疗肝胃不和所引起的胃病。其临床特点是胃脘痛，胸胁胀满，心烦喜呕，饮食呆滞，口苦咽干，目眩，大便不畅，脉弦且滑。这一类型的病人较多，临床应用"老十针"疗效极佳。因为肝主疏泄，情志不舒则肝气郁结而犯胃作痛；胁为肝之分野，气病多游走，故其痛连及两胁，气机不利，胃失和降。应当属于《伤寒论》所说的"少阳病"。

（2）脾为后天之本，脾与胃相表里。脾为脏，藏而不泻；胃为腑，泻而不藏。治疗一切慢性病时，都不可忽视脾胃的消化与吸收的功能，故"老十针"在设计时即提出"治胃为先"。因为王老深知，饮入于胃后的精气输布运化对人体的重要意义。正如《素问·经脉别论》说："饮入于胃，游溢精气，上输于脾。脾气散精，上归于肺，通调水道，下输膀胱。水精四布，五经并行。合于四时五脏阴阳，揆度以为常也"。可以看出，饮食物的精气都生成于胃，运化于脾，输送到全身，灌溉给五脏六腑，周流不息。针刺"老十针"治疗脾虚胃弱，特别对于各种慢性病的善后调理，都能起到积极作用。

（3）"老十针"取任脉的三脘穴以和胃调中，配胃经之合穴足三里以和胃健脾；任脉之气海可降逆消胀，配胃经的天枢穴和

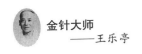
中脘穴组成"四门穴"，共同构成胃肠之间的门户与枢纽，可通调腑气；尤妙在心包经的内关穴，可疏肝解郁。诸穴配伍，共奏疏肝和胃、健脾调中之功效。

【附】

老十针赞

气海天枢与三脘，足三里穴与内关，

调理肠胃老十针，气血充和保平安。

二十三、老实针

"老实针"是治疗呃逆、肝胃不和的临床配方，由"老十针"演变而来。即"老十针"去上脘、下脘，加章门，其意在增强疏肝理气的功能。呃逆为胃失和降，气逆动膈，上冲喉间致呃声连连、声频而短、不能自止的疾病。

【组方】章门、中脘、气海、天枢、内关、足三里。

【功能】和胃疏肝，健脾理气，降逆平呃，调中化滞。

【适应证】

（1）呃逆。

（2）肝胃不和。

（3）脾胃失调。

【注解】

（1）《内经》无呃逆之名，但其记载的"哕"即今所说之呃逆。《素问·宣明五气论》说："胃为气逆，为哕，为恐。"朱丹溪称之为"呃"，《格致余论·呃逆论》说："呃，病气逆也，气自脐下直冲，上出于口，而作声之名也。"在病机方面，《灵枢·口问》说："谷入于胃，胃气上注于肺，今有故寒气与新谷气，俱还入于胃，新故相乱，真邪相攻，气并相逆，复出于胃，故为哕。"《景岳全书·杂证谟·呃逆》说："呃逆证……虽其中寒热虚实亦有不同，然致呃之由，总由气逆于下，则直冲于上，无气则无呃，无阳也无呃，此病呃之源所以必由气也。"总而言之，呃逆无外乎痰阻、气滞、血瘀、火郁、胃热、中气大虚、胃虚阴火上冲等原因引发胃气上逆所致。在治疗方面，则以和胃、降逆、平呃为主。若因于寒则温之，因于热则清之，因于虚则补之，因于实则攻之。若在重病中出现呃逆，则为元气衰败之症，急宜温补脾胃，扶持元气，或用滋养阴液等法。老人、虚人、久病者有呃逆之症，多是病情深重的表现。《素问·保命全形论》说："病深者，其声哕。"《石室秘录》说："水气凌心包之络，呃逆不止，死症也。"《伤寒明理论》说："不尿腹满加哕者不治，是为真病，其若是者，虽有神术，当斯脱绝之候，又何以措其手足哉。"据王乐亭教授之经验，当中风危急之际，病家若出现吐红、呃逆者则预后不佳，医者不可不知也。

（2）脾胃同居中焦，为气血生化之源，脾主升清，胃主和降，二者是人身血气的枢纽。若脾胃和降失常，运化不利，则容易肝木乘土，故肝、脾、胃常需同治。

（3）老实针的配伍，取中脘（任）和胃降逆，健脾利湿；气海（任）升阳补气，益肾固精；天枢（胃）健脾化湿，理气调中，三穴共同调气和中。取章门（肝）疏肝理气，调和脾胃；内关（心包）和胃止痛，降逆止呕，两穴协同疏肝降逆。再取足三里（胃）补益脾胃，扶正固元，和胃调中。诸腧穴共奏和胃疏肝之功效。

二十四、举胃术

"举胃术"是王乐亭教授治疗胃下垂的经验方。胃下垂是指站立时，胃的下缘达盆腔，以胃小弯弧线最低点降至髂嵴连线以

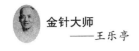
下、十二指肠球部向左偏移为主要体征的一种病症。本病症是内脏下垂的一部分，多见于瘦长无力体型者、久病体弱者、经产妇、多次腹部手术有切口疝者和长期卧床少动者。以 30 ~ 50 岁多见，女性多于男性。本病症确切病因不明，可能与体型、饮食等因素有关。

【组方】梁门（左）、中脘、下脘、气海、天枢、内关、足三里。

【功能】升阳益胃，补气健脾，疏肝理气，调中助消。

【适应证】胃下垂。

【手法】梁门取左。在胃中有少量食物时最宜，若脾脏不大则可行手法。取 2 寸针扎入后，大指向前捻转得气后徐徐向上，则有提胃之感。气海处针尖稍偏上方，使针感传导向上，有举托反应则定能收功。

【注解】

（1）胃下垂古称"胃缓"，首见于《内经》。《灵枢·本藏》说："脾应肉……肉䐃不称身者胃下，胃下者，下管约不利。肉䐃不坚者，胃缓。"明确指出肌肉瘦弱与身形不相称者，胃之位置偏下，肌肉不够坚实的则为胃缓。《金匮要略》中所述的"其人素盛今瘦，水走肠间，沥沥有声，谓之痰饮"与本病的症状类似。胃下垂之病源主要是脾胃虚弱，中气下陷。脾胃为中气之本，脾主肌肉而司运化，脾虚则运化失常，中气升举无力，导致胃体下垂。

（2）"举胃术"以取足阳明、任脉及胃募等穴为主，其目的在于调达冲和之气，促进脾胃运化，增强冲任气血，使胃体恢复其正常位置。中脘为胃之募，又为手太阳、手少阳、足阳明及任脉之会穴，与下脘共同促进脾胃运化，对提升中气有关键之功；取左梁门有温胃引气、疏理中焦的作用，直接对胃刺激，促使胃体收缩；气海有益气补中之效；天枢为胃之经穴，大肠之募穴，具有和胃调中健脾、促进水谷消化之用；内关和肝理气宽中；足三里健脾和胃，助消作用最强。诸穴配伍有升阳益胃，提气固中之效。

二十五、提宫术

子宫脱垂，又名阴挺，是指子宫口从正常位置沿阴道下降，子宫颈外口到达坐骨棘水平以下，甚至子宫全部脱出于阴道口外，或常伴阴道前、后壁同时有不同的膨出，甚至脱出阴道口外的病症，俗称阴道壁脱垂。

本病症由产时用力过度，或产后过早劳动，胞络受损，不能固摄宫体所致。在临床上，可以分为气虚下陷、肾元亏损、湿热下注等病因。

【组方】
主穴：气海、维胞、关元。
辅穴：中脘、中极、曲骨、关元（灸）、百会。
【功能】补中益气，升阳举陷，提宫固脱，收涩胞络。
【适应证】
（1）子宫脱垂症。
（2）阴道壁脱垂症。
【注解】
（1）子宫脱垂症在中医称为"阴挺"。本病的名称历代医家各有不同，如《诸病源候论》说："阴挺出下垂"；《千金方》说："阴脱"、"阴癞"、"阴痔"等；《叶天士女科》说："子宫脱出"，也有"子肠不收"或"产后肉线"的说法。巢元方认为本病是"胞络损伤，子脏虚冷，气下冲则令阴挺出"，并且认为与内分泌相关，说"产而阴脱者，由宿有虚冷，因产用力过度，其气下冲，则阴下脱也"。张景岳在前人的基础上完善了病因学说，认为"此或因胞络伤损，或因分娩过劳，或因郁热下坠，或因气虚下脱。大都此证当以升补元气、固涩真阴为主"。由此可见，本病

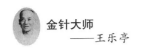
发生多因气虚不足，中气下陷，冲任不固，损伤胞络，失于固摄所致。主要与脾肾相关，临床辨证有气虚、肾虚之分。

（2）子宫脱垂在妇科检查时，共分三度：

1度：宫体下降，宫颈口位于坐骨棘和阴道口之间，宫颈口在阴道口 4 cm 以内。

2度：轻者，子宫颈及部分阴道前壁翻出阴道口外；重者，宫颈及部分宫体及全部、大部阴道壁均翻出阴道口外。

3度：整个子宫体、宫颈、全部阴道前壁及部分阴道后壁均翻脱出阴道口外。必要时可取蹲位，再进行扪诊，以确诊子宫脱垂的程度。

（3）"陷者举之""虚者补之""脱者固之"，总之以升提中气为主。气海为肓之原穴，且任脉的强劲之气由此输向四周，有益气培元的作用；关元穴为强壮要穴，有补肾温阳之功；维胞为经外奇穴，可收摄胞宫。三穴合用，能升阳举陷，提固胞络。本方取气海、中脘补中气；关元、中极补肾气；维胞提子宫。若属气虚者灸气海（或灸百会），属肾虚者灸关元。因提宫术的实质是升阳举陷之方法，故在治疗过程中应避免劳碌和妄服降气的食品和药物。

二十六、固源节流法

固源节流法，为治疗小便失禁而设。小儿遗尿又称遗溺，为夜晚正常睡眠状态下发生排尿的临床症状。多发生于 3 岁以上儿童，男孩多于女孩，至 15 岁大都痊愈。成年人很少遗尿，若 20 岁以上仍然遗尿者，可能是脑发育不全、骶椎裂、癫痫等疾病引起。该病与尿失禁有区别，其区别在于清醒状态下能否有正常排尿。尿失禁在清醒状态下仍不能控制排尿。充溢性尿失禁可出现于睡眠时，但其残余尿多，膀胱极度充盈，不难与遗尿区别。除遗尿外，还有夜尿多、老年妇女尿意急，这类病人多属肾虚膀胱气弱者，均可以应用固源节流法调治。固源节流法与补肾兴阳术都是王乐亭教授根据多年的临床经验制定而成。

【组方】气海、关元、中极、曲骨、阴陵泉、三阴交。

【功能】培补肾气，收摄下元，巩固州都，约束膀胱。

【适应证】

（1）遗尿（小便失禁）、夜尿多、尿意急等病症。

（2）阳痿。

【注解】

（1）中医认为遗尿症多为脾肾阳气不足，膀胱失约所致。早在《内经》已有关于遗尿的记载，如《素问·宣明五气论》说："膀胱不利为癃，不约为遗尿"，不仅认识到遗尿的病位在膀胱，病性多属虚，还指出补法为一般治疗原则。

（2）《诸病源候论·小便病诸候》说："小便不禁者，肾气虚，下焦受冷也。肾主水，其气下通于阴，肾虚下焦冷，不能温制其水液，故小便不禁也"，进一步认识到尿液的正常排泄，主要决定于肾的气化和膀胱的制约功能。肾司固藏，主气化；膀胱有贮藏和排泄小便的功能。若肾气不足，下元不能固摄，每致膀胱约束无权，而发生遗尿。

（3）本方组成之妙是取任脉四穴固摄先天，又配脾经两穴培补后天。其中，选气海、关元用于益气纳肾，培元固本；中极和曲骨可收摄元阳，固摄膀胱；再配阴陵泉、三阴交健脾培本，滋肾养肝；诸穴共同起到培补肾气，约束膀胱的作用。

（4）在以上方法的治疗基础上，还要对患儿及其父母进行提示，为患儿建立良好的作息制度和卫生习惯，掌握夜间排尿规律，定时唤醒或使用闹钟，使患儿逐渐形成时间性的条件反射，产生规律的生物钟，并培养患儿的生活自理能力。晚饭以及临睡前，少给流质饮食，少喝水。父母不应责备和歧视患儿。

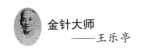

二十七、补肾兴阳术

肾为作强之官，肝主疏泄之职，心主神明、血脉，脾为气血生化之源。男性的性功能与肝肾功能相关，并兼及心脾。如心肾不交则遗精、早泄；肾虚肝郁则致阳痿、不射精；阴虚火旺易阳强；肾精虚亏可引起少精。而其中痰湿瘀血阻滞，常是造成性功能障碍的病因。

阳痿是指各种原因使得肝肾功能失调、宗筋弛纵，而引起的青壮年男子行房时阴茎痿软不举，或举而不坚，影响正常性生活的病证。遗精是指不因性生活而出现精液排泄的病证，有梦而遗谓之梦遗，无梦而遗甚则清醒时遗精者谓之滑精。补肾兴阳术以补肾培本、固精壮阳为法，治疗阳痿、遗精之肾亏证。

补肾兴阳术与固源节流法，都是王乐亭教授根据多年的临床经验于 1962 年制定而成。此二配方，可以说是治疗下焦病的兄弟方。

【组方】

处方 1：命门、肾俞、志室、环跳。适当加灸法。

处方 2：气海、关元、中极、三阴交。适当加灸法。

【功能】补肾培本，固涩精关，疏导经气，兴奋性能。

【适应证】阳痿、遗精。

【注解】

（1）阳痿古称"阴痿"，此病与肝肾、阳明有着密切的关系。因阴器为厥阴肝经之所过，又为宗筋之所聚，阳明主润宗筋，阳明气衰则宗筋不振；肾主藏精，肾虚则阳事不举。《素问·痿论》说："思想无穷，所愿不得，意淫于外，入房太甚，宗筋弛纵，发为筋痿，及为白淫……筋痿者，生于肝使内也。"《景岳全书》说："凡惊恐不释者，亦致阳痿。经曰'恐伤肾'即此谓也。"由

第二章
配方撷要

此可见，斫伤过甚；或色欲过度，损伤肾气；或因思虑伤脾，心脾郁结；或失志之人，抑郁伤肝；或惊恐伤肾；或命门火为湿所遏，以及湿热下注等都足以导致阳痿。

（2）关于遗精，《灵枢·本神》说："心怵惕思虑则伤神，神伤则恐惧，流淫而不止，恐惧而不解则伤精，精伤则骨酸痿厥，精时自下。"《诸病源候论》说："肾气虚损，不能藏精，故精漏失。"赵献可说："肾之阴虚则不藏精，肝之阳强则火不秘。以不秘之火加临不藏之精，除不梦，梦即遗矣。"《折肱漫录》记载："梦遗之证，患者甚多，非必尽因色欲过度，大半起于心肾不交。"遗精之病机，除了髓海不足、肾气亏虚不固之外，还有所欲不遂、恣情纵欲、劳神过度等原因。

（3）补肾兴阳术针对的是肾气亏虚、精关不固之证。两组配方可交替使用，"处方1"以补固精为主，"处方2"以壮阳益肾为用，前后相配医治阳痿，日久则效矣。命门又名精宫，为气血精微汇聚之处，能补肾助阳；肾俞为肾之背俞穴，可培补肾气；志为肾之精，故志室能固摄精宫。三穴合用，功在兴阳事。环跳为足少阳胆经穴，可疏通少阳经气，但是针刺的传导感应需通达会阴处。四穴合用，调理心肾肝胆，共奏兴奋性能之功。气海为强壮要穴，能益气培元；关元为小肠募穴，足三阴经与任脉之会，可调理三阴，补肾兴阳；中极为膀胱募穴，足三阴经与任脉之会，膀胱与肾相表里，故能调理三阴，温肾固精。三穴共用，阴阳双补，调理肝脾肾、任脉，故能补益元阳。再取三阴交补脾之中兼补肝肾，诸穴共济补阴强阳。

二十八、三肩解凝法

"三肩解凝法"是王乐亭教授治疗肩凝症的临床常用配方。肩凝，现代医学称为肩关节周围炎，简称"肩周炎"，日本称为

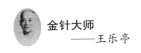
"五十年痛"。近年来人们称为"五十肩",说明本病多发于 50 岁左右的人。肩周炎的主要临床表现为:开始时单侧或双侧肩部酸痛,甚则向颈部或臂部放射,昼轻夜重,往往夜间痛醒,晨起后病变肩关节稍事活动则疼痛有所减轻,因疼痛故肩部外旋、外展、上举、后伸动作均受限制,影响日常生活,如梳头、脱衣等。随着病情的发展,病变组织形成粘连,便出现日益加重的功能障碍,故早期以疼痛为主,晚期以功能障碍为主,是本病的特点。王老治疗此症,一般多采取阳明经穴,因其为多气多血之经,若气血充沛,经络疏通,则痹痛可止,关节活动滑利。

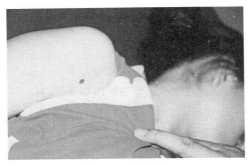

图 2-2　腋缝穴

【组方】肩髃、肩髎、肩贞、腋缝(图 2-2)透胛缝。

【功能】疏通气血,活络止痛,祛风除痹,舒筋和营。

【适应证】肩关节周围炎(肩凝症)。

【加减法】肩痛日久:加条口透承山(患侧)。

【注解】

(1)《素问·痹论》说:"风寒湿三气杂至,合而为痹也。"本病多因正气亏虚,风寒湿邪乘虚而入,阻滞经络,气血流通不畅,或因积劳受损,以致气血不和,筋脉失常,气血凝滞,经脉不通,不通则痛,故而肩臂活动受限,甚则废痿不用。

(2)《灵枢·寿夭刚柔》有:"寒痹之为病也,留而不去,时痛而皮不仁"之说,说明病邪在筋,则筋脉拘挛,关节疼痛,不能正常活动,其束关节、司运动的功能失调。又寒为阴邪,其性凝滞,若因寒邪凝滞、收敛于气血,则血凝不通,不通则痛。

(3)《素问·长刺节论》说:"病在筋,筋挛节痛,不可以行,名曰筋痹。"肩关节周围又为足阳明经筋所过,经筋的功能主要依靠经络的渗灌气血而得到濡养。若起居失调,卫气不固,腠理空虚;或劳累之后,汗出当风;或夜间贪凉,肩部受风等均可致风寒湿邪痹阻经络及其联属部分——经筋,使其不能发挥约束骨骼、利关节、主屈伸的作用,而出现一系列的临床症状。

(4)"三肩解凝法"中运用了王氏经验方"肩三针",即肩髃、肩髎、肩贞三穴。肩髃具有疏经络、祛风湿、利关节、调气血之功;肩髎可祛风湿、通经络,主治臂痛、肩不能举;肩贞有疏风、活血、散结之作用。此三穴属于手三阳经,位于肩部,为局部取穴,共奏疏调经气、活血通络之功。再加上透穴——腋缝透胛缝,此为阴经透阳经,从阴引阳,使其气血疏通,又有一经透二经贯三穴之妙,使其经气沟通。针对疼痛日久的,可按"上病下取"的原则,配合同侧条口透承山治疗,以疏通阳明、太阳两经之气。阳明为多气多血之经,针之能调补气血,舒筋活络;太阳主一身之表,刺之能祛风散寒、祛瘀止痛。一针两穴,前后相配,针效显著。

二十九、肘臂扫风方

肘臂扫风方为王乐亭教授治疗上肢疼痛及麻木的一组配方。临床应用于上肢外邪侵袭经络,气血阻滞不能畅行;或因妇人多产血亏,筋脉失养以致麻木不仁。中医认为:风寒湿侵袭而引起的肢节疼痛或麻木的病症,如上肢疼痛者多为风寒袭络的风痹,也称行痹;上肢麻木者,多为血不荣筋的血痹。"血痹",是以肢体麻木为主症,多不疼痛,但受邪较重,症状为甚者,也可兼见轻微的疼痛感。由于气血不足,易受风邪侵袭,是以血行滞涩不畅所致。故《素问·五脏生成》说:"卧出而风吹之,血凝于肤者为痹。"这就是血痹的成因和病机。该方是王老于1975年初冬确

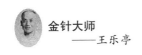
定组成。

【组方】极泉、风池、肩井、中渚。

【功能】疏通经络，调和营卫，解痹祛风，养血柔筋。

【适应证】上肢疼痛，麻木不仁。

【加减法】

上臂麻痛：加肩髃、臂臑、肩贞。

前臂麻痛：加五里、曲池、手三里。

腕掌麻痛：加外关、合谷。

手指麻痛：加八邪。

【注解】

（1）《医学入门》说："痹者，气闭塞不通流也，或痛痒，或麻痹，或手足缓弱，与痿相类……"《灵枢·寿夭刚柔》说："病在阳者命曰风，病在阴者命曰痹病，阴阳俱病，命曰风痹病。"《素问·痹论》说："风寒湿三气杂至，合而为痹也。其风气胜者为行痹……"说明上肢痹痛的原因，不外乎也是风寒湿三邪杂至而引起。但由于邪气侵入经络的不同，痹痛的部位也就有了侧重。一般来讲，手臂外侧及手背部疼痛较重，为邪入阳经；手臂内侧及手掌痹痛较重，为邪入阴经。

（2）《景岳全书·非风诸证治法》说："非风麻木不仁等证，因气血不至，所以不知痛痒。盖气虚则麻，血虚则木。"《内经》说："荣气虚则不仁，卫气虚则不用。"麻木之证与卫气营血关系密切。麻则轻，木则重。麻木是疼痛的发展，疼痛是麻木的转化过程。麻则肌肤不仁，但犹觉气微流行；木则痛痒不知，真气不能运及。

（3）手太阴肺经在上肢的循行路线是：上臂及前臂内侧前面，进寸口，过鱼际，出拇指内侧端；手阳明大肠经循行于食指桡侧，过合谷，沿前臂外侧前缘上行。手少阴心经出腋窝极泉，沿上臂内侧后缘和前臂内侧后缘，小指内侧至末端；手太阳小肠经起于小指外侧，沿上肢外侧上行；手厥阴心包经出腋窝，沿上肢内侧中线下行，由中指到指端；手少阳三焦经起于无名指末端，沿上肢外侧中线上行。从以上手臂经络循行部位来看，各经络的痹痛也多循此规律。但邪气入侵多是循几条经络同时而入，故治疗时应同时取几条经的穴位方可见效。

（4）肘臂扫风方中主穴为极泉穴，该穴与上肢各阴经相通，从现代医学角度看，为臂丛神经所在，此穴有调节气血、疏通经脉、祛风散寒的作用；取风池，可疏风清热、活血通经；肩井为手少阳阳维之会，有通经活络、豁痰开窍之功；中渚为手少阳三焦经的输穴，"输主体重节痛"，《医宗金鉴》说："中渚治四肢麻木、战振、蜷挛无力、肘臂连肩红肿疼痛"，故应用此穴疏通经络，行气活血。

该方在临证加减中，对因风寒侵袭经络引起的上肢麻痛多取阳经穴位：肩髃、臂臑、五里、曲池、手三里、合谷等穴均为手阳明大肠经穴位，阳明经为多气多血之经，刺之可流通气血、疏通经脉；肩贞有疏风清热、活血通络之功，配肩髃、臂臑可治疗上臂部的麻痛；外关为手少阳三焦经络穴，又通阳维，是八脉交会穴之一，有散风解表、通调气血之作用，配合谷刺之可治疗腕掌麻痛；八邪有祛风散寒、行气活血之功，刺之有助于掌指关节经络的疏通，主治手指麻痛。以上诸穴配合应用，通上达下，可使针感自手至肩，上下贯通，逐节相传，疏通经脉，驱邪外出。

三十、手足十二针

"手足十二针"是王乐亭教授在上世纪 50 年代后期定型的经验处方。该方的配伍采用手不过肘，足不过膝的"五输穴"，是以整体调节来促进全身及脏腑的阴阳平衡、气血畅通，从而达到治疗疾病的目的。"五输穴"是临床医师最常使用、安全有效的

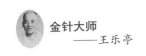

金针大师
————王乐亭

要穴。王老从 66 个输穴中，精心选择有特殊作用的六个穴位组成"手足十二针"用来进行整体调节。

【组方】曲池、内关、合谷、阳陵泉、足三里、三阴交。

【功能】调和阴阳，通经活络，调气和血，清热开窍。

【适应证】

（1）高血压及中风前驱症。

（2）脑血管病后遗症，中风偏瘫。

（3）周身关节肌肉疼痛，四肢麻木。

【注解】

（1）近年来，随着饮食结构和生活方式的改变，高血压病的发病率呈逐年上升趋势，已成为我国中老年人的常见病和多发病。早在《素问·至真要大论》就有："诸风掉眩，皆属于肝"之说。临床症状中最常见的眩晕、耳鸣、惊悸、失眠、烦躁都是阴虚阳亢的表现。如果再出现视物模糊、复视、颜面或手、足麻木，语言不清等现象，则有可能是肝风内动之脑中风的前兆。这种前驱症的出现，医师应高度警惕。对于阴虚阳亢的患者应补其阴经，泻其阳经。头晕者加百会；痰盛者加天突、中脘；若有风动预兆者，"手足十二针"皆用泻法，并加刺风府；语言不清者加廉泉，同时重刺太冲以泻肝胆之火。

（2）《素问·生气通天论》说："阳气者，大怒则形气绝，而血菀于上，使人薄厥"，是说因阴虚阳亢，肝风内动，脑络损伤，血脉瘀阻，而出现中风偏瘫、语言謇涩的脑血管病后遗症，都可以首选"手足十二针"加百会、风府、廉泉。若患者面赤、痰盛、脉弦滑，属实证者，则诸穴都用泻法；若偏瘫日久面黄、气弱、脉沉细，则属虚证，理当取补法，并与其他处方交替使用。

（3）疼痛与麻木是两个症状，亦是两个证名，常常同时出现或者交替出现。何谓麻木与疼痛？麻：即是非痛非痒，肌肉如虫行；木：不痛不痒，按之不知，掐之不觉。其病机为气血两虚，经脉凝滞。所谓疼：即是一种难以忍受的苦楚；所谓痛：即疼之兼酸者，其病机为寒邪客于脉中，经络阻滞，"不通则痛"。可以说，疼痛与麻木都属经络病的两个不同程度。麻木是疼痛的发展，疼痛是麻木的改善；麻木是虚证，疼痛为实证。总之，四肢疼痛和麻木都可以针刺"手足十二针"，但属虚者用补法，属实者取泻法。临床应用可酌情再加配穴。

（4）曲池为手阳明大肠经合穴，擅能宣行气血，凡气血阻滞之病，皆能舒畅而调之；合谷为手阳明大肠经原穴，可开关通窍，疏通经气；内关为手厥阴心包经之络穴，别走三焦，可以通气，主治气道壅塞，血滞不行；阳陵泉为足少阳胆经之合穴，筋之会，大有舒筋利关节之效；胃为后天之本，五脏六腑之海，足三里为足阳明胃经之合穴，可补脏腑之虚损，调运气血，通达经脉，中兴胃肠以润宗筋；三阴交为肝脾肾三脏之交会穴，其在补脾中兼补肝肾，独有气血双补之功。诸穴配伍，共取疏通经脉、调和气血之功效。

【附】

手足十二针歌诀

合谷内关曲池行，三阴三里与阳陵，
调和阴阳理气血，清热开窍又通经。

三十一、纠偏治瘫法

纠偏治瘫法，主要是为偏瘫所设。偏瘫，即半身不遂，是指左侧或右侧上下肢瘫痪，不能随意运动的症状而言。常伴有瘫痪侧面部口眼歪斜，久则有患肢枯瘦、麻木不仁的表现，多为中风后遗症（出血性或缺血性脑血管病）。早在《内经》就有关于偏瘫的记载，并有偏风、偏枯、风痱等不同名称。其发病与肝胆、

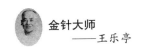
金针大师
———王乐亭

脾胃、脑相关，同时与足厥阴经、足少阳经、督脉关系密切。

在临床上，半身不遂当与痿证相鉴别。痿证指四肢肌肉、筋脉疲软迟缓而不能活动，多为四肢或双下肢对称性瘫痪，故与半身不遂不同。瘫痪为肢体不能活动的总称。纠偏治瘫法是王乐亭教授的经验总结，临床使用屡屡有效。

【组方】百会、风府、风池、肩髃、曲池、环跳、委中、阳陵泉、悬钟、太冲。

【功能】疏导经气，和营通脉，活血化瘀，舒筋利节。

【适应证】

（1）中风偏瘫恢复期。

（2）周身关节肌肉疼痛、麻木。

（3）类风湿性关节炎。

【注解】

（1）《素问·生气通天论》说："阳气者，大怒则形气绝，而血菀于上，使人薄厥。"《灵枢·刺节真邪》说："虚邪偏客于身半，其入深，内居荣卫，荣收稍衰，则真气去，邪气独留，发为偏枯。"《素问·通评虚实论》说："仆击、偏枯……肥贵人，则膏粱之疾也。"陈无择在《三因极一病证方论》中指出："如其经络空虚而中伤者，为半身不遂。"《灵枢·热病》说："偏枯，身偏不用而痛，言不变，志不乱，病在分腠之间。"《东垣十书》说："中风者非外来风邪，乃本气自病也。凡人年逾四旬，气衰之际，或因忧喜忿怒伤其气者，多有之。"总而言之，情绪变动、膏粱厚味、气血亏虚多可引发风痰留窜经络，血脉痹阻，血瘀气滞，经络不通，气不能行，血不能荣，故肢体瘫不能用。治宜益气活血，祛风化痰。纠偏治瘫法主要治疗中风半身不遂之恢复期（发病半年之后），特别是对脑血管病（大脑中动脉血栓形成）后遗症最为得当。在临床治疗时手法宜补，针刺量稍强方能有效。若配合服汤药，气虚型以补阳还五汤加减，若阴虚阳亢者以地黄饮

90

子加减。使用丸药时切记：高血压者不用人参再造丸，低血压者不用牛黄清心丸。

（2）疼痛的原因不外乎"不通则痛"、"不荣则痛"。瘀血、痰湿、气滞、风寒阻塞经络，经络不通，故发疼痛。气虚、血虚、阴虚、阳虚诸不足，不能滋养脏器组织，故发为疼痛。《杂病源流犀烛》认为："麻，非痒非痛，肌肉之内，如千万子虫乱行，或遍身淫淫如虫行有声之状，按之不止，搔之愈甚，有如麻木之状。木，不痒不痛，自己肌肉如人肌肉，按之不知，掐之不觉，有如木之厚。"《医学准绳·麻木》说："麻属痰属虚；木则全属湿痰死血，一块不知痛痒，若木然是也。"总而言之，麻木疼痛都无非虚实两端，治宜补虚泻实。

（3）"气在头者，止于脑。""脑为髓海……其气上输脑盖百会穴，下输风府也。"风池为足少阳、阳维脉之会，百会、风府、风池三穴配合从本论治，能平肝息风、清脑安神。肩髃、曲池为手阳明穴，故能疏导阳明气血，通利关节。环跳、阳陵泉、悬钟、委中则为胆经所过，能疏导少阳经气，祛风通络。太冲为肝经原穴，能泻肝行气。上穴配合可活血化瘀，舒筋通络。

三十二、十二透刺法

透刺法是针灸刺法中的一个重要组成部分，在我国医学史中占有一定的地位，其渊源可追溯到金元以前。金元时期窦默《针经指南》中已对透刺针法有过论述，并为后世所引用。透刺包括"担法""过梁针"两种。"担法"即进针后沿皮向要透刺的穴位方向刺，如攒竹透丝竹空，还有我们前面所介绍的曲池透臂臑；"过梁针"是进针后沿骨骼的边缘向对侧穴位刺，如阳陵泉透阴陵泉。

透刺配方是以若干穴位组成的针灸处方。这种深透的刺法，

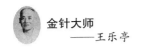

对于病程日久或久治不愈的顽固性疾病，都有较好的治疗作用，特别是对经络病和筋脉之间的病症更为适宜。王乐亭教授经过多年的实践体验，终于在1962年定型，用十二透刺法来治疗难治的经络病。

【组方】

肩髃透臂臑、腋缝透胛缝、曲池透少海、外关透内关。

阳池透大陵、合谷透劳宫、环跳透风市、阳关透曲泉。

阳陵泉透阴陵泉、绝骨透三阴交、丘墟透申脉、太冲透涌泉。

【功能】疏通经络，活血化瘀，调和气血，通利关节。

【适应证】

（1）中风偏瘫超过半年以上，关节筋脉拘急挛缩者。

（2）脑外伤后遗症，肢体偏瘫日久难愈。

（3）风寒湿痹，筋脉瘀滞，半身麻木不仁。

【注解】

（1）中风偏瘫古称"偏枯"，发病日久因经脉痹阻，气滞血瘀，气不能行，血不能荣，故肢体废而不能用，给生活自理带来极大困难。运用透刺针法时，虚实补泻一定要掌握好。因为透刺比一般针刺的作用量和刺激量要大，如果补泻不适宜，反而更伤气血。所以对体质比较虚弱患者，应当在进针之后首先使之得气，然后再透向对侧穴位；如果体壮证实的患者，则可进针直达对侧穴位，然后再施行补泻手法。对于这两种透刺方式，切莫疏忽大意。

（2）对于痹证日久不愈，关节屈伸不利，或肢体麻木不仁者，都应当取补法。并且透刺之后可以加灸，使用"温通法"以助温经散寒，温养气血，扶正祛邪。

（3）十二透刺法取肩髃（大肠）主治肩臂痛，上肢瘫；腋缝（奇）疏利关节，主治上臂麻痹；曲池（大肠）祛风通络，主治肘臂关节不利；外关（三焦）散风通络，舒通筋脉；阳池（三焦）

主治腕肿痛，肩臂痛不举；合谷（大肠）主治手掌不能伸屈；环跳（胆）主治下肢不遂，有健步通络之功；阳关（胆）主治膝不能伸屈；阳陵泉（胆）舒筋活络，主治下肢瘫痪；绝骨即悬钟穴（胆），主治小腿酸痛，踝脚麻痹；丘墟（胆）通经脉、利关节，主治足下垂、足内翻；太冲（肝）清泻肝热，主治脚肿挛急。诸穴相互配伍，以疏通经络、活血化瘀、调和气血、通利关节。

三十三、腰痛八针方

　　"腰痛八针"主要治疗肾虚腰痛之证。肾虚腰痛是指因房室不节、劳倦过度损伤肾脏精气，导致腰部失于精血濡养，使得腰的一侧或两侧出现疼痛的病证。肾阳虚者，症见腰间冷痛、手足不温、面色苍白、便溏溺清、舌淡、脉沉细或虚软无力，治宜温补肾阳。肾阴虚者，症见腰痛绵绵、面色黧黑、头晕耳鸣、咽干口燥。阴虚火旺者，更见面红升火、内热心烦、小便黄赤、舌质红、脉细数或洪而无力，治宜滋阴补肾。

　　【组方】命门、肾俞、腰阳关、大肠俞、委中。

　　【功能】滋补肝肾，益火固阳，强腰壮脊，疏通经脉。

　　【适应证】

　　（1）肾虚腰痛。

　　（2）风寒腰痛。

　　（3）腰腿疼痛。

　　【加减法】

　　腰痛掣腿：加环跳。

　　肾阳亏损：灸命门。

　　【注解】

　　（1）《素问·脉要精微论》说："腰者，肾之府，转摇不能，肾将惫矣。"指出肾虚腰痛是所有内伤腰痛的根本。《金匮要略》

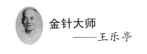

说："肾虚腰痛者，精气不足，足少阴气衰也……其症形羸气少，行立不支，而卧息少可。无甚大痛，而悠悠戚戚，屡发不已。"张景岳对于肾虚腰痛则有更深的认识，《景岳全书·腰痛》说："腰痛之虚证，十居八九。但察其既无表邪，又无湿热，而或以年衰，或以劳苦，或以酒色所衰，或七情忧郁所致者，则悉属真阴虚证。"张锡纯则指出："肾虚者，其督脉必虚，是以腰疼。"综上所述，肾虚是腰痛发病的内在基础，而感受风寒湿热等外邪、劳累过度、跌扑损伤致血瘀内阻、房事不节等皆可致肾气亏损，筋脉失养；或经气不畅，血脉不固，从而诱发或加重腰痛。

（2）《临证指南医案》指出："肾脏之阳有亏，则益火之本以消阴翳；肾脏之阴内夺，则壮水之源以制阳光。"《证治汇补》总结为："治惟补肾为先，而后随邪之所见者以施治，标急则治标，本急则治本，初痛宜疏邪滞，理经隧；久痛宜补真元，养气血。"

（3）"腰痛八针"以补肾强腰为其根本，擅长治疗肾虚腰痛。方选命门为腰部气血汇聚之处，能培元补肾，益火固阳；肾俞为肾之背俞穴，可培补肾气，强健腰膝。二穴合用，有补肾强腰之功。腰阳关为督脉阳气转承要穴，能疏经调气、补肾壮腰；大肠俞为大肠之背俞穴，能理气活血、疏通经脉；环跳为足少阳、足太阳交会穴，可疏通两经经气、强腰益肾；委中为膀胱经合穴，可强膝壮腰、疏通筋脉。上穴合用，共收通经活络、补肾壮腰之效。若证属肾阳虚者，可加灸命门；对风寒盛者，可拔火罐治之。

三十四、太阳治瘫法

中医古籍中关于外伤性截瘫的描述最早见于《灵枢·寒热病》，说："身有所伤，血出多……若有所坠堕，四肢懈惰不收，名为体惰。"病属痿证中的筋痿、骨痿、痿躄、肉痿范畴，以下肢感觉和运动功能丧失为主要表现。从脏腑而言，主要与肾、肝、脾、胃四者有关；从经络而言，主要与足太阳、足阳明、足少阳三阳经关系密切。王乐亭教授于 1968 年初，同时制定了"太阳治瘫法""阳明治痿方""少阳利节术"三法治疗下肢截瘫。

【组方】八髎、环跳（胆经）、承扶、殷门、委中、承山、昆仑、涌泉（肾经）。

【功能】疏通经脉，活血止痛，调节州都，强筋健步。

【适应证】

（1）脊髓损害之截瘫（外伤或病理）。

（2）婴儿瘫后遗症。

（3）周围神经损伤之肌肉萎缩。

（4）坐骨神经痛（痛在膀胱经者）。

【注解】

（1）足太阳膀胱经为人一身之藩篱，其"循肩膊内，夹脊抵腰中，入循膂，络肾，入膀胱。其支者，从腰中下夹脊，贯臀，入中。其支者，从膊内左右别下贯胛，夹脊内，过髀枢，循髀外后廉下合中，以下贯踹内，出外踝之后，循京骨，至小趾外侧"。从走行而言，依次经过颈部、脊柱两侧、后腰部、臀部、大腿后侧、小腿外侧后缘、足部外缘，是人身走行最长的经络。此外，腰为肾之府，肾主骨、生髓，膀胱经络于肾，故而通过针刺膀胱经穴位可以起到强筋健骨、补肾、振奋阳气的作用。《灵枢·经脉》说："是动则病冲头痛，目似脱，项如拔，脊痛，腰似折，髀不可以曲，腘如结，踹如裂，是为踝厥。""是主筋所生病者……项、背、腰、尻、腘、踹、脚皆痛，小趾不用。"此外，四总穴歌也提到"腰背委中求"，故针刺膀胱经穴位可以治疗肌肉的痿痹、疼痛、屈伸不利等病症。

（2）"太阳治瘫法"主要治疗各种病因引起的瘫症，是治疗瘫痿的重要配方之一。针刺足太阳膀胱经可以增强腰脊的力量，调节膀胱气化功能，通达阳脉，舒展经脉，以利关节。方中配合

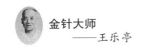
足少阴肾经井穴，以肾与膀胱相表里，阴生于阳，阳根于阴，阴
阳相互辅助，相互佐使。八髎穴主治大小便不利或失禁，以及坐
卧无力之疾；环跳为足少阳胆经之穴，位居髀枢，为下肢运动枢
纽，是治瘫痪之要穴；承扶一名"肉郄"，又称"阴关"，和殷门
以起尻臀肌肉无力之助，兼强腰脊，调二便；委中、承山以疗痿
筋急；昆仑主腰尻，有增进矫健步履之功；涌泉，一名"地冲"，
肾经井穴，因肾主二便开合，故能滋补肾水、填精，对三阴所患
之病适当其中，且阴阳二气之根皆从下而上。故诸穴起瘫疗痿，
调理二便为必用之法。

三十五、阳明治痿方

痿证是指肢体筋脉迟缓，软弱无力，手不能握，足不能行，
病肢肌肉逐渐枯萎的一种病症，多见于下肢发病，故称"痿躄"。
痿证的特点，类似现代医学中小儿麻痹后遗症、病理性截瘫、急
性脊髓炎、癔症性瘫痪、脊柱结核后遗症、进行性肌萎缩、多发
性神经炎、周围型麻痹、重症肌无力、肌营养不良症等，在临症
治疗时，针灸是行之有效的主要治疗措施。王乐亭教授最早的
"治瘫七法"配方中，阳明治痿方使用率最高。

【组方】气冲、髀关、伏兔、犊鼻、足三里、上巨虚、下巨虚、
解溪、陷谷、内庭、三阴交（脾经）。

【功能】调胃健脾，疏导阳明，养血荣筋，启痿治瘫。

【适应证】

（1）脊髓损害之截瘫（外伤或病理）。

（2）婴儿瘫后遗症。

（3）周围神经损伤之肌肉萎缩。

【注解】

（1）足阳明胃经"其支者：起于胃下口，循腹里，下至气

街中而合。以下髀关，抵伏兔，下入膝膑中，下循胫外廉，下足跗，入中趾内间。""其支者：下廉三寸而别，以下入中趾外间。其支者：别跗上，入大趾间，出其端。"从循行部位而言，胸腹、气冲、下肢前外侧均为其所过，故可治疗循行部位的经络、筋经、肌肉的病变，故《灵枢·经脉》说："是主血所生病者……循膺、乳、气街、股、伏兔、骭外廉、足跗上皆痛，中趾不用。"阳明者为"五脏六腑之海""气血生化之源""后天之本"，《内经》早就提出"治痿独取阳明"的原则，《灵枢·根结》说："太阳为开，阳明为阖，少阳为枢……阖折则气无所止息，而痿疾起矣。故痿疾者，取之阳明，视有余不足。"《素问·痿论》说："阳明虚，则宗筋纵，带脉不引，故足痿不用也。"阳明者，不仅有胃的功能，同时也包含了脾的功能。《素问·太阴阳明论》说："四肢皆禀气于胃，而不得至经，必因于脾乃得禀也。今脾病不能为胃行其津液，四肢不得禀水谷气，气日以衰，脉道不利，筋骨肌肉皆无气以生，故不用焉。"阳明"主润宗筋，宗筋主束骨而利关节也。"宗筋是十二经脉及其络脉中，气血所渗灌、濡养的筋肉组织，是十二正经和十二别经之外的另一系统，具有使十二经脉维持联系全身骨、筋，保持人体正常运动功能的作用。人之动作，依靠筋骨劲强、关节灵利，其关键皆主宗筋。阳明实则宗筋润，虚则宗筋纵，纵则不能延引带脉而成痿躄，故当以阳明治之，此在临床实为重要。

（2）阳明治痿方主要是治疗各种病因引起的督脉损害之瘫痿的重要配方之一。气街，一名气冲，足阳明之正脉，冲脉所起，为宗筋之会，补养宗筋，强健筋骨关节；髀关，主胯髀关节痿软，不能抬举屈伸；伏兔为肾气之街，大脉络之会，补肾精而益脊髓，强筋壮骨；犊鼻在外膝膑下，髌骨下缘，通利关节，增强膝力；足三里是足阳明经之合穴，能调大脉之津液以助下肢运动机能；上巨虚（为上廉）是大肠经之下合穴，下巨虚（为下廉）是小肠

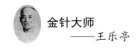
经之下合穴，两穴相应能充实腿足痿软无力；解溪为足阳明经的
经穴，有健脾清胃降逆之功；陷谷为阳明经输穴，有健脾消水和
胃之用；内庭为足阳明经荥穴，有清胃肠、通经络之效；在手法
上若补其荥，泻其输则疗效更佳。以上皆为足阳明经腧穴，配脾
经之三阴交，以阳经为主，阴经为辅，表里相助，则气血双补。
全方共奏调胃健脾，养血荣筋之功效。

三十六、少阳利节术

少阳利节术是以足少阳胆经下肢的腧穴为主，配合足厥阴
肝经的腧穴所组成的一组配方。临床取太阳治瘫法（腿的后侧）、
阳明治痿方（腿的前侧）、少阳利节术（腿的外侧），以及三阴缓
痉法（腿的内侧）四组配方的组合，使下肢的前后内外全都得到
调理，以治疗截瘫病。王乐亭教授所制定"治瘫十一法"当中，
在此占据了四法，前三者主要用于迟缓型瘫痪，最后一组主要是
针对痉挛型瘫痪所设。临床应用，得心应手。

【组方】带脉、居髎、风市、阳陵泉、阳交、光明、悬钟、
丘墟、足临泣、侠溪、太冲（肝经）。

【功能】疏导少阳，调和气血，强筋壮骨，通利关节。

【适应证】

（1）脊髓损害之截瘫（外伤或病理）。

（2）婴儿瘫后遗症。

（3）周围神经损伤之肌肉萎缩。

（4）坐骨神经痛（痛在胆经者）。

【注解】

（1）足少阳胆经"下颈，合缺盆。以下胸中，贯膈，络肝、
属胆，循胁里，出气街，绕毛际，横入髀厌中。""其直者：从缺
盆下腋，循胸，过季胁，下合髀厌中。以下循髀阳，出膝外廉，

下外辅骨之前，直下抵绝骨之端，下出外踝之前，循足跗上，入小指次指之间。""其支者：别跗上，入大指之间，循大指歧骨内，出其端；还贯爪甲，出三毛。"从循行部位而言，外侧胸胁、下肢外侧皆为其所过，所以能治疗循行部位筋骨、肌肉疾病，"少阳主胆（骨）"，故《灵枢·经脉》说："是主骨所生病者……胸胁、肋、髀、膝外至胫、绝骨、外踝前及诸节皆痛，小指次指不用。"足少阳胆经与足厥阴肝经相表里，肝主筋，胆主节，筋节强健则动作灵活，《素问·经脉别论》说："食气入胃，散精于肝，淫气于筋"，故通过调理肝经原穴太冲可舒筋利节。

（2）少阳利节术为治疗各种病因引起的下肢瘫痪和疼痛的主要配方之一。它与"太阳治瘫法"、"阳明治痿方"共同组成治疗下肢不同部位的痿瘫、疼痛的三种配方。带脉系于命门，横贯腹中神阙，如束腰带，诸经皆联属于带脉而受其约束，终于督脉，使之贯通上下，能起瘫痪之作用。带脉，束诸经之别之脉，使之收到气血下行；居髎为足少阳、阳跷之会，主胯腰无力，不能坐起转侧；风市有祛风湿而强壮下肢之功，阳陵泉为筋会，筋是人的动作关键，筋病则不能行，补助筋节劲强，有强健步履之目的；阳交，又名别阳，为阳维之郄，能维护阳气下行，以滋养腿足无力；光明为胆经络穴，别走厥阴，有强筋壮节之功；悬钟又名"绝骨"，为髓会，乃为足三阳之大络，补益精髓，有兴阳健步之功；丘墟主痿厥、坐不能起；足临泣为足少阳胆经之输穴，能调引气血下行，凡是虚损劳伤、行动乏力、手足麻痹颤掉拘挛等症，皆有特效；侠溪为足少阳胆经之荥穴，治瘫消肿壮趾力；太冲为足厥阴肝经之原穴，补能养肝阴、生肝血，泻能降肝阳、平肝气。肝胆互为表里，可互相协调，故为治疗下肢之关键。诸穴合用，共强筋壮骨、束利关节之用。

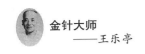

三十七、三阴缓痉法

痉病最早见于《内经》，张仲景在《金匮要略》中首提痉病之名，主要由于邪气阻滞经络，或亏虚失于濡养所致的筋脉拘急挛缩的疾病。痉挛性截瘫、下肢痉挛在中医属于痉病范畴。三阴缓痉法以肝、脾、肾三经穴位为主，配合胃经气冲穴，对于肌肉痉挛性疾病有良好效果。三阴缓痉法是王乐亭教授于 1975 年对"治瘫七法"补充时所增选制定的配方之一。

【组方】气冲（胃经）、阴廉、箕门、阴陵泉、三阴交、照海、太冲。

【功能】滋阴养血，荣筋壮骨，补肾柔肝，缓痉息风。

【适应证】

（1）脊髓损害之痉挛性截瘫（外伤或病理）。

（2）下肢痉挛发硬者。

（3）周围神经损伤之肌肉萎缩。

【注解】

（1）关于痉病的病因，《素问·至真要大论》说："诸暴强直，皆属于风"，"诸痉项强，皆属于湿……诸热瞀瘛，皆属于火。"《灵枢·经筋》说："经筋之病，寒则反折筋急。"总而言之，《内经》认为风、寒、湿、火皆可导致痉病。《素问·至真要大论》说："诸风掉眩，皆属于肝。"《素问·阴阳应象大论》说："风胜则动……东方生风，风生木，木生酸，酸生肝，肝生筋……在变动为握。"肝主筋，肌肉筋节失其濡养，以致下肢拘急，屈伸不能。故肌肉的痉挛主要从肝论治，肝火生风、血虚阴虚风动、肝经湿热、寒凝肝脉皆可导致痉病。故从治则而言，应清肝泻火、利湿清热、养血滋阴、散寒通脉诸法配合应用，以柔筋止痉。

（2）三阴缓痉法是一种具有缓解痉挛的常用配方，主要治疗督脉损害所引起的下肢痉挛性瘫痪。气冲即气街穴，是阳明之正脉，冲脉所起为宗筋之会，可补养宗筋、强健筋骨关节；阴廉为肝经穴，肝主筋络阴器，可益肝阴、养筋活络，主治小便不利；太冲可滋阴以平肝潜阳；阴陵泉为脾之合穴，可导利水道，以通调二便；箕门，脾之穴，主小便不通；三阴交为足太阴、足厥阴、足少阴之会，有益脾养肝补肾之功；照海为肾经穴，可补肾而壮水，并以生血。故此配方能调理肝、脾、肾三经，具有育阴养血、缓解肌挛、荣筋壮骨、调理二便之功。此方七穴中（六穴为阴经，一穴为阳经），以阴经为主，阳经为辅，配伍成方，具有滋阴养血、缓痉息风之功能。

【附】上述四组临床配方，包括太阳治瘫法、阳明治痿方、少阳利节术、三阴缓痉法，其治疗作用均在下肢。若足有畸形，可参照以下方法加减调治之：

足下垂者：加解溪透中封。

足内翻者：加丘墟透申脉。

足外翻者：加商丘透照海。

马蹄足者：加公孙透涌泉。

跟足步态：加昆仑透太溪。

三十八、腿股风方

腿股风方主要治疗坐骨神经痛。坐骨神经是支配下肢的主要神经干。坐骨神经痛是指坐骨神经病变，沿坐骨神经通路，即腰、臀部、大腿后、小腿后外侧和足外侧发生的疼痛症候群。

【组方】环跳、阳陵泉、昆仑。

【功能】逐风散寒，调和营卫，疏导经气，活血通络。

【适应证】

（1）腿股风（干性坐骨神经痛）。

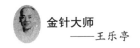

（2）下肢疼痛、麻木。

【加减法】

痛在太阳：加承扶、殷门、委中、承山。

痛在少阳：加风市、陵下、绝骨。

急性疼痛：加申脉、后溪。

慢性疼痛：加中脘、关元。

下元虚寒：灸命门。

【注解】

（1）坐骨神经痛极为常见，男性青壮年较多，古代文献中称为"坐臀风""腿股风""腰腿痛"等。在《灵枢·经脉》中记载足太阳膀胱经的病候有"脊痛，腰似折，髀不可以屈，腘如结，腨如裂"，形象地描述了本病的临床表现。认为腰部闪挫、劳损、外伤等原因可损伤筋脉，导致气血瘀滞，不通则痛；久居湿地，或涉水、冒雨，衣着单薄、汗出当风，风寒湿邪入侵，痹阻腰腿部；或湿热邪气浸淫，或湿浊郁久化热，或机体内蕴湿热，流注足太阳、少阳经脉，均可导致腰腿痛。

（2）本病属于中医学的"痹证"。《华氏中藏经·论痹》说："痹者，闭也"即痹有闭塞不通的意思。痹证泛指人体的肢体、经络、脏腑被邪气闭阻所引起的脏腑经络气血运行不畅而导致的一类病症。《素问·痹论》说："风寒湿三气杂至合而为痹也，其风气胜者为行痹，寒气胜者为痛痹，湿气胜者为着痹。"至于病机，则认为"虚邪之中人也……虚则寒搏于皮肤之间，其气外发腠理，开毫毛，淫气往来，行则为痒，留而不去，则为痹"。总而言之，坐骨神经痛多由起居失调，卫气不固，腠理空虚；或劳累之后，汗出当风，涉水冒寒，久卧湿地等，以致风寒湿邪乘虚而入，闭阻经络，而发为痹证。

（3）坐骨神经的走行大致与自腰以下的足太阳膀胱经、足少阳胆经相似。足太阳膀胱经"夹脊抵腰中，入循膂，络肾，属膀

胱"，"其支者：从腰中，下夹脊，贯臀，入腘中"，"夹脊内，过
髀枢，循髀外后廉下合腘中，以下贯腨内，出外踝之后，循京骨
至小指外侧"。足少阳胆经"下合髀厌中。以下循髀阳，出膝外
廉，下外辅骨之前，直下抵绝骨之端，下出外踝之前，循足跗
上，入小指次指之间"，"其支者：别跗上，入大指之间，循大指
歧骨内，出其端；还贯爪甲，出三毛"。大致从腰部经臀部，经
过大腿和小腿的后侧和外侧，抵达足外侧和足底。坐骨神经是人
体最粗大的神经，容易受到损伤，在其分支以上的部位走行中，
由于各种原因的刺激和压迫，均可引起此病。坐骨神经痛可分为
原发性和继发性两种。由风湿引起的坐骨神经炎，称为"原发性
坐骨神经痛"，即属于干性疼痛；由腰骶骨关节病引起的称为"继
发性坐骨神经痛"，即属于根性疼痛。

（4）该病在治疗过程中要进行严格的经络辨证，病属何经
则进行针对性组方治疗。组方多少要视疼痛轻重而定，一般疼痛
重则多取，轻则少取；体弱则以补气为主，体壮则以通为主。在
临证中一定要鉴别疼痛是根性还是干性。干性为针灸治疗的适应
证，根性应属骨科病，以推拿术治疗为宜，此体会不可不知，否
则贻误病机。环跳为胆经与膀胱经交会穴，亦为坐骨神经从腰部
分出所过，深刺之能疏通经络、强腰益肾；阳陵泉为足少阳胆经
之合穴，八会穴之一，是筋会，有疏通经络、调和气血的作用；
昆仑为膀胱经的经穴，为解肌通络、强壮补肾要穴。三穴配合，
共奏通络、和营、补肾的功效。此外，根据病邪侵犯经络的不同
进行加减：邪在太阳者加用承扶、殷门、委中、承山以活血通络、
祛风除湿；邪在少阳者加用风市、陵下、绝骨以祛风通络，补肾
强腰；急性疼痛者加申脉、后溪以祛邪止痛；慢性疼痛者加中脘、
关元以补虚止痛。

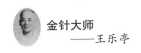
三十九、鹤膝通络法

鹤膝通络法是王乐亭教授根据膝关节肿痛的临床特点，经辨证施治总结出来的，因临床应用较为灵验而命名。所谓"鹤膝"，指以膝关节肿大疼痛，而股胫的肌肉消瘦为特征，形如鹤膝；"通络"，是治疗因其寒湿流注造成的经络壅滞不通而引起的酸痛。中医称膝关节肿痛、股胫消瘦为鹤膝风。多见于 30 岁以下青年，尤以 10 岁以下儿童为最多。本病相当于现代医学所述的膝关节结核、风湿性关节炎、骨膜炎，以及其他以关节肿大、积水、变形为特征的关节疾病。该方是王老于 1975 年 11 月确认制定的，疗效甚佳。

【组方】犊鼻、膝眼、阳陵泉、足三里。

【功能】驱寒渗湿，健步宣痹，疏通经络，和营止痛。

【适应证】风寒湿所致膝关节肿痛。

【加减法】

阴虚血亏：加血海。

阳明气弱：加气海、梁丘。

病程日久：加阳关透曲泉。

【注解】

（1）本病多由肾阴亏损，寒湿侵入下肢，流注关节所致，大多由历节风发展而来。《证治汇解·腰膝门》说："鹤膝风由调摄失宜，亏损足三阴经，风寒之邪乘虚而入引起，以致肌肉日瘦，肢体挛痛，久则膝大而腿细，如鹤之膝。"《证治准绳·疡医》说："若两膝内外皆肿痛，如虎咬之状，寒热间作，股渐细小，膝愈肿大，名鹤膝风。"

（2）鹤膝风为痹症之一，《素问·痹论》说："风寒湿三气杂至合而为痹"，临床可分为风痹、寒痹、湿痹和热痹四种。在

《内经》古籍中按病变部位又分为筋痹、骨痹、脉痹、肌痹和皮痹，这些痹症的进一步发展还可能引起五脏痹。因肾主骨，肾虚则骨痿弱不能行走，关节肿胀强直不能弯曲，故鹤膝风则属于五脏痹之肾痹范畴。

（3）《灵光赋》说："犊鼻治疗风邪疼。"方中所用犊鼻为足阳明胃经穴，有蠲痹行血之功，善治风湿邪阻之膝病。《玉龙歌》说："膝头红肿不能行，必针膝眼膝关穴，功效须臾病不生。"膝眼为经外奇穴，与犊鼻同用治疗膝痛，有内外膝眼之称，是局部取穴不可缺少之"对穴"。《玉龙歌》说："膝盖红肿鹤膝风，阳陵二穴亦堪攻。"鹤膝风有膝关节红肿等症状，阳陵泉为"筋会"，治取双侧阳陵泉透刺阴陵泉，效果极佳，能消肿止痛。阳陵泉不仅能宣通膝关节部位的气血壅滞，以恢复屈伸运动；同时它又是胆经之合土穴，与属土的脾有着密切的联系，既可疏调胆经之经气，也能促进脾阳运化水湿之功能，散寒祛湿，消肿止痛。《百症赋》说："脚痛膝肿针三里"，足三里为足阳明胃经合穴，可调和脾胃，行气化湿，因胃经的一条支脉通膝盖部，故因寒湿或湿热引起的膝腿肿痛的疾患，针足三里均有良效。临证加减中，阴虚血亏者取足太阴脾经穴之血海，既能祛湿散邪，又能补益阴血；对脾胃虚弱者加任脉之气海、胃经之梁丘，起到益气养血、通络和营的作用。对病程日久者加阳关透曲泉：膝阳关为胆经合穴，有疏风散寒、舒筋活血之功能；曲泉为肝经之合穴，功能舒筋活络、调理气血。二穴透之，可治膝关节僵直、屈伸不利。本方取穴手法以通为补，从而达到调理气血、疏通经脉、散寒除湿、消肿止痛之目的。

四十、抗冻解凝方

冻伤是人体遭受低温侵袭所引起的全身性或局部性损伤，全

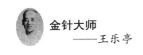

身性冻伤称为"冻僵"，局部性冻伤俗称"冻疮"。冻疮是我国北方冬季的常见病和多发病，好发生在肢体末梢和暴露的部位，如手、足、鼻尖、耳边、耳垂和面颊部。现代医学认为，冻疮是因为患者的皮肤耐寒性差，加上寒冷的侵袭，使末梢的皮肤血管收缩或发生痉挛，导致局部血液循环障碍，使得供氧和营养不足而发生的组织损伤。中医认为，冻疮是由于暴露部位御寒能力差，触冒风寒，伤于肌肤，气血运行凝滞引起。此外，还与患者平素气血不足，又遇寒冷侵袭，阳气耗伤，血脉通行不畅有关。

【组方】

耳部冻疮：耳门、听宫、听会。

手部冻疮：曲池、外关、合谷。

足部冻疮：足三里、三阴交。

【功能】疏导阳气，畅通血脉，调和营卫，抗冻解凝。

【适应证】预防和治疗冻疮。

【注解】

（1）冻疮古称之为"涿"，首见于《五十二病方》，当时已记载有外洗、外敷、按摩等多种外治方法。《诸病源候论》始称其为"冻疮"、"烂冻疮"，并阐明其病因病机为"严冬之月，触冒风雪寒毒之气，伤于肌肤，气血壅涩，因即涿冻，焮赤疼痛，便成冻疮"。《外科正宗》说："冻疮乃天时严冷，气血冰凝而成，手足耳边开裂作痛。"由此可见，寒冷是造成冻疮的重要条件，潮湿环境和皮肤暴露在外面的时间过长，为其主要诱发因素。此外，暴冻着热或暴热着冻，亦易促使本病的发生，故《石室秘录》说："肌肤受冷，骤用火烘，乃成冻疮"。《外科启玄》则提出："亦有元气弱之人，不耐其冷者有之。"论述了冻疮的病因病机除寒冷外袭外，还易于发生在体质相对较弱的人身上，有血液循环障碍、营养不良、严重疲劳或贫血等症状的人发病率更高。此外，长时间接触冷水和工作环境潮湿者，也易患冻疮。

（2）临床上根据其冻伤程度和表现，分为轻症和重症。轻症初起在受冻部位，皮肤先呈苍白、麻木、有冷感，继则水肿或青紫，形成瘀斑，自觉灼痛、瘙痒；有的则局部水肿，出现大小不等的水泡，自觉疼痛、微痒。如无感染，水泡逐渐干枯，结成黑痂，不久脱落而愈，其损害皮肤浅层或全层。重症初起，受冻部位皮肤亦是苍白，冷痛麻木，触觉丧失；继则暗红漫肿，水泡溃破后，创面呈紫色，出现腐烂或溃疡；甚则损伤肌肉、筋骨，常呈干燥黑色坏死，患处感觉、运动功能完全丧失。继发严重感染时，可伴有寒战、高烧等全身症状，若毒邪内陷可危及生命。

（3）抗冻解凝法是预防、治疗冻疮的临床验方。王乐亭教授根据冻伤的部位选穴组方：如耳郭冻疮，选用三焦经的耳门、小肠经的听宫、胆经的听会，此耳前三穴合用，具有疏通经气、活血通络、通达耳窍之作用。对于手部的冻伤，选用大肠经的曲池、合谷及三焦经的外关，此三穴为上肢活血通络之要穴，合用则有温经散寒、活血化瘀之效。对于足部的冻伤，则选用足三里和三阴交：足三里是足阳明胃经的合穴，又是人体四大强壮穴之一；三阴交是足太阴脾经经穴，又是足三阴经的交会穴。二穴合用可扶助中焦，健脾和胃，祛寒活血，益气通络。方中诸穴共奏行气活血，疏通经脉，调和营卫，通络散寒之功。对预防和治疗轻、中度冻疮有较好效果。

（4）冻疮的预防最为重要，如在寒冷季节对易受冻部位要加强保暖，避免过久地与寒冷潮湿环境接触。有冻疮病史者，可在入冬前提前采取措施，如在夏季开始逐步养成冷水洗脸、洗足、擦身、洗澡的习惯；并积极参加体育锻炼，以提高耐寒能力。冬季鞋袜不易过紧，出门带皮手套，注意保暖。冬季怕冷者可多吃些热性祛寒的食品，如羊肉、狗肉、鹿肉、胡椒、生姜、肉桂等。一旦患病，受冻后不宜立即烤烘或热水浸泡，受冻后皮肤瘙痒，不能用手搔抓，否则易使表皮破烂感染，加重病情。

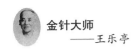
四十一、除菀截龙法

王乐亭教授在临床中常运用刺血疗法来治病，截法治疗串腰龙就是他治疗特色之一。"串腰龙"现代医学称为带状疱疹，是一种在皮肤上出现成簇水疱疹，痛如火燎，每多缠腰而发的皮肤病，中医也称"缠腰火丹"、"蛇串疮"或"蜘蛛疮"。根据"菀陈则除之"的原理，王老创立除菀截龙法，就是通过对患处进行针刺放血来排放血中的热毒，缓解疼痛，控制病情发展的一种疗法。

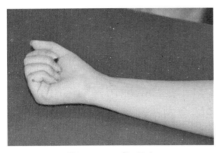

图 2-3　龙眼穴

【组方】

龙头、龙尾、龙眼穴。

所谓"龙头、龙尾"，即指疱疹最先出现处为"龙尾"，疱疹延伸方向之端称为"龙头"。龙眼穴（图2-3），位于手小指尺侧第二关节之处，握拳于横纹尽头处取之。

【功能】清热解毒，祛瘀除恶，凉血和营，截断病源。

【适应证】串腰龙（带状疱疹）。

【刺血方法】

（1）放血部位应在龙头之前，龙尾之后，经常规消毒之后，以三棱针点刺出血，然后在针刺部位拔火罐，放出黄水恶血以泻毒热；疱疹面积大的，可以在皮损部位的上、下、中段再做刺血拔罐，以求恶血尽去。起罐后，用酒精棉球将刺血部位擦净，不必包扎。

（2）龙眼穴放血时，先将其局部常规消毒后，用三棱针点刺之，然后进行挤压，即有恶血溢出，一般挤出 3 ~ 7 滴即可。

【针刺配穴】

（1）如疱疹的发病部位在胸或胸部以上者，加曲池、合谷；疱疹在腰部以下者，加足三里、三阴交；对病程日久的患者，加太溪、太冲。

（2）若疱疹已消退，患处仍遗留有神经痛的，可按局部阿是穴以毫针围刺，但注意手法要轻、深度宜浅。

【注解】

（1）所谓"截法"就是采取果断措施和特殊功效的穴位，直捣病巢，迅速祛除病因和病源，杜绝疾病的自然发展。因为截法强调攻邪，所以它亦属于泻法。在《针灸甲乙经·九针九变十二节五刺五邪第二》中，就多次论述过"刺血"的治疗方法，概括文中所述的内容，经过历代医家的充实发挥，将"菀陈则除之"治疗原则指导下的"刺血"法总结为具有清热解毒、消肿止痛、止痒镇痹、疏通经络的一种治疗方法，专对邪实而设。临床上常用于治疗瘀血证，实热证和急症。由于能迫血外泻，祛除病邪，作用迅捷，故又称"强通法"。截法首载于《马丹阳天星十二穴杂病歌》中"合担用法担，合截用法截。"

（2）串腰龙乃风热毒邪侵袭肌肤，或内伏郁热，与营血相搏所致。毒热内蕴入于血分，则可见皮肤红斑；湿热内蕴，外滥肌肤，疱疹内有脓浊之液；肝胆热盛，湿热上蒸则口燥咽干、口苦；湿热注于下焦，可见小便黄赤。疱疹之发病者多见于中老年人，其病多为老年肝肾阴亏，正气衰减则肝阳易亢，又易招致风热、湿热之邪。

（3）"菀陈则除之"是用针刺治疗疾病的原则之一，其原文出自《灵枢·九针十二原》说："凡用针者，虚则实之，满则泻之，菀陈则除之，邪盛则虚之。"《针灸甲乙经》中对"菀陈

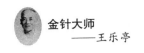
则除之"的注解是：菀，同郁；陈，积也。菀陈意为"血郁滞不通"。《灵枢·小针解》中更有"菀陈则除之者，去血脉也"。根据《内经》的论述，后人将"刺血"理解为"菀陈则除之"治疗原则的具体体现。除菀截龙法即使用"菀陈则除之"的治则排放血分中的热毒，来控制病情的发展，从而达到治疗目的。

（4）龙眼穴为王乐亭教授的经验穴，它位于小肠经脉中，属于经脉奇穴，刺之有清热利湿、活血化瘀之功效。小肠与心相表里，心经属火，主血脉。龙眼穴放血，能泻心火而清血热。

（5）《灵枢·终始》指出："刺诸痛者，其脉皆实，故曰：从腰以上者，手太阴阳明皆主之；从腰以下者，足太阴阳明皆主之。"这是因为阳明属多气多血之经。痛者其脉皆实，是属气血有余之证，所以取阳明或相表里的太阴经穴皆可起主治作用。配穴中合谷、曲池用泻法，有疏风清热、消炎止痛、凉血祛湿、通畅气血之功能；足三里配三阴交，有健运脾胃、调和气血、祛除湿热的作用；补太溪和泻太冲，可滋补肾水、清泄肝火，对于病程日久属阴虚火旺者起到了养阴血、清虚热的作用。

（6）疱疹发病多见于中老年人，临床应用本法疗效显著，急性期一般可以 8 ~ 12 天治愈，不留任何后遗症。但门诊中也常遇到带状疱疹后遗症的患者，多数病程在 1 ~ 6 个月，也有患病 1 ~ 3 年迁延不愈的，经除菀截龙法治疗皆能取得良效。

【操作中注意事项】

（1）针具和放血部位必须消毒，以防感染。刺络时，下手宜轻，刺入宜浅，出血如球如点为宜，切忌用力过猛。

（2）放血后 24 小时之内勿洗澡以防感染，贴身内衣选择全棉质的，且要经常更换。

（3）如疱疹破溃，局部可涂龙胆紫，以防感染。如疱疹分泌物较多，可按外科常规清洁局部皮肤。

（4）凡贫血、体质虚弱者、低血糖者、低血压者、血液病者及孕妇等不宜放血。

（5）在治疗过程中，患者必须忌口，如辛辣、鱼虾海鲜、牛羊肉等食物。

附：王乐亭教授经验配方制定时间表（表 2-2）

表 2-2　　　　王乐亭教授经验配方制定时间表

序	年代	方名	备注
1	1929 年	六寸金针	1929 年开始用金针替代原有银针
2	1948 年之前	刺募补虚法	由于社会贫穷落后，虚损病人甚多。具体时间不详
3	1948 年之前	十全大补方	
4	1957 年	五脏俞加膈俞	受《针灸大成》启发，扩大使用范围。
5	1957 年	六腑俞加膈俞	
6	1958 年	督脉十三针	在医疗实践中创新
7	1958 年	任脉十二针	
8	1959 年	背部老十针	
9	50 年代后期	手足十二针	具体时间不详
10	1962 年	十二透刺法	
11	1962 年	固源节流法	
12	1962 年	补肾兴阳术	偶然从一疑难病例的总结而制定
13	1964 年	养阴清肺法	
14	1965 年	华佗夹脊穴	
15	1966 年	老十针	经多年筛选，最后才定型
16	1968 年	太阳治瘫法	"文革"期间，北京拥入不少的下肢截瘫病人，在治疗中所应用的配方经过反复筛选后所制定为经验方
17	1968 年	阳明治痿法	
18	1968 年	少阳利节术	
19	1975 年	三阴缓痉法	在实践中发现痉挛性瘫痪而制定
20	1975 年	嗜睡得效神针	
21	1975 年	安神定志法	

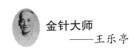

序	年代	方名	备注
22	1975 年	肘臂扫风方	
23	1975 年	鹤膝通络法	
24	1975 年	抗冻解凝方	

【说明】临证经验配方选共收录王乐亭教授经验配方 41 首。其中 24 首能回顾出定型的时间与背景，其余 17 首的具体时间暂未考证清楚。总之，每一首经验配方都是通过王老的经验、智慧在临床反复实践与探索中积累而成，这些验方相当宝贵，是为后学者留下的财富。

第三章
医 案 精 选

王乐亭教授临证数十载，活人无算，每有起死回生之举。这里选录了16篇临床医案，反映了王乐亭教授在疑难病症方面的治疗经验。

一、急惊风

王某，男，4岁。初诊日期：1956年7月15日。

父母代诉：3天前，因发烧（体温38℃）精神不振，去某医院注射退热剂后，身热未退，昨天突然抽风，即去某医院急诊，又注射退烧针，抽风反而频繁发作，来我院门诊。现症：壮热，两目上视，牙关紧闭，四肢抽搐，两手紧握，抽搐过后则见小的抽动，而后昏睡，小便失禁，大便二日未解。面色潮红，呼吸急促，口唇干裂而红。脉象浮数，扪之脘腹胀满。

【辨证】外感时邪，热极生风。

【治法】清热解表，平肝息风。

【处方】十宣放血。针刺人中、合谷、太冲（开四关），针后未缓解，即请王乐亭教授会诊，用三棱针速刺涌泉、劳宫放血，约20分钟后抽搐停止。

【治疗经过】针刺放血后，观察1小时未再抽搐，当晚体温退至37.5℃，抽搐止后未再发作。次日复诊时，热势已退，改针中脘、足三里、内关调理脾胃（用补法）。1周后家长来门诊叙述病情，患儿已恢复健康，一切良好。

【按语】急惊风属于儿科四大证之一。《幼科发挥》说："急惊风者，肝风甚而心火从之。"惊风是心、肝功能失调，系因风、火、食、痰、受惊等引动心火肝风而致。

急惊风发作突然，抽搐有力，口噤痰鸣，甚则角弓反张，脉实。本例系因外感时邪、热极动风，正如王肯堂所说："此内夹实热，外感风邪，心家受热积惊，肝家生风发搐，肝风心火，二脏交争，血乱气并，痰涎壅盛，百脉凝滞，关窍不通。风气蓄盛，无所发泄……"在治疗时先以十宣泄热，四关开窍平肝，人中镇静，而惊风未平。王乐亭教授独取心包经之劳宫以清心开窍，取

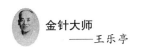
肾经之涌泉以镇龙雷之火，用三棱针速刺放血，20 分钟后，邪热得去则风自平息。刺劳宫、涌泉清热息风，镇痉安神，王老体会犹如牛黄清心之妙。对于本例的治疗，实属经验丰富且有胆识之佳作。

二、咳　喘

例 1：徐某，男，7 岁。初诊日期：1968 年 10 月。

家长代述：患儿 4 岁时曾患感冒，咳嗽数月，继发喘息，经治而愈。但是体质较差，消瘦，平时容易感冒，每次发病则咳喘 7 ~ 8 日才能缓解，逐年发作频繁。今年来咳喘加重，呼吸困难，气憋欲断，不能平卧，咳吐白色黏稠泡沫样痰液，偶尔夹有血丝。本次因外感咳喘已发作 5 日，咳则气憋，汗大出，痰出气续，手足厥冷，咽干颧红，不思饮食，睡眠不安，大便稍干，尿清。胸透未见异常，服中西药未效。舌质淡尖红，苔少色白，脉细数。

【**辨证**】气阴两虚，肺失肃降。

【**治法**】补气益阴，肃肺化痰。

【**处方**】养阴清肺方与止嗽平喘方加减：鱼际、太溪、天突、俞府、乳根、中府、膻中、灵台（灸）、肺俞、风门。

【**手法**】补法。隔日 1 次。

【**治疗经过**】针治 2 次后，咳喘好转，4 次后痰液减少，气促平稳，睡眠尚安。改针天突、中脘、俞府、鱼际、足三里 2 次，咳喘缓解，继针 1 次以巩固疗效，停诊观察。嘱其父母每晚睡前用艾条灸风门、肺俞各 5 分钟。1 月后追访，未再复发。

例 2：张某，男，52 岁。初诊日期：1969 年 12 月 5 日。

患者咳喘已 3 年。病起于感冒之后，曾经治疗 1 个月，症状缓解。3 年来入冬则喘咳发作，至夏季才好转。痰中偶带血丝，近 1 年来症状加重，发作频繁，不能过劳。近 5 ~ 6 天来，鼻塞流涕，咳喘气急，胸闷气憋，不能平卧，痰不易咳出，体乏无力，纳食不香，夜寐易醒，大便干燥，小便短赤。经某医院检查，诊为支气管扩张，服氨茶碱仅能缓解数小时。患者体瘦，面黄，舌质红，苔黄稍腻，脉沉滑。

【辨证】痰浊内蕴，肺失宣降。

【治法】宣肺化痰，平喘止咳。

【处方】风府、大椎、风门、肺俞、合谷、灵台（灸）。

【手法】泻法。

【治疗经过】经针治 5 次，外感已除，鼻涕已止，咳喘减轻，已能平卧而眠。舌苔薄黄，脉沉滑。改拟：天突、中脘、俞府、膻中、乳根、内关、合谷、太溪。手法：俞府、太溪用补法，其他用泻法。经治 6 次后，咳嗽已除，但仍有喘促，动则喘甚，再以上方治疗 6 次。复诊，喘未再作。

【按语】咳喘为呼吸道常见病症之一。一般认为有声无痰为之咳；呼吸困难，张口抬肩，不能平卧，谓之喘。本病的发生与肺、脾、肾三脏功能障碍有密切的关系。正如《医学入门》所说："脾为生痰之源，肺为贮痰之器。"《景岳全书》中也指出："凡类中风之多痰者，悉由中虚而然。夫痰即水也，其本在肾，其标在脾。在肾者，以水不归源，水泛为痰也；在脾者，以食饮不化，土不制水也。"又因肺主气，司呼吸。肺主呼气，肾主纳气，是故肺、脾、肾三脏在生理病理上相互关联，相互影响。实证咳喘大多责之于肺，多由风寒或风热袭肺，使之肺气不宣，气逆而失于清肃，病势急骤，咳嗽声高而痰壅；虚证多责之于肾，由于元气亏损，肾不纳气而致，病势徐缓，咳嗽声低而息短，呼吸不相接续。王乐亭教授治疗咳喘时，多采用他的经验方：止嗽平喘方和养阴清肺方合用，并随证加减。

止嗽平喘方的组成为：天突、俞府、乳根、中府、膻中。本方是王老根据两个古方结合自己的临床经验而组成的，其中俞府、乳根是《玉龙赋》中的穴方，主治风痰气喘；天突是《灵光赋》中的穴方，主治痰喘；再加入肺经的中府穴、任脉的膻中穴，即为平喘化痰方，此方侧重于治疗痰阻气道，肺失肃降所致之咳喘。天突为任脉穴，为阴维任脉之会，功能为开胸顺气、化痰定喘镇咳，以降肺肾之逆气。俞府为足少阴肾经穴位，功能降逆平喘，足少阴肾经与足阳明胃经并行，而冲脉又隶于阳明，故三经皆有一定的联系，其功能降冲逆之气，调理肾气，疏通肺气，故咳喘得以平息。乳根穴为足阳明胃经脉气所发，能降气化痰，主治咳逆气促，久嗽不止。中府为肺经之募，主治肺系之急，能通宣理肺；膻中为八脉交会穴之气会，亦为心包之募穴，能宣肺降逆、宽胸化痰。五穴相合，具有理肺平喘、化痰止咳之功，临床多用泻法。

养阴清肺方的组成为：鱼际、太溪。太溪为足少阴肾经之原穴，通达三焦原气，调理五脏功能，又能退热敛汗，佐鱼际泻肺热祛邪而扶正。王乐亭教授拟定本方，旨在取其养肾阴，清邪热，以免火邪刑金；滋阴液，润肺燥，以求金水相生。本方适用于肺痨咳嗽及肾气不固之虚证咳喘，临床多用补法，且忌用灸。

例1属于气阴两虚、肺失肃降，治以补气益阴、肃肺化痰，故用养阴清肺方与止嗽平喘方合用，施以补法，加灸灵台、肺俞、风门，以补气助肺定喘。针治2次后，症状好转，改针天突、中脘、俞府、鱼际、足三里以降逆平喘，止咳化痰，益肾补肺而收功。

例2证系痰浊内蕴、肺失宣降，治以宣肺化痰、平喘止咳。因为患者新感未尽，根据"急则治其标"的原则，先取风府、大椎、风门、肺俞、合谷施以泻法，加灸灵台以解表宣肺，平喘止咳。经治5次外感已除，然后用止嗽平喘方、养阴清肺方化裁，以治其本。取其俞府、太溪用补法，以滋肾益肺；天突、中脘、内关、合谷、丰隆用泻法，以降逆平喘、止咳化痰、开胸宣肺。继续针治1疗程，咳喘平息，未再发作。

三、头 痛

例1：程某，女，44岁。

3天来外感头痛，流涕，身热，四肢酸沉，咽痛，咳嗽无痰，口干。头痛牵扯前额及颞部，尤以颞部痛甚。自觉恶风，左眼发胀，夜寐不安，食欲不佳，大便干，面色微红，鼻音重浊。舌苔薄黄，舌尖红，脉浮。

【辨证】外感风热，邪袭络脉。

【治法】疏风清热，祛邪活络。

【处方】百会、风池、神庭、太阳、合谷。

【手法】泻法。

【治疗经过】每日1次，针治2次后，感冒已好，再以原方加攒竹针刺2次，头痛痊愈。

例2：祁某，女，38岁。初诊日期：1977年6月7日。

1周来左侧偏头痛，阵发性发作，以头顶及耳后刺痛为主。左侧耳鸣发堵，下午较重。睡眠尚可，纳食一般，二便自调。舌苔薄白，脉细弦。

【辨证】邪客少阳，络脉阻滞。

【治法】和解少阳，疏通脉络。

【处方】风池透风府、丝竹空透率谷、头维透曲鬓、合谷、阳陵泉。

【手法】泻法。隔日1次。

【治疗经过】针3次后，头痛减轻，耳后刺痛次数减少。再以上法治之，继针4次，头痛缓解。

例3：李某，男，12岁。初诊日期：1978年3月。

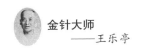

头痛 3 月余，近来感冒发热 2 天，烧退后，头痛加重，痛甚则呕吐，面色苍白，发冷，头痛以前额及两侧为甚。食纳差，睡眠欠佳，大便不成形，小便正常。某医院诊断为血管神经性头痛。舌质淡红，舌苔薄白，脉沉滑。

【辨证】外感余邪未尽，脾胃不和。

【治法】疏解余邪，健脾和胃。

【处方】风府、风池、百会、太阳、合谷、神庭、中脘、足三里、太冲。

【手法】泻法。

【治疗经过】针治 2 次，头痛缓解；针治 13 次，痊愈。

例 4：白某，男，51 岁。初诊日期：1966 年 5 月。

3 个月前因感冒，头痛眩晕作呕，心悸，身热（38℃），经治后热退，唯头晕、前额痛未除，日渐加剧，伴有心悸、欲吐、不能起坐。头不能左右环顾，夜寐不安，多梦。双下肢发凉，关节酸痛，阴雨天更甚。食纳不香，脘闷腹胀，小便灼热。大便稀，日解 1 ~ 2 次。面色暗而无华，舌苔薄白，舌质淡，脉弦细。

【辨证】余邪未尽，脾胃不和。

【治法】扶正祛邪，健脾和胃。

【处方】老十针方加百会、攒竹、关元。

【手法】补法。

【治疗经过】按上方针刺 3 次后，头晕、前额头痛减轻，食纳增加，脘胀大减。继用上方加三阴交，针治 6 次后，诸症继减，仅感下肢发凉。继按上方加膝阳关、阳陵泉，针治 6 次后症状基本消失。为了巩固疗效，隔日针 1 次，又用手足十二针方治疗 3 次而痊愈。

例 5：戴某，男，69 岁。初诊日期：1976 年 12 月 31 日。

左侧偏头痛 2 周，近来头痛发作频繁，症势加重，每因情志不遂即发作，且伴有明显的头部跳痛、心慌、气短、心烦不安。

在某医院诊为血管神经性头痛。大便干燥，四五日一次，小便黄，面色红润，舌苔淡黄，脉弦滑。

【辨证】肝胆火旺，郁阻脉络。

【治法】清泻肝胆，活络止痛。

【处方】风池、丝竹空透率谷、头维透曲鬓、合谷、太冲。留针30分钟。

【手法】泻法。

【治疗经过】每日1次，共针4次而痊愈。

例6：程某，女，20岁。初诊日期：1976年6月。

左侧偏头痛已半年，且以闷痛为主，下午尤甚，自觉睡眠后头痛可以缓解。食纳尚可，二便自调。舌苔黄腻，脉弦滑。

【辨证】肝胆湿热，郁阻脉络。

【治法】清热利湿，通经活络。

【处方】头维透曲鬓、丝竹空透率谷、列缺、合谷。

【手法】泻法。

【治疗经过】针治4次而愈。

例7：田某，女，36岁。初诊日期：1979年11月。

患者头痛3个月，日渐加重。经常双侧颞部跳痛，上午尚轻，下午加重，晚上更甚。痛时如割如裂，发作时用双手按压痛处略能减轻。食欲不振，睡眠欠安，二便自调，月经量少，色淡。舌苔薄白，舌质淡红，脉沉弦细。

【辨证】气血两虚，肝旺气逆。

【治法】调补气血，平肝降逆。

【处方】风池、丝竹空透率谷、头维透曲鬓、内关、合谷、太溪。

【手法】泻法，太溪用补法。

【治疗经过】按上方针治3次，头痛减轻，夜间头痛明显好转，再以原方治疗4次，头痛已除，睡眠已安。为巩固疗效又继

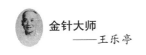

针 2 次，共针刺 12 次痊愈。

【按语】头痛是临床常见的证候之一。多种原因都可以引起头痛，但不外乎外感与内伤两大类。内伤头痛常见者有：肝胆火逆，胃中积热，痰湿内阻，瘀血阻滞，肝肾阴虚，或阴虚阳亢，阳气衰微等。因为头为"诸阳之会""清阳之府"，又为髓海所在，凡五脏精华之血，六腑清阳之气，皆上注于头，故六淫之邪外袭，上犯于头，邪气稽留，阻滞阳络或内伤诸疾，以致气血逆乱，瘀阻经络，蒙蔽清窍，脑失所养均可发生头痛。临床又有虚证、实证之分。王乐亭教授治疗头痛惯用他的经验方"头痛八针"。本方组成为：百会、风府、风池（双）、太阳（双）、合谷（双）。本方由督脉之百会、风府，足少阳胆经之风池，手阳明大肠之合谷，以及经外奇穴太阳共计八针组成，故名以"头痛八针"。督脉为"阳脉之海"，手足三阳共六条经脉，均与督脉相会于百会，而且督脉贯脊上头，循膂络肾；肾主元阴元阳，因此督脉具有调整和振奋人体元气的作用。取百会，施以补法，则升阳健脑（多用于虚证）；用泻法，则醒神开窍（多用于实证）。王老认为：百会穴之命名，是由于手足三阳经皆交会于头，五脏之气又在头上会合，故名曰百会，而百会为头之气街。风府，顾名思义为风之门户，取风府以疏风散邪。风池虽为足少阳胆经穴，但又是手足少阳经、阳维、阳跷四脉之会，功能为平降肝胆之逆气，清泻肝胆之郁火，且为疏风之要穴，故能清头窍，醒神定痛。百会、风府、风池相配，疏通头面经络，使之气血流通；太阳为经外奇穴，是手足少阳经、手太阳经之会穴，能疏通三者之经气，使之气行血行，通则不痛；合谷为手阳明大肠经之原穴，能升能降，能散能通，能走肌表，使清轻之气上浮，泻合谷能清气分之热，配太阳能散风解表，通经活络。总之，"头痛八针"的功能是通经活络，扶正祛邪，疏风止痛。根据不同的证型，分别采用补、泻手法，用于治疗各种头痛。另外，可根据头痛的部位，配合局部取穴，收效更好。

本组七例的治疗即为"头痛八针"的具体应用。

例1，证属外感风热，邪袭络脉。治以祛风清热，活络祛邪。取头痛八针化裁，用神庭易风府，施以泻法。神庭亦为督脉穴位，配百会解表散热，清脑止痛。针治2次，感冒已轻，原方加攒竹（足太阳膀胱经穴），以增强解表之功，再针2次而愈。

例2，证属邪客少阳，络脉阻滞。治以和解少阳，疏通脉络。本例为偏头痛，采用王老针治偏头痛的经验方，即丝竹空透率谷、头维透曲鬓、风池透风府三组透穴。丝竹空属三焦经，率谷属足少阳胆经，二穴相配，能和解少阳，舒理气机；头维、曲鬓属足阳明胃经及足少阳胆经穴，也是局部取穴，功能为调气和血；风池、风府属胆经及督脉穴，功能为解表疏风。采用透刺法旨在一针贯数经、通数穴，既沟通经气，又免于多刺易伤皮卫之弊。三组透穴相配，用于患侧，补泻手法随证变换。本例为左侧偏头痛，故用上方（施以泻法）加合谷、阳陵泉。合谷为四总穴之一，取其降逆、清热、散风；阳陵泉为胆经之合穴，主逆气而泄，故能降肝胆之逆气，搜头面之风邪，共针治7次而头痛缓解。

例3、例4均系外感表证已解，余邪未尽，脾胃受损，以致头痛等证。治以疏散余邪，健脾和胃。例3方用头痛八针，加神庭表散余邪，加中脘、足三里、太冲健脾和胃，全方扶正祛邪。经针2次，头痛缓解，经1疗程迁延3月之头痛即获痊愈。例4并发湿邪内蕴，阻滞经络，脾失运化，胃失和降，症状较显著，故以"老十针"方健脾和胃为主；加百会、攒竹通阳疏散余邪；加关元补肾助阳，釜底添薪，以助脾土之运化。经针3次，头晕头痛等症大减，再加三阴交益肾健脾。又由于湿阻经络，以致患者自觉下肢发凉，关节酸痛，故加用膝阳关、阳陵泉舒筋利节，针治6次后症状基本消失，后用手足十二针方通经活络，调和气

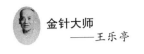

血而收功。

例5，证属肝胆火旺，郁阻脉络，以致左侧偏头痛，仍可用治疗偏头痛之经验方（丝竹空透率谷、风池透风府）加合谷、太冲，以清泻肝胆之郁火，活络而止痛。

例6，证属肝胆湿热，郁阻脉络所致左侧偏头痛。治以清热利湿，通经活络，用治偏头痛经验方两组穴（头维透曲鬓、丝竹空透率谷）加列缺、合谷，以调气机，助气化，使邪去而正安。

例7，证属气血两虚，肝胆气逆以致头痛。治以调补气血，平肝降逆。用治偏头痛方加内关、合谷、太溪。内关为心包经之穴，理气舒郁，清三焦之热，以平肝降逆；太溪为足少阴肾经之原穴，施以补法以滋肾水，二穴相配使之水火相济，安神镇静；合谷功能为调理气血，舒通经络。针治3次，头痛减轻，7次后睡眠已安，共针12次而愈。

四、呃　逆

李某，男，45岁。初诊日期：1976年9月15日。

数日来自觉胃脘不适。3天前早饭后呃逆发作，逐渐加重，以致呃逆频作，午饭后更重。曾经某医院治疗未效。现症：呃逆不止，影响进食，但不呕吐。胃脘不适，胸部发闷，疲乏无力，夜寐不安，大便二日未解，溲短赤，面黄体胖，舌苔黄腻，舌质红，脉弦滑。血压150/90mmHg。

【辨证】肝郁胃热，上气呃逆。

【治法】疏肝和胃，清热降逆。

【处方】中脘、气海、天枢、内关、章门、足三里、巨阙、丰隆。

【手法】泻法。

【治疗经过】次日复诊，针后呃逆稍减而未止，拟用下方：

巨阙、中脘、膻中、天突、气海、足三里、太冲。三诊：呃逆渐缓，再拟下方：幽门、中脘、气海、天枢、内关、章门、足三里。四诊：呃逆基本缓解，每日发作 6 ~ 7 次，已能进食，胃脘不适已消除，仍按上方针治。五诊：共针治 5 次，呃逆已除，饮食正常，大便已通，按上方再针治 1 次。1 月后随访未再复发。

【按语】呃逆是指气逆上冲，呃逆连声，短促频繁，不能自控的证候，俗称"打嗝"，古名为"哕"。多因感受寒凉，饮食不节；或情志不舒，肝火犯胃；以及劳累太过，中气耗伤，致使气机逆乱，发为呃逆。若见于久病重症患者，如呃逆时作不休，属于胃气将绝的危象。临床可分为虚实两类，呃声有力者为实，无力者为虚。寒证畏冷喜暖，热证口渴便秘；食滞则腹满，嗳腐吞酸；肝郁则胁胀，脘闷纳呆；兼见畏寒肢冷，则为阳气虚衰之证。

本例证系肝郁胃热，胃气上逆而致呃逆频作。治以疏肝理气，清热和胃之法。使用"老实针"方化裁，均用泻法。方中气海、中脘、天枢、内关、足三里调中和胃；章门疏肝理气；加巨阙以降胸膈之逆气；丰隆为胃经之络穴，能调胸膈降逆气，清热化湿。故针治 1 次症状减轻；为增强其调气降逆、宽胸利膈之功，加用膻中、天突、太冲、幽门等穴。经治 6 次，呃逆已除，饮食、二便恢复正常。

五、偏瘫（癔病性瘫痪）

刘某，女，60 岁。初诊日期：1976 年 8 月 25 日。

患者发作性左半身瘫痪 1 年。近 1 年来，左侧上肢、下肢瘫痪，反复发作，语言謇涩，撮口。初病时瘫痪症状较轻，发作时肢体不能活动，30 ~ 60 分钟即可缓解。症状日益加重，无论是在家中或到户外均不能自行控制。每次发作均有先兆，先感胸闷不适，但不能自行控制其发作。多数医院诊为脑血管痉挛、高血

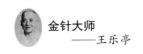

压脑病。曾在某医院住院治疗两个月，未见明显好转，失眠、纳差，二便自调。面黄无光泽，痛苦面容，体瘦，神经系统检查未发现阳性体征。舌苔薄白，脉弦细。血压 170/110mmHg。

临诊时，正值左侧半身瘫痪，不能说话，神志尚清醒，表情尚属正常，能理解问话的内容，但不能回答。经详细观察，最后诊断为癔病性瘫痪。

【辨证】心肝血虚，筋脉失养。

【治法】补益心肝，濡养筋脉。

【处方】发作时速刺人中，五脏俞加膈俞方（肺俞、心俞、膈俞、肝俞、脾俞、肾俞）。

【手法】补法。

【治疗经过】每周 2 次。针治 6 次，发作间隔期间延长，持续时间减少至 9 分钟左右，最长时间不超过 20 分钟。仍继用上方针治，约 2 个月针刺 20 次，发作基本停止。继以上方又针 3 次停诊，随访 5 年未发作。

【按语】患者病程已 1 年余，经多方检查，疑诊为脑血管痉挛、高血压脑病，给予相应的治疗，均未获效。来诊时突然发作，呈完全性偏瘫，意识正常，病理反射均属阴性，即按上方施针，又速刺人中，则偏瘫消失，口角抽搐缓解，活动恢复正常。

详审其脉证属于心肝血虚，筋脉失养，以致发作性瘫痪。因为心主神明，主血脉，开窍于舌；肝藏血，主筋。患者年已花甲，气血俱虚。且因女子以血为主，故阴血常虚而气常有余。血虚则心肝失养，筋脉失润，故发作时失音不语、撮口、一侧肢体废用。又因情志郁闷而致，故发作前胸闷不舒，继而肢体瘫痪不用，失眠纳差、脉弦细均系心肝血虚之候。治以补益心肝，濡养筋脉。方用五脏俞加膈俞，施以补法，以调气和血，扶正固本，调理阴阳，效若桴应。从而可知对于以瘫痪为主的病症，在辨证上也应根据其临床特点，正确加以判断。

六、偏瘫（中毒性脑病后遗症）

张某，女，5岁。初诊日期：1976年10月6日。

患儿失语瘫痪两个月。今年8月患中毒性痢疾，持续高烧、昏迷、抽搐8天。经住院治疗清醒后，随之发现右半侧肢体偏废，右上肢不能高举，右手不能握物，右下肢全瘫。颈项软弱不能抬头，左侧上肢活动尚正常，下肢软弱无力。食欲不振，大便定期排出，呈球状粪便，小便尚可排出（反射性膀胱）。患者形体消瘦，面色黄，舌质淡，苔薄白，脉弦滑。右上下肢屈曲挛缩，痛觉尚存在。腹壁反射（＋），右膝腱、跟腱反射亢进，巴氏征右（＋），左（±）。运动功能：左下肢股四头肌肌力3级，右下肢运动功能丧失，右足内翻。西医诊断为中毒性脑病后遗症。

【辨证】疫痢热毒，扰神耗津，肝胃阴亏，筋脉失养。

【治法】健脑醒神，滋补肝肾，濡养筋脉。

【处方】

方1：百会、风府、大椎、身柱、至阳、筋缩、脊中、悬枢、腰阳关、命门。

方2：王氏夹脊穴：胸2、4、6、8、10、12，腰2、4，椎旁三分。

方3：手足十二针方：曲池、内关、合谷、阳陵泉、足三里、三阴交加百会、廉泉、天突、通里。

以上3套处方，交替使用，隔日1次，12次为一疗程。

【手法】补法。

【治疗经过】经治1疗程后，可以扶持迈步，头可以抬起，右上肢可以活动，但仍有痉挛、言语障碍、定期排便，仍为反射性膀胱。取穴同上，在第一组方中加大杼、绝骨、照海，连续治疗两个月，患者可以独立行走，言语基本正常，但智力、思维仍迟钝，二便恢复正常，右上肢活动仍欠灵活，右足内翻。在第3

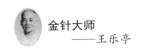
组方基础上加解溪、丘墟，再针6次，完全恢复正常。

1978年4月追访时，患儿上肢活动自如，手能握物，下肢活动良好，可以跳跃；言语基本正常，偶有个别字发音不清；右足稍显内翻，二便正常。检查病理反射消失，两侧生理反射基本对称，临床痊愈。

【按语】患儿由于热毒过盛，热扰神明，以致昏迷；热灼津液，肝木失养，则筋急抽搐；筋脉失养则肢体废痿不用。

肾主二便，膀胱与肾相表里，气机失司则排尿不畅；阴津损耗，则大便干结不通。病患已2月之久，高热灼耗，气阴两伤。治以滋补肝肾，益髓健脑，调和气血，濡养筋脉，调理二便。

王乐亭教授治疗此症采用"治瘫十一法方"的三套处方，交替使用，隔日1次。第1套用督脉十三针方加百会、廉泉、天突、通里，疏通督脉，补髓健脑；第2套王氏夹脊穴方，疏导阳气，调理脏腑；第3套手足十二针方，疏通经络，调和阴阳。经治1个疗程之后，四肢运动功能有所恢复，余症同前，仍取上穴，在第1组方中加大杼、绝骨、照海。第3组穴方加解溪、丘墟，以加强疏通经气，舒筋利节之功。经3个疗程针治，肢体功能恢复正常，两年后追访，情况良好。本例的治疗方案，突出了"治瘫首取督脉"的学术观点，加用手足十二针方，实乃重视调理气血、治疗整体之意。

七、瘫痪（煤气中毒后遗症）

王某，男，27岁，煤矿（消防队）工人。初诊日期：1976年8月。

患者因煤气中毒后四肢瘫痪已有半年之久。半年前因煤气中毒而致昏迷，当时口吐白沫，不省人事，小便失禁。经急救后，神志半清醒，四肢瘫软，失语，二便失禁。此后，四肢肌肉松弛，不能屈伸，手指拘急，翻身起坐活动障碍，手足发凉，大便干燥，需要定时灌肠，小便失禁。患者面色白，表情呆滞，两目斜视，舌质淡红，舌苔薄白，脉细弦。血压 120/80mmHg。

【辨证】毒邪伤神，筋脉失和。

【治法】健脑醒神，濡养筋脉。

【处方】

方1：督脉十三针方：百会、风府、大椎、陶道、身柱、神道、至阳、筋缩、脊中、悬枢、命门、阳关、长强。

方2：五脏俞加膈俞方：肺俞、心俞、膈俞、肝俞、脾俞、肾俞。

方3：足太阳膀胱经配肾经：八髎、环跳、承扶、殷门、委中、承山、昆仑、涌泉。

方4：任脉配肝、胃二经穴加减：巨阙、中脘、下脘、气海、关元、中极、梁门、天枢、水道、章门。

方5：足阳明胃经配脾经：气冲、髀关、伏兔、犊鼻、足三里、上巨虚、下巨虚、解溪、陷谷、内庭、三阴交。

方6：手足十二针方：曲池、内关、合谷、阳陵泉、足三里、三阴交。

六组配方，交替使用。

【手法】补法。

【治疗经过】第1疗程，取方1、方5、方6加百会、人中、中脘、气海、关元。针治后，四肢可以屈伸，能翻身靠坐，大小便能控制，可以说简单的字，神志清醒。第2疗程，取方1、方3足太阳膀胱经配肾经的下肢穴，方5加肩髃、曲池、合谷、中脘、关元、阳陵泉，针后四肢活动逐渐灵活，手指可以屈伸，能靠墙扶拐站立片刻。第3疗程，取方1、方3足太阳膀胱经配肾经的下肢穴，方5、方6加人中、中脘、关元、中极、阳陵泉。针后在护理人员的保护下能扶拐行走，大小便能控制，可手持小匙吃饭，可以说简单的话，但吐字缓慢，神志清楚，两眼仍有斜视。第4疗程，取方2、方5、方6加中脘、关元、阳陵泉、带脉。针后患者自己能扶单拐站立，二便自调，言语清楚，神志恢复正常。第5疗程，取穴同上，针后能弃拐杖独立行走，但较缓慢，上肢及手指可屈伸持物，但手指仍发僵。第6疗程，取方4、方5、方6，针后能缓步，独立行走，说话逐渐流利，能准确地回答问题。针治3个月为一疗程，共计治疗2年，临床痊愈。

【按语】煤气中毒即一氧化碳中毒。由于中毒后脑组织缺氧，功能受损害，以致精神、运动障碍。中医辨证属于痰迷心窍、毒邪伤神、筋脉失和等证范畴。患者来诊时表情呆滞，两目斜视，四肢废用，大便不通，小便失禁。证系毒邪伤神，筋脉失和。因为脑为元神之府，心主神明，主明则下安，主不明则十二官危。王乐亭教授使用"治瘫十一法方"进行治疗，第1疗程选用方1"督脉十三针方"，以疏通督脉，补髓健脑；方5，足阳明胃经配脾经，以调胃健脾，养血荣筋；方6，手足十二针方，以疏通经络，调和阴阳，加百会、人中、中脘、气海、关元以醒脑明神、调中益肾。第2疗程，选用方1"督脉十三针方"，以疏通督脉，补髓健脑；方3足太阳膀胱经配肾经的下肢穴，以调节膀胱、强筋健步；方5足阳明胃经配脾经，以调胃健脾，养血荣筋；加肩髃、曲池、合谷、中脘、关元、阳陵泉以疏通上下肢之经气、舒筋利节，并能调理先天与后天。第3疗程，继续使用方1、方3、方5、方6，加人中、中脘、关元、中极、阳陵泉，功效同上。第4疗程，选用方2五脏俞加膈俞方以调补五脏、益气和血；以及方5足阳明胃经配脾经，方6手足十二针方加中脘、关元补先天调后天；阳陵泉与带脉穴，用以解痉利节。第5疗程，选穴同第4疗程。第6疗程选用方4任脉配肝、胃二经穴加减，以育阴固本、疏肝和胃，与方5足阳明胃经配脾经，方6手足十二针以调胃健脾、活血通经。本例因为病情较重而复杂，病程也长，治疗比较困难，但是最后的疗效尚称满意。从整个疗程来看，对于治瘫十一法方运用比较典型，也就是对于各种法则和处方的运用与相互配合、交替使用娴熟如意，因此疗效较好。

八、郁　症

例1：王某，女，43岁。初诊日期：1974年3月25日。

自述平素多思多虑，好生闷气。近半年来，心情苦闷，突然语言不利，说话吐字不清，自觉舌根发硬，舌头发短并向舌根部收缩。胸口堵闷，饮食无味，食后脘腹胀满。半年来一直不能工作，精神萎靡不振，睡眠差，多梦，二便自调，月经尚正常。曾经某某医院检查，诊断为神经官能症。经中西药治疗未效。面色黄，体瘦。舌苔薄白略干，脉沉细弦。

【**辨证**】肝郁气滞，脾胃不和。

【**治法**】疏肝解郁，健脾和胃。

【**处方**】老实针方：中脘、气海、天枢、内关、章门、足三里加廉泉。

【**手法**】泻法。

【**治疗经过**】按上方治疗6次后，说话较前流利，腹胀堵闷渐轻，睡眠仍差，夜卧多梦，有时因噩梦惊醒。改用五脏俞加膈俞方，每周针3次，连续2周。针后精神好转，语言较前流利，舌体发硬、收缩现象基本消失。取穴如前，两套配方交替使用，每周3次。

5月25日复诊：每晚能睡8小时，胸闷已大减，有饥饿感，饭后腹胀亦减轻，按原方继续治疗。6月21日复诊，症状基本消除，停止治疗。半年后追访，未再复发。

例2：韩某，女，40岁。初诊日期：1979年4月10日。

胸胁胀闷已半年，去年10月份，因与同事发生口角，开始

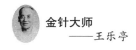

觉得胸中堵塞，服疏肝丸未见好转，日趋加重，胃脘及两胁发胀，背部酸沉，饥不欲食，不易入睡，不能仰卧，久立则心烦意乱，周身无力，头晕，大便干燥，小便正常。下肢有轻度浮肿，体胖，舌苔白腻中心稍黄，舌质绛，脉沉滑。

【辨证】肝失条达，木郁土壅。

【治法】疏肝健脾，宽胸理气。

【处方】三脘、气海、天枢、内关、足三里，隔日针治 1 次。

【手法】泻法。

【治疗经过】治疗 3 次，胸部堵闷减轻，胁肋仍胀，睡眠尚差，再改拟处方如下：

方 1：五脏俞加膈俞方。

方 2：老十针方：三脘、气海、天枢、内关、足三里。

两组配方交替使用，每组方连刺 2 次，针治 1 个月，胸中堵闷已除，胁胀消失，睡眠、纳食均好，劳累时头晕、心烦。再以前方加百会、膻中、风池，继续治疗 6 次，诸证均除。

例 3：金某，女，50 岁。初诊日期：1963 年 9 月 14 日。

心悸失眠半年。患者于 1963 年 3 月由于忧虑，加之操劳过度而致心悸、气短、失眠、记忆力减退，曾服中药效果不显，近来仍感头晕头胀，饮食减少，大便干燥，小便正常，面色黑而无泽，体瘦。舌质淡，舌尖红，语声无力，脉沉缓。

【辨证】思虑过度，心脾两伤。

【立法】补益气血，养心安神。

【处方】

方 1：神门、内关、中脘、气海、章门、足三里、三阴交。

方 2：五脏俞加膈俞方。

两组配方交替使用，每周 3 次。

【手法】补法。

【治疗经过】针治 12 次，失眠、心悸、气短大为好转；又继用上法治疗 1 个月，症状皆除。

例 4：李某，女，32 岁。初诊日期：1967 年 11 月 7 日。

失眠多梦已 3 年，伴有头晕、头痛、心悸、气短、健忘等症。劳累后则诸症加重，手足经常发凉，饮食尚可，二便自调。面色无光泽，体瘦，舌苔薄白，脉沉细。

【**辨证**】心脾不足，阳气虚衰。

【**治法**】补益心脾，温阳安神。

【**处方**】

方 1：神门、内关、百会、神庭、中脘、气海、足三里、三阴交、关元（灸）。

方 2：五脏俞加膈俞方加风池。

两组配方交替使用，隔日 1 次。

【**手法**】补法。

【**治疗经过**】针刺 6 次，诸症好转。继以上方治疗 6 次，症状大减。再继续针灸 4 次，痊愈停诊。随访 2 月情况良好。

例 5：刘某，女，30 岁。

患者自觉颈部发紧，咽喉部发堵已数月，两手指挛缩不能伸展，情绪紧张则手指挛缩加重，经服西药未效。睡眠、饮食尚可，二便自调。舌苔薄白，舌质淡，脉细弦。

【**辨证**】肝郁气滞，筋脉失养。

【**治法**】疏肝解郁，濡润筋脉。

【**处方**】天突、膻中、内关、合谷、太冲。

【**手法**】泻法。

【**治疗经过**】针治 5 次，胸闷、颈紧、咽喉发堵已减轻，手指仍有时拘紧。再用上方加中渚，继续治疗 5 次，诸症皆除，临床痊愈。

【**按语**】中医所谓郁证，系指由于情志不舒、气机郁滞所致病证，主要表现为情绪抑郁、神志不宁、胁肋胀痛，或易怒

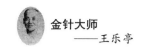
喜哭，以及咽中如有硬物梗阻（梅核气）、失眠等多种多样的症状。所谓"郁"者，滞而不通之意。郁证又可诱发其他病证，正如《丹溪心法·六郁》所说："人体气血冲和，万病不生，一有拂郁，诸病生焉，故人身诸病，多生于郁。"如若人之情志失常，则首犯气机，气病及血，气血同病，则变生多端。古人有"六郁"之说，即气郁、血郁、痰郁、湿郁、热郁、食郁等。百病又以气为先，故气郁首当其冲，继而血、热、痰、湿、食诸郁接踵而来。王乐亭教授治疗本病多采用其经验方"老十针"或"老实针"方。例1证属肝郁气滞，脾胃不和。治以疏肝解郁，健脾和胃，方用"老实针"加廉泉施以泻法。因患者伴有语言不利、吐字不清、舌本发硬，故加用廉泉以利舌本，标本兼顾。针治6次，说话流利，舌硬好转，余症减轻，再用五脏俞加膈俞，共针治2疗程，诸症消失。例2证系肝失条达，木郁土壅。治以疏肝健脾，宽胸理气，方用"老十针"，经治3次，症状减轻，再配合五脏俞加膈俞，经治1个疗程，诸症消失，仅遇劳累时有头晕、心烦，故以前方加百会、膻中、风池以清头目，宽胸理气。继治6次，诸症均除。例3证系劳思过度，心脾两亏。治以补益气血，养心安神。方用"老实针"合五脏俞加膈俞化裁，加用神门、三阴交以宁心安神。经治2个疗程，病症痊愈。例4证系心脾不足，阳气虚衰。治以补益心脾，温阳安神，仍用"老十针"方，五脏俞加膈俞方，加用神门、三阴交宁心安神；百会、神庭、风池以补脑醒神；灸关元温肾助阳。经治1个疗程，症状大减，继针4次而停诊，半年后追访，已获痊愈。例5以颈部发紧、咽喉似堵、手指挛缩不能伸开为主要表现，证系肝郁气滞，气机不畅，筋脉失养。治以疏肝解郁，调理气机，濡润筋脉。方用天突、膻中、内关、合谷、太冲。其中合谷、太冲以开四关；膻中、内关宽胸顺气；天突理气降逆，针治5次症状缓解，因手指时有抽紧之感，再以上穴加中渚，活络缓筋，诸症全除。

本组 5 例郁证，除例 5 外，前 4 例均以"老十针"、"老实针"，或五脏俞加膈俞方为主，单独使用或交替使用，或前后续用，治疗着眼于整体机能的调节，并以调理肝脾为中心，足以说明王老对于上述经验方的灵活运用和独到之处。

九、脏躁症

例 1：王某，女，17 岁。初诊日期：1967 年 7 月 31 日。

患者近 1 月来，因情志不遂而失眠，胸闷发憋，爱哭，喜怒无常。严重时则抽搐，四肢僵直，精神呆板。往往在忧思多虑之后易于发病。纳食量少，二便、月经尚属正常。舌苔薄白，脉沉细。

【**辨证**】肝郁不舒，发为脏躁。

【**治法**】疏肝解郁，宽胸理气。

【**处方**】

方 1：膻中、中脘、气海、内关、合谷、足三里、太冲。

方 2：五脏俞加膈俞方。

两方交替使用，隔日 1 次。

【**手法**】泻法。

【**治疗经过**】按上法针治 5 次，胸闷憋气减轻，两周来未发抽搐。继用上法治疗 3 次，胸闷已除，睡眠安好，精神好转，谈笑自如。投以平肝舒络丸，每次 1 丸，每日 2 次，共计 20 丸，临床痊愈。

例 2：聂某，女，29 岁。初诊日期：1968 年 5 月 21 日。

患者 1 月来哭笑无常，头晕，失眠，烦躁，胸部堵闷，多思，多虑，多疑，善太息，精神恍惚，易惊恐，食纳无味，大便干，小便黄，表情淡漠。舌苔薄白，脉沉细弦。

【**辨证**】肝郁气滞，发为脏躁。

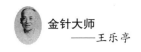
【治法】疏肝解郁。

【处方】百会、膻中、内关、合谷、太冲。

【手法】泻法。

【治疗经过】按上方针刺2次，胸部堵闷大减，仍有精神恍惚，有时在室内无目的地走动，不愿与人接触。再用上方针治4次，胸闷已除，烦躁情绪大减，哭笑失常未再发作。停针观察，经追访未再发作，并已参加工作。

例3：孔某，女，30岁。初诊日期：1967年8月12日。

两年来，因情志不遂而致精神恍惚，胸闷发堵，急躁不安，哭笑无常，多疑惊恐，有幻听，夜寐不安，易醒多梦，头胀痛，四肢乏力，食欲差，月经错后而量少，色紫。面色黄白无泽，舌苔薄白微腻，脉沉细。

【辨证】肝郁不舒，心脾两伤，发为脏躁。

【治法】补益心脾，疏肝解郁。

【处方】

方1：五脏俞加膈俞方，加百会。

方2：中脘、气海、内关、三阴交、神门、足三里、太冲。

两方交替使用，每周针2次。

【手法】补法。

【治疗经过】针刺2个月，幻听消失，情绪比较安静，悲伤哭泣减少，睡眠好转，夜梦减少。继续针治2个月，悲伤多疑显著减少，睡眠显著好转，心情愉快。再以原方治疗2个月，余症消失，临床病症痊愈，停诊观察，恢复原来工作，未再发作。

【按语】中医所谓脏躁症，相当于西医的癔病，多发生于青壮年女性。本症多因情志郁怒，思虑过度，悲哀动中，以致气机阻滞，或因气火痰邪，上蒙清窍，扰乱心神，脏阴耗伤而致。临床除表现为无故悲伤、哭笑无常、精神失常外，甚或出现肢体瘫痪不用等。王乐亭教授治疗此证以合谷、太冲为主穴。此二穴为四关穴，合谷为气关，太冲为血关，双侧同针以开四关，有启闭解郁、宁心安神之功。配合五脏俞加膈俞方，以调理脏腑，平和气血阴阳。另外，随证加减其他穴位。本组三例均因肝郁不舒而诱发，临床症候同中有异，故治法也不尽同。例1除见有一般脏躁症状外，伴有四肢抽搐、僵直、精神呆板，故加用中脘、足三里以调中和胃；膻中、内关以开胸顺气，气机调达则抽搐得以缓解；气海为调理气机之要穴。诸穴相配以调气机，继服平肝舒络丸以巩固疗效。例2症状较轻，仅用合谷、太冲、内关、膻中四穴，因其伴有头晕，故加百会以醒神健脑，共针6次而愈。例3因病程日久，心脾两虚，治以补益心脾，疏肝解郁，首选五脏俞加膈俞方，再配合其他穴位，加用神门、三阴交，养心安神而获效。

十、癫 狂

例1： 钱某，女，27岁。初诊日期：1967年9月。

家属代诉：3日前与其兄发生口角，当晚回宿舍，烦闷不语，欲哭，夜卧中哭醒，次日曾给予镇静剂，药后昏睡半日，醒后双手不时捻搓，喃喃自语，双目发呆，亲人问话也不理睬，拒绝服药。两天来夜不得眠，强迫进流食，大便三日未解，尿黄量少。月经昨日来潮，色正常。面色黄，默默发呆，脉沉弦。

【辨证】 肝郁气结，痰扰神明。

【治法】 疏肝解郁，清心安神。

【处方】 合谷透劳宫、太冲透涌泉、人中。留针30分钟，起针后点刺环跳。

【手法】 泻法。

【治疗经过】 起针后约40分钟，患者闭目不语，似睡非睡，约2小时进入熟睡。次日上午复诊时称，昨日3点以后睡眠较

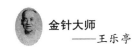
好，晨起仍不答话，仍是哭泣，两目发直。改针中脘、气海、内关、足三里、膻中，治疗3次，患者能自行回答问题，答话切题，但语言较少，昨天约进食2两面条。继用上穴治疗，针治5次，精神好转，表情如常，目呆消失。自觉尚有胸闷，继用以上方再针3次痊愈。

例2：金某，男，55岁。初诊日期：1964年4月。

家属代诉：5天前与其家属发生口角，自己生闷气，晚餐未进，彻夜不眠，自言自语，喋喋不休。次日突然发狂，急躁，悲哀，奔走，登高，不避亲疏，不知痛痒，家属将其锁在屋内，患者毁物砸窗，遂将其手足绑起悬梁。临诊探望时，仍被绑缚，双目直视，骂人，屎尿不避，净洁污秽不知，见人即挣扎欲打，喃喃自语，无法制止，昼夜不眠，3日未进饮食，面红目赤。舌苔黄燥，脉洪大。

【**辨证**】五志过极，火郁痰凝，蒙蔽心窍。

【**治法**】醒神开窍，泄热镇静。

【**处方**】人中重刺。合谷透劳宫，太冲透涌泉，重刺捻转不留针。十宣放血，百会、大椎、长强、委中重刺。

【**手法**】泻法。

【**治疗经过**】针后患者躁动缓和，遂松绑安卧，即刻入睡。次日晨起吃半碗粥，另加安眠药2片，很快入睡。下午复诊取穴：人中、合谷透劳宫、太冲透涌泉、内关、中脘、气海点刺不留针。按上法每日1次，针刺2次，患者能礼貌接待，让坐，说话已有伦次，未再打人骂人。但双目时有发直发呆，尚能配合治疗。取穴百会、大椎、长强、委中、涌泉、内关伏卧针刺，留针30分钟。按此方治疗，隔日1次，连续4次。5月上旬复诊时，症状大减，问答切题，饮食正常，每天可以入睡4～5小时。改用五脏俞加膈俞方，隔日1次，继针6次，诸症消失，精神恢复正常，追访数月，一切正常。

【**按语**】癫狂属于神志失常病证。癫证表现为哭笑无常，语言颠倒错乱，或沉默痴呆。狂证表现为狂妄多怒，躁动不安，喧扰打骂。《灵枢·癫狂》中说："癫疾始生，先不乐，头重痛，视举目赤甚……狂始发，少卧不饥，自高贤也，自辨智也，自尊贵也，善骂詈，日夜不休。"癫狂的发生主要由情志所伤，气滞痰阻，痰气上逆，闭阻心窍，以致神志失常。气郁引动痰浊者多发为癫；气郁化火，痰火而致者多发为狂。癫狂证有阴阳之分。癫证属阴，多静；狂证属阳，多动。若癫证经久，痰郁化火也可以转变为狂证；狂证既久，郁火渐得宣泄，亦可转变为癫证。

例 1 为癫证，属于肝郁气滞，脾运失调，湿聚生痰，痰气交阻，蒙蔽清窍，扰乱神明，故而见有沉默哭泣等证。治以合谷透劳宫、太冲透涌泉，开四关以解郁理气。劳宫功能清心开窍，使用透刺法以加强清心开窍之功。点刺环跳平肝降逆，取涌泉滋水制火，开窍醒神。取人中醒脑开窍。后期以"老十针"方加减，疏肝解郁，健脾和胃而收功。

例 2 为狂证，属于郁怒化火，肝胆火炽，痰火壅盛，上扰心神，故见狂躁易怒、登高而歌、弃衣而走、打人毁物等症。由于狂躁不羁，被绑缚悬吊，说明家属实在束手无策。在治疗时，重刺人中以醒神开窍；合谷、太冲、劳宫、涌泉开窍清泄肝热，安神定志。十宣放血，清泄火邪，宣闭开窍。方中百会、大椎、长强为督脉穴，均用泻法，以泄阳气而降逆气；取委中以疏泄足太阳经之热邪。待证势平缓后，取中脘、气海、内关以理气宽胸，调理脾胃；取五脏俞加膈俞，调五脏益气血，安神定志，疏肝解郁，理气化滞。通过针刺调治，五脏调和，气血畅通，神能守舍而宁静，狂证自愈。

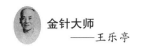

十一、痫　证

王某，男，18岁。初诊日期：1974年4月。

家属代述：患者于7年前曾持续发高热3天，经治疗烧退。半个月以后突然仆倒，昏不知人，四肢抽搐，两目上吊，口吐白沫，舌尖被咬破，抽止醒后嗜睡。1个月发作2～3次，经某医院诊为癫痫。服用本妥英纳和中药，发作次数减少，但近1月来发作较频繁，每次发作持续2～3分钟，醒后头痛、困倦、自觉记忆力减退，学习很吃力，思考能力迟钝，夜卧尚安，二便正常，精神萎靡。面色黄，身体瘦弱，身材矮小。舌苔薄白，舌质淡，脉沉滑。

【辨证】热灼伤阴，肝肾阴虚，虚火扰神。

【治法】滋补肝肾，镇肝安神。

【处方】

方1：鸠尾、中脘、气海、内关、神门、足三里、三阴交。

方2：督脉十三针方。

两方交替使用，每周3次。

【手法】补法。

【治疗经过】根据患者以往发作的大致日期，于发作前10天连续针刺5～6次，即停针观察。下个月按原治疗方案进行治疗。针后结果，第1个月犯病1次，但日期推迟5天，发作情况尚无明显变化。第2个月犯病1次，日期向后推延10天，发作时症状减轻，醒后头痛、疲乏感稍轻，可以自行缓解，不必卧床休息，1～2小时后，即恢复正常。第3次发作与末次发作间隔将近两个月，发作后见有头晕、体乏。以后间隔5个月未犯病，仅感心里难受，头脑发乱，卧床休息片刻，睡醒后症状即消失。以后间隔半年仍未犯病，去农村插队2年后分配工作。1978年随访时，一直未再发作。

【按语】癫痫是一种阵发性神志失常的疾病，俗称"羊痫风"。临床特征是突然仆倒，口吐白沫，尖叫，四肢抽搐，发作过后如常人。发病的原因，主要为风、痰、火、惊所致。

王乐亭教授治疗痫证常用穴如下：鸠尾、中脘、气海、内关、三阴交，或用"督脉十三针"方。发作时用泻法，平时用补法。发作神昏时则用人中、太冲、合谷醒神开窍；若见抽搐不止，再加涌泉、劳宫以清泄心火、凉血息风；若见突然昏仆、气闭、面白、脉乱，则用回阳九针急救，使之复甦。关于回阳九针，王老曾编以歌诀："人中合谷与太冲，中脘内关三里通，针后还是不甦醒，阴交涌泉和劳宫。"其中，三里是指足三里，阴交是指三阴交。选用"督脉十三针"方，旨在清泄风阳，使之气逆和降，醒脑安神。取"老十针"方加减以宽胸降痰，调理脾胃。此外，神门为手少阴心经穴，功能为定志安神；三阴交为足太阴脾经穴，功能为养血柔肝、健脾滋阴。所选的穴位与处方均围绕调理肝脾肾三经功能而设，并且配合安神定志、镇心安神之法。

王老在临床上曾遇到过一男性癫痫患者，患病已3年，久治不愈，后来经某针灸医生灸其中脘50壮而愈，至今数年未犯。后来王老用于一位妇女患者病程已10年，亦灸中脘50壮而愈。故作为小经验介绍，不妨一试。

在总结治疗癫狂痫的经验时，他自己曾概括为以下四套法方：

（1）疏风、镇痉、定惊、安神、开窍法：方用百会、风府、大椎、身柱、人中、合谷、太冲。

（2）清心包、调肺脾、通经络、止抽法：方用鸠尾、后溪、神门、少商、隐白。

（3）强心、解郁、健脾、降浊、化痰法：方用巨阙、风池、中脘、足三里、阳陵泉。

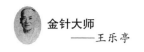

（4）滋肾、平肝、交通心肾、调和阴阳法：方用心俞、肝俞、肾俞、间使、劳宫、涌泉、三阴交。临证时，可以根据病情辨证选用。

十二、淋　浊

刘某，男，60岁。初诊日期：1978年3月。

患者发烧5天，近两日小便不畅，尿道灼痛，小腹发胀，腰部酸楚，四肢无力，经某医院检查诊断为急性前列腺炎。因尿潴留，曾导尿1次，服药无效。平素血压偏高，曾患半身不遂，但已基本恢复。舌质淡嫩，舌苔薄白，脉沉细弱。

【辨证】肾气不足，精气亏耗，发为淋浊。

【治法】补肾气，益精血，助膀胱气化。

【处方】

方1：百会、气海、中极、关元、归来、中脘、三阴交。

方2：肾俞、上髎、环跳。

两方交替使用，每日1次。

【手法】均用补法。

【治疗经过】经治5次，诸症消失，小便通畅，停诊观察。

【按语】前列腺炎，属于中医淋浊范畴。临床有虚实之分：实证多因湿热下注，虚证多因肾虚所致。患者年逾花甲，阴阳俱虚，肾气已衰，膀胱气化不利，小便癃闭不通。治取"任脉十二针方"加减，补阴和阳，以助膀胱气化。方中百会助阳益气，使阳气能以下行，实乃病在下取其上之意；中脘、三阴交育阴益精；三阴交配中极、关元益肾阳，补肝阴；配归来温经，活血通络；气海为下焦之要穴，功能为益气理气；肾俞补肾之阴阳；上髎为足太阳膀胱经穴，为局部取穴，以通利膀胱经气，专治小便不利；环跳为足少阳胆经穴，肝胆相表里，肝经环阴器抵少腹，取环跳因其与病位相近，使之气至病所而前后呼应。此为王乐亭教授治疗小便不利之经验用穴。进针后，针感需放射至前阴部，方能获效。

所谓"任脉十二针"方，是王老的经验方之一，由任脉之承浆、廉泉、天突、紫宫、膻中、鸠尾、上脘、中脘、下脘、气海、关元、中极十二穴所组成。任脉为"阴脉之海"，足三阴经，阴维及冲脉均在腹部与任脉相会。故本方能调理冲任，补阴济阳，舒通气机，开胸宣肺，升清降浊，调和肠胃。方中承浆穴为手足阳明经、督脉、任脉之会，功能为调理阴阳；廉泉为阴维、足少阴肾经、任脉之会，又为足少阴肾经之结穴；天突为阴维与任脉之会，能调五脏之气。此三穴配紫宫能调理阴阳，清热开胸，顺气降逆。膻中为手太阳、手少阳、足太阴、足少阴与任脉之会，又名上气海，为心包经之募。《难经》说："气会膻中"，是心之宫城，功能为调气开胸；鸠尾功能为清心包之痰热，镇惊安神，配膻中能增强开胸顺气之功，配天突能清化痰饮；三脘、气海、关元、中极理脾胃助运化。本方为中风十三治法方1，根据其组成及方义，王老扩大了临床应用范围，不仅用于中风，而且用于因气机失调导致的其他病症，如呃逆、小便不利等。对于实证多用泻法，虚证多用补法。如胃寒呕吐加灸膻中、中脘、气海；胃热盛则泻上脘、中脘、下脘；肝火旺者泻中极。本例为肾气不足、精气亏耗而发为淋浊，故取"任脉十二针方"加减，以补阴济阳，助膀胱气化，以通调水道而小便自利。

十三、癃 闭

例1：郝某，女，28岁。初诊日期：1960年5月。

患者产后二日小便不通，产后尿闭，小腹胀痛，头晕眼花，精神倦怠，食纳不多，夜寐不安，大便三日未解，少腹胀满、拒

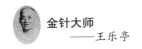
按，呼吸急促，呻吟不已，体瘦，面黄无华。舌质淡红，苔薄白，脉沉细。

【辨证】产后气血两虚，膀胱气化不利。

【治法】益气养血，以助膀胱气化。

【处方】龙门、中脘、足三里、太渊、阳陵泉、气海（灸）。每隔 10 分钟捻针 1 次，留针 40 分钟。

【手法】补法。

【治疗经过】起针后即排尿少许，当晚排尿数次，但仍不畅利。次日继续针治，先点刺秩边，使其针感达于前阴部然后起针，再针灸以上穴位。二诊后尿量增多，腹胀已减，取穴中脘、气海、关元、中极、阴陵泉、足三里，针后尿路已畅，少腹痛止，加灸气海、关元后，排尿已通畅。后因患者见有心悸、失眠，改针神门、内关、三阴交、中极、足三里穴，5 次而眠安，诸症皆除。

例 2：谭某，女，29 岁。会诊日期：1961 年 9 月。

患者足月顺产第 2 胎，产后两日未解小便，少腹胀甚，虽有尿意，但不能排出，经热敷无效。睡眠不安，食纳差，大便未解，请王乐亭教授会诊。患者精神欠佳，面色苍白。舌质淡，苔薄白，脉沉细无力。

【辨证】产后气血两亏，膀胱气化不利。

【治法】调补气血，益肾利尿。

【处方】百会、龙门、阴陵泉、足三里、三阴交、关元（灸）。

【手法】补法。

【治疗经过】针灸后约 1 小时，患者欲解小便，给予精神鼓励，遂尿出，少腹舒适，但量少而不畅。当晚又按上穴针灸 1 次，起针两小时后排尿通畅，尿量约 500ml。三诊取穴同上，加中脘、气海、中极、灸气海、关元，针治后小便恢复正常。

【按语】产后尿潴留是产后常见的并发症之一。因暂时性排尿功能障碍，部分或全部尿液不能排出，称为尿潴留，属于中医癃闭范畴，也称产后小便不利或转胞。此症多因产后肾气不足，膀胱气化不利而致。临床又有虚实之分。虚证多因肾气不足、气血两亏；实证多因气滞、血瘀或湿热阻滞所致。《素问·灵兰秘典论》认为：“膀胱者，州都之官，津液藏焉，气化则能出矣。”肾与膀胱相表里，膀胱气化依赖肾气之蒸腾，肾气不足，则膀胱气化不利。上述两例，均属产后气血亏虚，肾气受损，气化失司，以致癃闭。王老治疗本病常针刺龙门穴（该穴为经外奇穴，在任脉线耻骨下缘至前阴上际之间），功能为调理气机；取太渊补肺气，功能为通调水道，下输膀胱；针中脘、足三里补中益气，培补后天生化之源，气血生化有源，先天肾气得养；灸气海、关元以温补肾阳，助膀胱之气化；针脾之合穴阴陵泉，功能为通利水道；中极为任脉足三阴经之会，足太阳膀胱经之募穴，募为经气聚集之处，针之取其调节膀胱气化，通利水道；针三阴交健脾补气，疏肝益肾。例1曾经点刺秩边，该穴为膀胱经穴，使之气至病所，以助膀胱气化，通利小便，取督脉之百会、益气助阳，使之阳气下行于肾，膀胱气化功能得以振兴，小便畅利。

十四、遗　尿

李某，男，14岁。初诊日期：1977年5月10日。

家属代述：患儿夜间尿床已7年余。自7岁患急性肠胃炎之后，每当饮食不慎，便胃脘隐痛，胃纳日渐减少，饭后自觉腹胀。形体逐渐消瘦，精神倦怠，四肢无力，手足发凉，夜寐梦多，大便溏薄，夜间遗尿频发。经服中药治疗，胃痛痊愈，而余症同前，遗尿逐渐加重，每晚皆遗，甚则一夜数次。舌淡苔薄白，脉细弦，尺部无力。

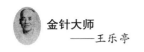
【辨证】脾肾阳虚，膀胱失约。

【治法】健脾温肾，固摄膀胱。

【处方】中极（灸）、关元（灸）、三阴交、足三里。每周 3 次。

【手法】补法。

【治疗经过】经针治 3 周，胃纳增加，手足已温，精神好转，大便正常。舌脉同前，按原穴位，每周针 2 次，针 7 次后，遗尿未作，停止治疗，随访 1 年未犯。

【按语】遗尿是指小便失于控制，不自觉地排尿，一般见有小便失禁或夜间遗尿。前者多见于年老体弱者，后者多见于儿童。中医认为肾司二便，肾气足则能制约膀胱；肾气不足，下元不固，则膀胱失约而遗尿。本例证属脾肾阳虚，下元不固，膀胱失约而致遗尿。病因脾胃受损，运化失职，气血两虚而起。脾为后天之本，肾为先天之本。患者 7 岁，肾气未充，又因后天失养，肾阳亏乏，先天后天失济，两脏受累，虽经治疗而先天难复。肾与膀胱相表里，肾虚则膀胱气化不利，固摄无权；肾主水属阴，阳虚不得坚阴，故夜间遗尿频作。治取中极，此穴为膀胱募，足三阴经任脉之会；关元为小肠之募穴，手太阳小肠与足太阳膀胱二经相接，经气共济，加灸以温阳补肾，固摄膀胱，调理肝脾；取足三里、三阴交，健脾补肾调气，以固摄膀胱。全方共奏补阳固肾之功，膀胱得以制约，故遗尿得以控制。

十五、痛　经

例 1：徐某，女，28 岁，已婚。初诊日期。1967 年 5 月 12 日。

患者于 5 年前产第 3 胎后 30 天，生气郁闷，日久不解，遂于产后两月余经水复潮，伴有少腹疼痛。此后月经周期后错，经行少腹绞痛，量多色暗，有血块。腹痛时用热敷或服止痛片，痛势稍减，带经 4～5 天。平素时有胁肋胀痛，腰酸乏力，带下增多而色淡。食欲不振，夜寐易醒多梦，大便时稀，小便正常。患者面色黄白，体瘦。舌淡红，苔薄白，脉沉细弦。

【辨证】产后体虚，肝郁不舒，气滞血瘀。

【治法】补益气血，疏肝解郁，行气化瘀。

【处方】

方1：气海、关元、归来、中极、三阴交、太冲、关元（灸）。

方2：上髎、次髎、肺俞、心俞、肝俞、脾俞、肾俞、膈俞。

上述两套处方，于每月行经前4～5天针灸。第1天针方1，第2天针方2，依次交替使用，经潮即停。

【手法】补法，太冲用泻法。

【治疗经过】经治两月，痛经减轻，诸症好转，仍按原方继针。9月份复诊，行经时少腹绞痛未作，仅于经前一天少腹隐痛，心胸烦闷，经后症减，未服止痛片。再以前方治疗，至10月份再诊，痛经消除，唯有不适感，继以原方针灸4次，停诊观察。两月后追访，痛经未作，诸症基本消除。

例2：郭某，女，35岁，已婚。初诊日期：1967年4月。

患者正值经期受到"冲击"，思绪郁怒，胸中懊恼，次日月经中断。此后每逢经期则少腹疼痛，有时伴有呕吐，甚至昏厥。食欲逐渐减退，胁肋作胀，急躁，失眠多梦。经量减少，色紫黑，带经2日即净，经后痛止。患者体瘦，面黄无泽，精神恍惚。舌质淡，苔薄白，脉沉细。

【辨证】肝郁气滞，脾胃不和。

【治法】疏肝理气，健脾和胃。

【处方】

方1：中脘、气海、关元、中极、天枢、归来、内关、三阴交。

方2：五脏俞加膈俞。

两组处方交替使用，于行经前5天针治，每日1次，经潮即停。

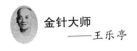
【手法】方1用泻法，方2用补法，其中膈俞、肝俞用泻法。

【治疗经过】治疗3个月，痛经减轻，情绪急躁稍缓解，睡眠好转，经量经色均见改善。按原方治疗，半年期间共针刺30次，痛经消除，食纳增加，睡眠安好，精神转佳，停针观察。半年后追访，痛经未作。

例3：张某，女，19岁。初诊日期：1967年3月2日。

患者于1965年初中毕业到农村插队，因同学之间关系不和，心情不舒畅，忧郁憋气，又因饮食不节，饥饱无度，以致月经错后，量少色淡，经期少腹钝痛，持续1～2天，昨日月经来潮，后错10天，量少色淡伴有血块，少腹钝痛，按之尚能缓解，气急烦躁，食纳减少，睡眠不安，二便尚调。舌苔薄白，脉象细弦。

【辨证】肝郁气滞，脾胃失健。

【治法】疏肝解郁，健脾和胃。

【处方】老十针方去天枢，加关元（灸）、水道，每周3次。

【手法】补法，其中水道用泻法。

【治疗经过】当日针灸后腹痛已除，余症尚无明显变化。次日晨起疼痛又作，持续10多分钟。情绪好转，睡眠渐安。舌脉同前，按原方治疗。3月6日三诊，疼痛未作，停针观察。4月24日月经再次来潮，痛经诸症未发。

例4：张某，女，25岁。初诊日期：1967年11月。

患者13岁月经初潮，伴有少腹隐痛，周期后错。15岁时症状开始加重，经前1天少腹发凉，疼痛剧烈，大汗出，甚则昏厥，月经来潮则疼痛稍有缓解。食纳无味，夜寐不安，精神萎靡，面色黄。舌苔白，脉沉缓。

【辨证】脾肾不足，胞宫虚寒。

【治法】培补脾肾，温暖胞宫。

【处方】

方1：中脘、气海、关元、中极、足三里、三阴交、加关元（灸）。

方 2：五脏俞加膈俞，加灸。

经前 5 天开始，两方交替应用，每日 1 次。

【手法】补法。

【治疗经过】经治两月来共针灸 8 次，痛经减轻，不服止痛片已能耐受。4 个月内共针灸 16 次，痛经已除。嘱患者于经前 1 周用艾灸气海、关元 30 分钟，此后痛经未作。

【按语】痛经是妇科常见病、多发病之一。系指妇女在月经期前后或行经期间发生腹部疼痛或其他不适，甚则影响正常生活及劳动。痛经是自觉症状，临床分为虚实两类：实证多发生于经前，或行经前半期，症见经行不畅、下腹疼痛剧烈、沉坠憋胀、或绞痛难忍、拒按、经色紫黑，伴有血块，每于血块排出则腹痛缓解。舌质正常或紫暗色，有瘀点斑块，脉象沉涩或弦滑；虚证多发生于经后，或行经后半期，痛势轻而绵绵不休，喜按喜暖，伴有全身其他虚象，经血色淡，量少，舌质淡，脉沉细。

中医认为，妇女在月经期间，由于阴血耗伤，卫外失固，易受六淫侵袭或七情所伤。而痛经的发生，多由于郁怒伤肝，气滞血瘀；或寒邪凝滞，经血不通；或气血不足，胞脉失养以致经血不通。中医根据临床习惯，将月经初潮即患本病者称为原发性痛经；已潮多次而后患者，称为继发性痛经。与西医的分类方式略有不同（西医所谓原发性痛经，系指生殖器官无明显病变者；继发性痛经，则指生殖器官有明显病变者）。中医认为，痛经的发生，主要由于经血运行不畅，不通则痛。引起经血运行不畅的原因，多责之于气滞、寒凝、热结、湿阻或气虚血运无力等。

针灸治疗痛经，同样要根据"虚者补之，实者泻之"的原则，切忌通用攻瘀逐血之法。对于痛经虚证则补而通之，正如前贤所说："若欲通之，必先充之，气血充沛，脉道满盈，则运行无阻，通则不痛矣。"对于痛经实证，则以攻瘀为主，行而通之；寒证温而补之；热证清而通之；虚中夹滞者补中有通；纯虚无滞者，

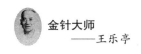
补益气血，使之胞脉得养则痛经自愈。

王乐亭教授治疗痛经，已初步摸索出一套规律。他认为对于痛经虚证，治应补益气血，濡养冲任，可用"老十针"为主方。"老十针"方功能调中健脾，理气和血，升清降浊，调理脾胃。其中以气海为主穴，因气海为生气之海，由此蒸动气化，以助运化之机，且能通调任脉，温固下元；加关元以培肾固本，调气回阳；其中膈俞为血之会，女子以血为本，血又为经水之主要成分，与气血密切相关，故刺膈俞以疏通气血，具有统治一切血病之功；它与五脏俞合用，功能调气和血，扶正固本，调理阴阳。本方用于治疗痛经则应根据病情随证化裁。手法多施以补法，或配合灸法。对于痛经实证，因其邪气壅实，气血运行瘀滞，不通则痛，故以疏肝理气、活血化瘀为基本法则。因为肝藏血，主疏泄，司血海，为经血之本；肝气条达，疏泄有度则经血流畅，通则不痛。针治处方多用中极、三阴交、归来、太冲，且以中极、三阴交为主穴，手法多用泻法。中极有助气化、通调冲任之功；归来有补气升提、调经止痛之效；三阴交为足太阴脾经、足厥阴肝经、足少阴肾经之会，能健脾化湿，疏肝益肾，调理肝、脾、肾三脏之功能；太冲疏肝解郁，理气调血。若为寒证，则加灸气海、关元，以温肾助阳，血得温则通，使之气血流畅。若为湿热证者，则泻三阴交、中极以清热利湿。若为寒湿证者，加灸气海，以助燥湿之力。若为气郁化热者，泻中极、归来。若并发恶心呕吐者，泻内关、上脘以调理气机，降逆和胃。若伴有腹泻便溏者，灸气海、关元加天枢。天枢为足阳明胃经腧穴，为大肠之募，腑气之街，功能为分理水谷，调理肠胃之气，与气海相配，能振奋下焦之元气，助肠胃腐熟水谷以利运化，从而达到健脾止泻之功效。

对于以上4例的治疗，完全体现了王老治疗痛经的经验。例1至例3为继发性痛经，例4为原发性痛经，均因情志不遂而诱发，证系肝郁气滞为主，但由于年龄、婚姻状况、病程长短及体质之不同，在治疗上同中有异。例 1 正值产后又逢生气，情志郁怒，肝失条达，气机不疏，以致气滞血瘀，经行不畅，不通则痛，故经行少腹绞痛、经色暗红成块。肝经布胁、抵少腹，气机不畅，故两胁胀痛；肝木乘土，脾胃失健，故食欲不振，大便时稀。又因产后气血亏虚，化源不足，心无所养，故见失眠多梦；肝脾受损，则肾精不足，故见腰酸乏力；肾气不足，阳不化湿，则带下增多。治取任脉少腹部之腧穴气海、关元、中极，以补气调经，滋阴养血，行气化瘀；灸关元以温经行血、化瘀通经；取三阴交、太冲以滋阴疏肝；取背部俞穴以调和五脏，理气养血，健脾和胃。此外，加用上次髎，为膀胱经穴，是治疗泌尿生殖系疾病之要穴，且又主气，取其疏导经气、祛瘀化滞。总观本例属于虚中夹滞，即虚中夹实之证，故采取补中有通之法，且以扶正为主，祛邪为辅，使之脏腑和调，气血流通，以期正复邪去之效。例 2 于行经期间精神受刺激而月经中断，继发痛经诸症。系因肝气横逆，木郁乘土，属于气机致病。气为血帅，血为气母，气行则血行，气滞则血瘀，经血不通，故见腹痛、经色紫黑；肝气上逆，清窍受蒙，甚则发为昏厥；肝失条达，故见胁肋作胀、气急烦躁；肝气横逆，胃失和降，故食欲不振、时有恶心呕吐；脾胃化源不足，气血两亏，故经量减少、体瘦面黄无泽、舌质淡、脉沉细。治疗时，取任脉少腹部穴气海、关元、中极，加中脘和胃宽中；归来调经降逆；内关宽胸膈，舒气机，除心胸之郁闷。"五脏俞加膈俞方"调补气血，肝气条达，木疏土和则痛经诸症自除。例 3 亦属肝气郁结，失于疏泄，经滞不畅，又因饮食不节，伤及脾胃，气血化源亏乏，以致经行腹痛、量少色淡、见有血块等症，故取"老十针"方加减，健脾和胃理气，欲通先充，气血旺盛，脉道充盛，经水得以流畅。灸关元以壮元阳，补元气，气行则血行；另加水道通利下焦气机。本例系青年未婚女

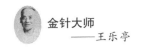

子，因病而虚累及后天，故以"老十针"方加减而取效。例4为原发性痛经，渐次加重，证系先天不足，后天失养，胞宫虚寒，经脉空虚，寒性收引，以致血流稽迟，虚则滞涩，气血凝泣，经水被遏，欲行不能，不通则痛；阳气受阻，营卫不和，故见厥逆自汗。治以"老十针"方化裁。灸关元温肾固本，加用五脏俞加膈俞方，以调补阴阳，使之先天得养，后天得益，气血充盛，阴阳平和，虚寒得消，诸症自除。

　　总体来说，妇女以血为本，以气为用，二者相辅相成。血为经水之主要成分，而经血之生化、蓄溢有赖气机之调畅。气行则经血行，气滞则经血瘀，气寒则经血凝，气热则经血结，而痛经的发生关键在于经血不通，不通则痛。治以调理气血为主要法则。王老以"老十针"为主方，配合五脏俞加膈俞方，用补泻手法加以调整，并随证加减，灵活变通，疗效显著。

十六、闭　经

　　例1：刘某，女，20岁。初诊日期：1973年10月31日。

　　患者14岁月经初潮，15岁到农村插队，经常接触凉水，此后经行不畅，量少有血块，约半年后开始闭经。纳少，疲乏，腹痛，带下量多，大便正常，小便清长，曾服中药未效。舌苔薄白，脉象沉细。

　　【**辨证**】下焦寒湿，冲任受阻。

　　【**治法**】健脾化湿，温经散寒。

　　【**处方**】"老十针"方，关元加灸，气海加灸，每周3次。

　　【**手法**】补法。

　　【**治疗经过**】针治5次，食纳增加，腹痛发作一次，带下量减少，大便正常，小便清长。原方去上脘、下脘、天枢，加阴陵泉，连针10次。至12月1日就诊时，月经复潮已两天，经量增多，食纳正常，腰酸、体乏消失。12 月 25 日继用前方治疗，每周两次。12 月 28 日第 2 次行经，周期、经量如常，无不适感，停诊观察。

例 2：夏某，女，24 岁，未婚。初诊日期：1971 年 11 月。

患者去山区"拉练"，天气虽冷，因急行奔走而汗出，中途休息，汗退后全身反觉寒冷战栗，以后开始闭经，迄今已 1 年半之久。每用黄体酮治疗，月经虽行，但量少色暗伴有血块，带经两日，停用黄体酮后又闭经。平时少腹发凉发胀，腰酸明显，食纳尚可，二便如常。舌苔薄白，脉象沉涩。

【**辨证**】寒客胞宫，气血凝滞。

【**治法**】温经散寒，暖宫调经。

【**处方**】中脘、气海、关元、中极、天枢、水泉、合谷、足三里、三阴交、关元（灸）。

【**手法**】补法。

【**治疗经过**】针灸 5 次，少腹冷感消失；针灸 8 次，月经来潮，经血量少，腰酸减轻。继针灸 2 次停针，嘱患者自灸关元、气海，每日 2 次，直至再次月经来潮。经治后，月经周期正常，经血量适中，带经 4 日而净。

例 3：王某，女，22 岁，未婚。初诊日期：1978 年 7 月 3 日。

患者以往月经正常，因生气劳累而致闭经 4 个月之久。每月定期出现烦躁，胸闷胁胀，睡眠不实，持续时间约 1 周。饮食一般，近 1 月来大便时溏，小便色黄。体质消瘦，面色黑。舌质稍暗，脉弦细涩。

【**辨证**】肝郁脾虚，气滞经闭。

【**治法**】疏肝健脾，理气通经。

【**处方**】

方 1：合谷、三阴交、太冲、中脘、关元、中极、血海。

方 2：环跳、上次髎、三阴交。

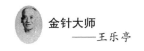

两组处方交替使用，每周 3 次。

【**手法**】补法，其中太冲用泻法。

【**治疗经过**】经针治 10 次，于 7 月 24 日月经来潮，量少色淡，经行不畅，少腹作痛，有时口苦。仍按前方继续治疗，间隔 1 月，经水复潮，经量适中，诸症已除，停针观察，两月后追访，月经已恢复正常。

【**按语**】闭经为妇科常见病、多发病之一。妇女应有月经而超过一定时限仍未来潮，且属于病理情况者称为闭经。闭经分原发性和继发性两类。凡年龄超过 18 岁仍未行经者，称为原发性闭经。月经周期已建立，又停止 3 个月以上者，称为继发性闭经。从中医观点来看，闭经又有虚证、实证之分。

闭经虚证有阴、阳，气、血虚亏之分，以致冲任空虚，胞宫失养，月经闭止不行。闭经实证，多因气郁、寒凝、血瘀、热结、痰湿阻滞冲任，胞脉不通，以致月经不行。治疗虚证，根据"虚者补之"的原则以调和阴阳，补益气血，以治肝脾肾为主；实者泻之，宜攻宜通，治以活血理气为主。王乐亭教授根据上述理论拟定的基本处方是：关元、中极、归来、三阴交、合谷。其中关元培肾固本，益气壮阳，具有强壮作用，为治病保健之要穴。而关元又为小肠之募穴，小肠与心相表里，心主神明。神明指精神意识活动，对于月经生理也起主导作用。而心主血脉，其络脉与胞宫直接相连，正如《素问·评热病论》说："胞脉者，属心而络于胞中，今气上迫肺，心气不得下通，故月事不来也。"说明心气下通，胞宫得以荣养温煦，血液生化经水，月事才能来潮。中极能助气化，调理胞宫，二者为任脉之穴；任为阴脉之海，为足三阴、任脉之会。肝、脾、肾三脏对于妇女月经生理的调节起着重要的作用。肾藏精，司二阴，为先天之本；肝藏血，喜条达，司血海，为经血之本；脾统血，生化气血，为后天之本。三者经气会于任脉之关元、中极。然而，任脉主胞胎，与冲脉同起于胞宫，冲为十二经之海，任通冲盛则胞宫得养，经血蓄溢正常。正如《素问·上古天真论》所说："女子七岁肾气盛……二七而天癸至，任脉通，太冲脉盛，月事以时下……"此外，再配合归来穴，此穴为足阳明胃经穴，胃经为多气多血之经，而冲脉隶属于阳明，故而刺之能使经血"归来"。三阴交为足太阴脾经、足厥阴肝经、足少阴肾经之会，能健脾化湿，疏肝益肾。合谷为手阳明大肠经所过为"原"，有调气和血之功能。本方"穴少力专"，能调理冲任，益气养血，活血调经。临床应用时，可根据证情之虚实，施以补泻手法。

例1：于14岁月经来潮，肾气盛，天癸虽至而不固。又因生活失于调护，寒邪侵犯，脾肾同病，生化亏乏，冲任失养，胞脉空虚。又因阳气不宣，湿邪内生，寒湿阻滞，以致经行不畅，开始月经量少有血块，而后闭经，伴有腹痛、带下增多、纳少乏力、小便清长。证系下焦寒湿，冲任受阻。治以健脾化湿，温经散寒。方用"老十针"方，关元、气海加灸，以调中健脾，理气和血，升清降浊，调理肠胃，温暖下元，加阴陵泉为足太阴之合穴利下焦，益阳燥湿，暖宫祛寒，补养气血，调理冲任。

例2：因汗出卫阳不固，寒客胞宫，血得寒则凝，以致经水不行，不通则痛；阳气被遏，失于温煦，故少腹发凉发胀、腰酸明显。方用"老十针"加减，其功效机理同上，唯加水泉，乃足少阴肾经之郄穴。郄为空隙之意，乃经气深集的部位，刺之能调补肾气，肾气充盛则天癸至，任脉通，太冲脉盛，胞宫得养，化生经水，月经才能复潮。合谷、三阴交通经活血，为王老治疗闭经的常用配穴。

例3：证属肝郁脾虚，以致闭经。肝失条达，疏泄失常，气机不畅，血固气滞，经水不行，故见烦躁、胸闷、胁胀。劳累伤脾，失于健运，故见大便时溏。由于化源不足，冲任失养，血海空虚，以致血虚血滞，故见体瘦、面黑、舌暗、脉弦细涩。治以

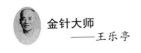

疏肝健脾，理气通经。针取合谷、三阴交，使气血下行以通经；太冲疏肝解郁；血海养血调经；中脘运化水谷，滋助化源；气海、关元、中极益气补肾，调经行气。此外，选用膀胱经之上次髎邻近胞宫，使之前后相应，以理气通经。环跳为胆经与膀胱经之会穴，肝与胆相表里，从胆以调肝为其独特之体会。王老对于针刺环跳有以下三种看法：①能使经气直达少腹。②能前后呼应并起"决断"之作用。其理论根据是《素问·灵兰秘典》记载："胆者，中正之官，决断出焉。"与《素问·六节脏象论》说："凡十一脏，皆取决于胆也。"③能调理肝血，因为肝胆相表里，肝为经血之本，从胆以调肝，功效直接。手法的运用系根据证情的虚实而行补泻之手法，并取轻、中、重刺法，力度灵活掌握。王老在刺环跳时取穴的方法与众不同。病人侧卧环跳穴位于大转子的后下缘，针刺时针尖斜向少腹刺入，使针感直达前阴部奏效才能理想。

第四章
诊余小课 100 讲

王乐亭教授不仅是临床大家，同时也是教育大家。爱徒如子，倾囊传授，虽临床繁忙，也不忘抽空给学生讲上一段业务知识，虽言语不多，但如珍馐玉馔，令人回味无穷。他的徒弟收集了王乐亭教授的诊余所授100讲，名之曰"诊余小课"。

一、金　针

余所用金针，与古代文献提到的金针是有区别的。古书把凡是金属制作的针都称为金针。如《针灸大成》中说："古曰金针者，贵之也，又金为总名，铜铁金银之属皆是也。"《针灸精粹》中也说："古人称金针者，非金制也，盖尊称也。"临床所用的金针，都是请北京通县胡各庄杨复生师傅精心制作。是用九成黄金一成黄铜的合金所为，与银针、铁针、不锈钢针均不同。据文献记载：金针最佳。其优点在于：用金针治疗，对患者起到一种精神上、心理上的良好作用；而且金性稳定不随天时四季、冷热而变化，与人的体温适合；针刺时疼痛轻微，刺入人体内不变质，不起副作用，没有滞涩难起出的困难，针孔不发炎。金针的治疗作用反应快、疗效高，金的质地柔软不易折断，避免出现医疗事故。但也有缺点：即金针造价高、保管难，这是临床实践中的体会与总结。

【编者按】1929 年，王乐亭正式考取针灸医师执照，并取得独立开业的许可证。当时他的考试主考官是京城针灸医师孙祥麟老先生，对他非常赏识，在王乐亭登门答谢时，发现孙老先生所使用的针具皆为金针，对自己启发很大。因为他在读书时，曾多次读到"以金造针更佳"，但是从未见过真正的金针，随即到金店打制一套金针（包括各种型号的毫针与六寸金针）。从此之后，王乐亭开始使用金针，为广大的民众医治疾苦，从而逐渐地获得了"金针大王·王乐亭"的称誉。

二、约法五章

何谓临证"约法五章"，乃是行医看病时为了保证疗效的取

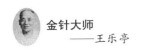

得，几十年如一日，逐渐形成一套自我约束和必须遵守的"意念法规"。

1. 辨证立法要求准确

辨证，就是在整体观点的指导下，根据病人一系列的证候加以综合分析，求得疾病的本质和病位所在。辨证必须从一群证候（如头晕、耳鸣、烦躁、脉弦、舌质淡红、苔黄等）中去辨识。疾病的发展过程是一个时刻变化着的过程，故辨证必须善于从变动中去分辨，不仅以诊出为某病而满足，还要时刻注意推断其阴阳消长和邪正盛衰的情况，而给立法以根据。

辨证准确，立法才有可靠的依据，两者关系密切。所以，根据辨证结果，拟定正确的治疗方法，就能及时控制疾病的演变，帮助患者逐步恢复健康；若不能正确治疗，无的放矢，甚则倒行逆施，轻病也会加重，重病会更加危险。因此，要求临床的辨证、立法一定要做到准确。

2. 取穴、进针、针刺方向一丝不苟

取穴要准确。进针时的要求是：针刺过皮时速度要快，以减轻患者的疼痛感；当进针之后，继续深刺，其疼痛感不存在，但特别注意针尖方向，其走向要结合病情的需要而定。

3. 得气后，补、泻要分明，千万不可疏忽

临床所应用的手法是"捻转补泻法"，即根据所刺腧穴的阴经、阳经，所刺人体部位的左侧、右侧及前侧、后侧进行不同捻转方向的补法或泻法。应用时注意力要集中，不可发生虚虚之苦或实实之害。

4. 行针时间合理，起针方法得当

行针的时间以 30 分钟为妥当，少于 30 分钟为不足；起针应遵守操作规则，因为起针亦有补虚、泻实之分。

5. 针、灸各尽所能，以求相辅相成

由于"约法五章"行之有效，已经成为科学的流程，所以早已转化为课徒、教学的诊治规则，从而为提高疗效奠定了良好的基础。

三、辨证与立法

辨证施治，是中医诊治疾病的基本原则。辨证立法的过程，首先是通过望、闻、问、切四诊，是中医收集临床第一手资料的独特方法，通过四诊合参，以探求病因、确定病位、审视证候，观察病情的变化，为正确的辨证作准备。

脏腑经络辨证很重要，任何疾病都属于脏腑、经络机能紊乱的结果，而临床症状乃是脏腑、经络病变的反映。所以必须要掌握经络的循行，腧穴的分布，以及各经所主的病候，结合四诊情况才能对复杂的病症进行归纳。经过分析和判断，可以用阴阳、表里、虚实、寒热八纲进行概括。同时也确定何经、何脏的病变之后，再辨别其标本缓急，才能施治。这是治疗上的基本要求。针灸也不例外，但是针灸治病，直接作用于经络，以调整人体的异常现象，而达到治疗之目的。

所以在治疗上要严格遵循虚则补之，实则泻之；寒者留之，热者疾之；陷下则灸之，菀陈则除之；不虚不实，以经取之等基本规律。最后决定宜针宜灸，当补当泻，选用腧穴进行治疗。

针灸治法的基本规律：

1. 虚则补之

（1）虚证当补，应当留针、取补的手法。

（2）寒证当温补，应当留针、温针最佳。

（3）阳气虚陷，当针、灸同用。

2. 实则泻之

（1）实证当泻，应留针、取泻的手法。

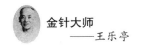
（2）热证速刺疾出，热病神昏者、点刺不留针。

（3）络脉郁滞致血瘀用放血法，即刺络放血法。

3. 本经自病，不盛不虚者，即取本经腧穴调整施治。

4. 实中有虚，先泻后补。

5. 虚中有实，先补后泻。

四、取穴与进针

辨证立法已定，就要开始配方取穴。穴位是人体经络、肌肉、骨骼、脏腑交会衔接之空隙，古人称为"气穴"或"腧穴"。通过针刺、艾灸、按压或放血等刺激，即可以调整脏腑、经络、气血的功能，从而达到防治疾病的目的。正如《灵枢·根结》所说："调阴与阳，精气乃充，合形与气，使神内藏。"同时，对于腧穴、经络的位置和循行路线的定位是十分重要的。古人曾有"宁失其穴，勿失其经"。这是一般标准，治病理当精益求精，所以主张"勿失其经，也勿失其穴"。若取穴不准，则阴阳难定，反而其作用错乱，"差之毫厘，谬以千里"。所以取穴时必须严格认真，力求精确。

进针前要循按准备针刺腧穴的定位，使之经络舒展，察看局部肢体情况，令患者也有思想准备。之后再切穴即"指掐穴"，其作用是进针时可以避免疼痛，还有宣散局部气血而免伤血管与神经的功效。切穴之后再行局部常规消毒。

针刺方向也有考究，不同之病症，各有差别。例如足少阳胆经合穴阳陵泉，治疗经络病时针尖方向应对准足太阴脾经合穴阴陵泉。当治疗脏腑疾病时针尖方向应指向足阳明胃经合穴足三里。

又如手厥阴心包经之络穴内关，治疗脏腑病则浅刺，治疗经络病则深刺，可以取内关透外关。此道理应举一反三地思考。

五、得气与补泻

　　针刺之深浅并无绝对尺度，而应有较好的针感标准。所谓针感，又称为"得气"。《针灸大成》说："用针之法，候气为先。"《灵枢·九针十二原》说："刺之要，气至而有效。"说明得气与否是针刺的作用与效果的重要标志。所谓"得气"，术者的感觉是指下沉紧、重满，如"鱼吞钓饵"；患者的感觉是针刺部位有酸、麻、胀、重感或向上下传导，均说明气至针下，或进而气达病所。若患者无任何感觉，术者指下空虚、松滑，即未得气。通过多年实践认为"针之务必得气"，如果出现未得气现象则需要"催气引导"，施行雀啄术，或再重复一次手法以助经络疏通，必定有效。

　　关于补泻手法，临床选用捻转补泻手法，因它对深、浅刺的穴位都能用，其如头面、胸胁、腰背、手足指部等处，皆是浅刺的部位，其他手法如提插、"青龙摆尾"、"白虎摇头"、"凤凰展翅"、"苍龟探穴"等手法都不能用，故选定捻转手法深浅皆宜，全身可用。

　　多年来根据周伯勤《中国针灸科学》中所述，再结合个人经验体会，最后把补泻的手法归纳为"随济迎夺，进插退提"八个字，即按各经的循行方向而行捻转补泻手法。

　　《捻转补泻手法》介绍如下：

1.任督二脉捻转补泻手法

任脉、督脉 { 补法：大指向前，食指向后。
泻法：大指向后，食指向前。

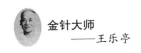
2. 十二经捻转补泻手法

手太阳小肠
手阳明大肠
手少阳三焦   自下而上
足太阴脾经
足少阴肾经

补法 { 左侧：大指向后，食指向前。
       右侧：大指向前，食指向后。
泻法 { 左侧：大指向前，食指向后。
       右侧：大指向后，食指向前。

手太阴肺经
手少阴心经
手厥阴心包   自上而下
足太阳膀胱
足阳明胃经

补法 { 左侧：大指向前，食指向后。
       右侧：大指向后，食指向前。
泻法 { 左侧：大指向后，食指向前。
       右侧：大指向前，食指向后。

【编者按】王乐亭教授行医数十年，都在应用捻转补泻手法，其疗效甚佳，但此手法确实难掌握。有一简易记忆方法供参考：

医生右手持针，当刺病人右手的阳经时，其大指向前（顺时针）捻针为补；刺病人的左下肢手法一致。其余则阴经相反，左右相反。请慢慢思考，慢慢实践，可以掌握。

六、行针 28 分 48 秒与起针

所谓行针，讲的是合理的留针时间。《灵枢·营卫生会》说："营在脉中，卫在脉外，营周不休，五十而复大会，阴阳相贯，如环无端。"实践证实针刺入腧穴，通过经气疏导经络，使脏腑、气血得到调节，从而促使虚实平衡，但必须要经过运行一个周次的时间，方能取效。进而言之：

每昼夜 24 小时，经气在体内循经络运行总共 50 周。

每运行 1 周则 24 小时 ÷ 50 = 0.48 小时。

每小时 60 分钟，则 0.48 小时 = 60 分钟 × 0.48 = 28.8 分钟。

每分钟 60 秒钟，则 0.8 分钟 = 60 秒 × 0.8 = 48 秒。

所以经气在人体，每运行 1 周次需要 28 分 48 秒。

因为留针时间，必须要待经气在经络中运行达到 1 周的全过程，才能达到补虚泻实的调整作用。所以标准的留针时间应该是 28 分 48 秒。因此说留针时间，一般临床采取 30 分钟还是比较合理。

起针亦称出针。现在起针方法大多数都是医生左手持无菌干棉球按压，右手持针缓缓起针之后用棉球揉按针孔即可。但严格来讲欠妥。《素问·针解》说："邪胜则虚之者，出针勿按；徐而疾则实者，徐出针而疾按之。"也就是说，对于邪盛的实证患者，起针之后不要按闭针孔，使邪气得以外泄（泻法）；假如正气虚弱则要缓缓起针，而后迅速按闭针孔，使正气充实，不致外泄（补法）。坚决反对那种像"拔小葱"一样的起针方法，希望引以为戒。

七、针刺八式

针刺治疗时都应严格地按照操作规程，正如《素问·针解》所说："手如握虎者，欲其壮也；神无营于众物者，静志观病人，无左右视也。"意思是说，持针施术时，手如握虎一样坚定有力，全神贯注，小心翼翼，从不左顾右盼，态度端正，操作谨慎。

1. 轻刺：左手按穴，右手持针，轻轻用力，缓缓捻针入穴。此式适用于体质比较虚弱的患者。

2. 重刺：左手按穴，右手持针，重用手力，急速刺入穴位。此式适用于体质强壮或寒证患者。

3. 立刺：又称直刺，针体与皮肤表面呈 90° 角，垂直刺入。此式主要适用于胸、腹、背部穴位，如三脘、气海、关元、肾俞、肺俞等。凡直刺，则要求针体直立，站得住，不可有所倾斜或"倒伏"现象。

4. 卧刺：又称沿皮刺，针体与皮肤呈 15°～25° 角刺入后，使针躺倒，贴近皮肤刺入穴内，如曲池透臂臑、丝竹空透率谷、地仓透颊车、头维透曲鬓等穴，均用此法。沿皮刺要求进皮浅，针走皮里肉外很薄，与透刺法是有区别的。

5. 仰刺：将针尖向上刺入穴内，如刺素髎、人中、大迎、廉泉、臂臑、长强等。

6. 俯刺：将针尖向下刺入穴内，如天突、肩髃、巨骨、环跳等。

7. 横刺：将针尖横行刺入（沿水平方向），单刺一穴或贯穿二穴，因此它包括透刺法在内，如阳关透曲泉、合谷透后溪、风池透风池等。

8. 斜刺：将针体与皮肤呈 45° 角斜行刺入。此法适用于骨缝间的穴位，如丘墟、列缺、犊鼻、膝关、商丘及头面部穴位。

总体来说，针刺虽有八式，但针刺的深度是由多方面的因素所决定的。

一般讲：体胖者，皮厚肉丰，刺之宜深；体瘦者，皮薄肉少，刺之宜浅。年龄大者宜深刺，年龄小者宜浅刺。病位深者深刺，病位浅者浅刺。春夏之际，气血充盛，宜浅刺；秋冬阳弱阴盛，应深刺。腧穴的位置：头、面、胸、背宜浅刺，腹部、四肢宜深刺。

但有些腧穴可做特殊对待。例如长强、曲骨可深刺 3 寸，天突可深刺 2 寸，而背部俞穴、肩井则要求浅刺，以防深刺入脏引起医疗过失。

八、针与灸各尽其能

针与灸在治疗上应当"各尽所能，何者宜灸，则灸之；宜针则针之，方不失针灸真义"。如果滥用灸法反能引起变证。正如

《医学入门》中说："药之不及、针之不到，必须灸之。"说明灸法能够弥补针法之不足。总体来说针与灸各有优势，不可偏执。

在临床应用时，对于久病阳气虚弱、阴寒痼冷、精血亏损，以及风寒湿痹者，非灸则难以奏效。如偏瘫患者属于肾阳虚、受风寒时应取针刺祛风寒、艾灸温肾阳，相互配合，收效甚速。临床应充分发挥针与灸两者之长，相辅相成，则能起沉疴而疗痼疾。

灸治材料以艾绒为主，艾叶属菊科蒿属，为多年生野生草本。性味苦微温，入肝、脾、肾三经。其功效：温气血，散寒湿。可供内服，外用能灸百病、壮元阳、行气血。若在皮肤上烧灸则热气内注，通透筋骨，温煦经络。临床上多用艾炷灸、艾条灸、温针灸。

1. 艾炷灸：将艾炷置于腧穴或病变部位上，然后点燃进行烧灼或温烤的一种艾灸方法。包括直接灸和间接灸两大类。

（1）直接灸：就是将艾炷直接置于应灸的穴位上燃烧，待其将熄时，取去艾灰，再易一炷复燃，每燃艾炷一枚，名为一壮。

（2）间接灸：是将艾炷与施灸部位的皮肤之间隔一药物施灸，有艾灸和药物的双重作用，灸时火力温和，易被病人接受。根据衬隔物品不同，可分为多种灸法。

① 隔姜灸：主治风寒湿痹，痿弱无力，胃肠病的呕吐、腹泻、腹痛等症。

② 隔蒜灸：主治肺痨，疮疡初起，蛇蝎毒虫咬伤等。有消肿、散结、拔毒、定痛之功效。

③ 隔盐灸：主治寒性腹痛、肢冷畏寒、大有回阳救逆之效。（干净食盐填满肚脐之上加灸。）

④ 隔饼灸：附子细末作饼，用于疮疡久不收口，有化腐生肌之用；豆豉细末作饼，用于痈疽，发背溃后不敛者有效；胡椒末作饼，用于风寒湿痹、血痹之麻木者有效。

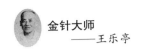
2. 艾条灸：可用温灸盒或手持艾条直接灸病位。

3. 温针灸：温针是针灸并用的一种方法，适用于既宜留针，又宜施灸的疾病。

施灸要注意不可在发际、颜面等处艾灸，以避免产生疤痕，破坏美观。

九、灸法之保健

灸，对于虚寒性疾病不但能够提高疗效，缩短疗程，而且它也是养生保健的重要措施之一。《扁鹊心法》记载说："人于无病时长灸……虽未得长生，亦可保百余年寿矣。"因为灸法具有温经散寒、行气通络、扶阳固脱、升阳举陷、拔毒泄热及保健强身、预防疾病等作用。实践证明，常灸足三里穴能调理脾胃功能，增强体质；《医说》记载："若要安，三里常不干。"就是说若要身体健康平安，就要常灸足三里穴，勿使灸疮干燥结痂愈合，这是古人在长期实践中得出来的经验总结。常灸肺俞穴，不易患外感；男子五八之后，荣华颓落、发鬓斑白、好坐、肾气日衰。故每年于夏秋之交，阳气日衰之际，开始用艾炷灸任脉之气海、关元穴，开始每日 7 壮，逐渐增加到每日 10 壮，最多每日 15 壮，共计灸 500 壮。

灸的养生保健由来已久，从中取效者众多。对于增强体质，大有好处，若能坚持数十年之时，从中获益匪浅。希望在临床中推广，为人类造福。

【附】

老年保健歌赋

年过七十保健康，穴取关元功最强；

夏秋交时灸五百，不但无病寿能长。

具体方法：用艾炷灸关元穴。按年龄实施的灸法：

30 岁可 3 年灸关元，300 壮；

50 岁可 2 年灸关元，300 壮；

60 岁可 1 年灸关元，300 壮；

70 岁可每年灸关元，500 壮。

注：此灸法称为直接灸，亦可隔姜灸。就是将艾炷直接置于应灸的腧穴上燃烧，或用鲜生姜切成半分厚的薄片，以针刺多孔置于皮肤上，再用艾炷放于姜片上燃烧，此为隔姜灸，是间接灸的一种。燃烧的艾炷将熄时，取去艾灰，再易 1 炷复燃，每燃艾炷 1 枚，名为 1 壮。

十、配穴的组合——组方有主、客、助、役之说

当医生为患者施行针灸治疗时，若辨证已经明确，治法已经制定，配穴处方即为关键。所谓配穴，首先要掌握阴阳经脉和其腧穴的特性与其他相关穴位的作用，按照一定的配方原则相互组合，使之达到较高的疗效。犹如中药方剂配伍中的君、臣、佐、使。相对而言，针灸配方，也有主、客、助、役之说。如果不能掌握一定的配方原则，合理的配穴，有时会贻误病机。《针灸精粹》说："不知穴之配合，犹如癫马乱跑，不独不能治病，且有使病机变生他种危险之状态。"如果配穴恰当，取穴准确，疗效也会提高。如配穴无章，取穴不准，效果也差，甚而产生副作用。因此，掌握配穴的原则和具体方法，就必须认真学习古今有关中医针灸学的理论与实践经验，更重要的是理论与实际的结合。强调审证求因，辨证施治，切忌头痛针头、脚痛针脚。

兹举治疗嗜睡症的配穴处方分析之。

【取穴】人中、隐白、阳陵泉、无名穴（在手的无名指第 3

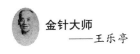
节外侧）。

【功能】清心利胆，理脾除湿，开窍通脑，泻热醒神。

【主治】脾虚胆热所致嗜睡症。

【分析】组成的架构

主：人中（醒脑开窍、清热提神）

客：无名穴（为手少阳三焦经所过之处，有清泻胆热之功，治疗嗜睡之经验穴）

助：隐白（为脾经之井穴，有健脾之功，善治一切神志病）

役：阳陵泉（清热利胆，疏导经气）

【讨论】从以上架构组合的主、客、助、役之论，的确与中药处方所组成的君、臣、佐、使相对应，可见两者之间存在异曲同工之效。兹对主、客、助、役的分析，再做探讨。

（1）主：主治腧穴，是针对疾病的病因、病机能起到主要治疗作用的腧穴。

（2）客：辅助腧穴，是辅助主穴以加强疗效的腧穴。

（3）助：是治疗兼证的腧穴。

（4）役：是协调诸腧穴之间的功效，或疏通疾病主要相关经络的腧穴。

十一、五输穴选配

五输穴是手不过肘、足不过膝的常用取穴，是针灸腧穴的特定穴之一，是一些根据其性能而给予特别称号的穴位，又称本输穴，包括井、荥、输、经、合五类穴位。这些穴位都分布在四肢十二经脉的本部，对头面、躯干的标部及其所属的内脏和器官产生重要的影响，而且也是经络之间联系的一种枢纽。

古人曾形象地用水流的大小来形容这五类穴位的作用特点，结合经气流注由小到大、由浅入深。如水的源头，称为"井"，比喻刚从地下涌出来的泉水。经气流过之处，如刚出来的泉水微流（溜行），称为"荥"。经气所灌注之处，如水流由浅注于深处，称为"输"。经气所行经的部位，像水在通畅的河中流过，称为"经"。经气最后如百川汇合入海，称为"合"。十二经各有自己的五输穴，共计 60 个，再加上阳经之原穴（阴经无原穴，以输穴代之，或称"通用"），所以总共 66 穴。

约在上世纪 50 年代后期，将临床所定型的经验处方命名为"手足十二针"是为了便于记忆，使用方便。该方取肘膝以下共 6 穴、12 针，是以整体调节来促进全身及脏腑的阴阳平衡，气血畅通，而达到治疗疾病的目的。也可以说"手足十二针"是五输穴中的精粹组合。

五输穴也称为五行输，其按照五行的木、火、土、金、水之生克的道理，依次配属五输穴。并结合"虚则补其母，实则泻其子"的原则进行配穴。

1. 阴经经脉五输穴（表 4-1）

表 4-1　　　　　　　　　　阴经经脉五输穴

经　脉	五　输				
	井（木）	荥（火）	输（土）	经（金）	合（水）
手太阴肺经	少商	鱼际	太渊	经渠	尺泽
手厥阴心包经	中冲	劳宫	大陵	间使	曲泽
手少阴心经	少冲	少府	神门	灵道	少海
足太阴脾经	隐白	大都	太白	商丘	阴陵泉
足厥阴肝经	大敦	行间	太冲	中封	曲泉
足少阴肾经	涌泉	然谷	太溪	复溜	阴谷

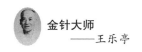
2. 阳经经脉五输穴（表 4-2）

表 4-2 　　　　　　　　阳经经脉五输穴

经　脉	五　输				
	井（金）	荥（水）	输（木）	经（火）	合（土）
手阳明大肠经	商阳	二间	三间	阳溪	曲池
手少阳三焦经	关冲	液门	中渚	支沟	天井
手太阳小肠经	少泽	前谷	后溪	阳谷	小海
足阳明胃经	厉兑	内庭	陷谷	解溪	足三里
足少阳胆经	足窍阴	侠溪	足临泣	阳辅	阳陵泉
足太阳膀胱经	至阴	足通谷	束骨	昆仑	委中

3. 五输穴的临床应用：病在脏者，取之井；病变于色者，取之荥；病程日久者，取之输；病变于音者，取之经；经满而血者，病在胃，以及饮食不节得病者，取之于合。

4. 根据经脉的生理、病理特点，总结出"井主心下满、荥主身热、输主体重节痛、经主喘咳寒热、合主逆气而泄"的主病范围。

5. 临床实践：例如肺实证，咳喘胸满，则泻本经的合穴尺泽。因为肺本身属金、尺泽属水，金能生水，水为金子，这是实则泻其子的方法。如系肺虚证，多汗少气，则补本经的输穴太渊。因为太渊属土，土能生金，土为金母，这是虚则补其母的意思。

十二、何谓"阴井木，阳井金"

所谓"阴井木，阳井金"，乃是五输穴的五行之始。五输，是指十二经脉在四肢肘膝关节以下的井、荥、输、经、合六十六个腧穴。它的含义是：所出为井，所溜为荥，所注为输，所行为经，所入为合。因各穴与五行相配，故又名为"五行输"。在运用上，主要根据五行生克的原理，实则泻其子、虚则补其母的法则进行选穴。亦可结合时间的周期性，按气血开阖而处方。

《难经·六十四难》说："阴井木，阳井金；阴荥火，阳荥水；阴输土，阳输木；阴经金，阳金火；阴合水，阳合土。阴阳皆不同，其意何也。然，是刚柔之事也。阴井乙木，阳井庚金。阳井庚，庚者，乙之刚也；阴井乙，乙者，庚之柔也。乙为木，故言阴井木也；庚为金，故言阳井金也。余皆仿此。"

1. 五脏皆为阴，六腑皆为阳。任何阴经都是从木开始，按照木、火、土、金、水五行相生的顺序，依次排列，即井木、荥火、输土、经金、合水。

2. 阳经则与阴经不同，都是从金开始，而按金、水、木、火、土的相生顺序来排列，即井金、荥水、输木、经火、合土。

3. 如果将所有阳经与阴经穴位的五行合并对照起来，适成两两相克。这里面包含着一种重要的意义，表示克者属刚、被克者属柔，说明在阴阳的穴位之间，彼此存在着阴阳互根、刚柔相配的关系。

4. 阴阳五输与五行的关系（表 4-3）

表 4-3　　　　　阴阳五输与五行的关系

阳 经	金	水	木	火	土
五输穴	井	荥	输	经	合
阴 经	木	火	土	金	水

通过上表可以看出脏井属木、腑井属金，也可以比喻以阴井木配阳井金，是阴阳夫妻，故说乙为庚之柔、庚为乙之刚。克者为夫，被克者为妻，其刚柔相因而成也。为了便于记忆，故所谓

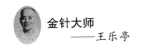
"阴井木，阳井金"之道理。

十三、"根结法"的应用

"根结法"是配穴的一种，它是以《灵枢·根结》所提出经脉的"根""结"穴为配穴原则，而应用于临床治疗的方法。

何谓"根结"？根，根本也，脉气所起为根；结，终结也，脉气所归为结。

清·张志聪《黄帝内经灵枢集注》说："根结者，六气合六经之本标也……根者，经气相合而始生；结者，经气相将而归。"（表4-4）

表4-4 　　　　　　　　　**足六经根结表**

经　脉	根　穴	结	结　穴
足太阳	至阴	命门（目）	睛明
足阳明	厉兑	颡大（钳耳）	头维
足少阳	窍阴	窗笼（耳中）	听会
足太阴	隐白	太仓	中脘
足少阴	涌泉	廉泉	廉泉
足厥阴	大敦	玉英	玉堂

应用方法："根结穴"是按照上述的所起，即根穴与结穴作为一组配穴，运用于临床治疗脏腑及经络循行所出现的虚寒性病变。方法为：属气虚（或病轻者）用针刺法；属阳虚（或病重者）用灸法。经临床实践应用，根结法不仅取穴少而精，而且疗效亦佳。

《内经·手足阴阳流注论》说："凡人两手足，各有三阴脉、三阳脉……"那么为何手经没有根结，而只介绍足的三阴经、三阳经有根、结穴？

1. 此用比类取象解释：大自然中，植物的根都生在植物的底部，扎根在土地里，没有生在植物的上面，扎根在空中的。而人类的脚在下，与大地相连，好比植物的底部，故足经有根结；而人的手，在人体的上部，不与大地相连，故手经没有根结。

2. 根据经气的流注，《内经·手足阴阳流注论》说："络脉传注，周流不息，故经脉者，行血气，通阴阳，以荣于身者也。"足三阴的"根"穴均在足，"结"穴在胸（腹）；手三阴经，经脉的起穴在胸（腹），止穴在手；手三阳经，经脉的起穴在手，止穴在头（面）；足三阳经的"结"穴在头（面），而其"根"穴在足。通过以上分析，可以得出结论：手三阴是足三阴升的延续，手三阳是足三阳降的经过，故手之三阴、三阳没有根结。

3. 使用"根结法"时要记住：先刺"根"穴，后刺"结"穴。尤其运用"根结法"治疗脏腑疾病时，要注意阴经有两个"根"穴、一个"结"穴，所以一定要先刺完两个"根"穴，再刺"结"穴。

4. 临床应用

（1）男性，65 岁，右腿内侧酸痛月余。伴沉重乏力，按之则舒，疼痛与气候变化无关，劳则酸痛加重，晨起轻、午后甚，脉细弱，舌质淡红苔白。病属肾虚脉阻，治宜疏导少阴经脉。取涌泉、廉泉皆用补法。针治 1 次明显好转，3 次痊愈。

（2）女性，18 岁，右侧偏头痛 20 天。时作时止，每逢学习紧张或缺觉则疼痛加重。脉弦、舌质红苔白。病属阴虚肝旺，治宜疏导少阳，取足窍阴、听会，证为虚中有实，当先补后泻法。针治 4 次后痊愈。

（3）女性，38 岁，左侧面部抽痛已多年，经针、药治疗后已

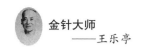

然半年不痛。近日因急怒而复发,其痛如刀割来到门诊求治。脉弦数,舌质红,苔薄黄。病属肝胃瘀热,治宜疏导阳明。取厉兑、头维,证为实证,当用泻法。针后痛止,次日执行常规治疗。

十四、温通法治疗寒痹

温通法之所以能治疗寒痹,是由寒痹的病机所决定的。"法从证立",立法的依据是辨证,辨证必须明理。寒邪凝滞经脉,气血闭阻不通是寒痹的病理机制。"不通则痛",故寒痹以疼痛较剧烈,且痛有定处为特点,所以又称其为痛痹。《素问·举痛论》说:"寒气客于脉外,则脉寒,脉寒则缩蜷,缩蜷则脉绌急,绌急则外引小络,故卒然而痛,得炅则痛立止。"炅为热的意思,也就是说寒性痛得到温热可以缓解。这是因为热属阳,阳为用,若阳热之气充盛则阴寒之气可以驱除,寒祛凝散,血脉经络畅达,气血调和,诸症自愈。

温通法治疗夜间疼痛,因为夜间为阳气潜藏于里,人体阴气最盛,又加之感受阴寒之邪,故夜间气血涩滞,经脉不通更重于白天,痛亦更著,所以说夜间疼痛属于阴寒重。欲解其寒凝而止痛,只用散寒法恐力量不够,必须温阳方能有效。因为气血得寒则凝而不散,得热则畅行,只有温阳才能通络止痛,故温通法治疗夜间疼痛效佳。在临床实践中,针则当选温针或火针;药则选派姜、桂、附等辛热之品,若两者兼备,其效卓著。

例 1:温针治寒性肩痛

男性,61 岁,左肩疼痛加重两个月。怕冷喜暖,其痛日轻夜重,甚则夜不能寐,常盖敷毛巾于患肩取暖,发病前曾在仓库工作和居住。脉沉紧、苔白厚,病属寒邪侵袭,经络阻滞,治宜温经散寒。取风池、肩髃、肩髎、肩贞、条口针之加灸,即温针。治疗 3 次疼痛大减,8 次显效,10 次后临床痊愈。

例 2：火针治疗寒痹

男性，48 岁，双下肢发凉 20 余年。年轻时在野外施工受寒凉，逐感下肢发凉，特别是双腿后侧及跟部尤甚，每逢活动及得温暖时诸症减轻。病属寒湿痹阻，治宜温经散寒。取环跳、昆仑刺之，并沿下肢的膀胱经发凉部位，行火针点刺。治疗 3 次后，腿部发凉明显减轻。针治 6 次后，发凉症状消失。之后再巩固治疗 4 次，临床痊愈。

十五、论"菀陈则除之"

"菀陈则除之"为针灸治疗法则之一，原文始见于《灵枢·九针十二原》说："凡用针者，虚则实之，满则泻之，菀陈则除之，邪盛则虚之。"《灵枢·小针解》有"菀陈则除之者，去血脉也"的论述。菀，读郁，作堆积讲。"菀"同"郁"又与"蕴"同。陈，陈腐。菀陈即指经脉中的瘀血及其他阻滞了经脉运行的实邪。菀陈则除之，就是指瘀血、湿邪等阻滞经络而引起病变时，应该泻去瘀血，以达到活血祛瘀、疏通经脉、调理气血的作用。

"菀陈则除之"针对实邪所设，属泻法的一种，是指放血疗法说的。《中华针灸学》说："放血之法，为针灸治疗中之一种。用于充血、瘀血等之疾患，其病势轻者立愈，重者顿减，为针医者，莫不知之。"在针灸科适合放血治疗的疾病很多。内科病，主要是治疗急性热性病，例如中暑、高烧、惊厥、头疼、头晕（属阴虚阳亢者）、急性扁桃腺炎、肢端麻木、小儿疳积等。此外，对外科病也有很好的疗效，例如丹毒、疮疖、缠腰火丹、红丝疗、部分皮肤病、腱鞘囊肿，以及外伤性瘀血肿痛等病症。

1.临床所使用的放血疗法与针刺补泻中的泻法有所不同。后

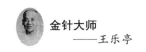

者是使用长针、毫针等，采用不同的进针及其手法，达到疏通与泻实的目的；而前者是用锋针、火罐刺络出血直达病所，使瘀血、湿毒由体表而出，从而控制了病势的蔓延，截断了病情的发展，起到了釜底抽薪的作用，达到了泻热、祛瘀之目的。

2.锋针就是三棱针，用三棱针点刺放血的治疗作用，可概括为以下10个方面：

① 退烧清热；② 活血止痛；③ 消炎解毒；④ 凉血泻火；⑤ 散风止痒；⑥ 化湿消肿；⑦ 治疗麻木；⑧ 和胃止吐；⑨ 利尿止泻；⑩ 急救开窍。

以上作用的共同机理就是通过祛瘀放血、疏通经络，使脏腑气血调和，以恢复人体的正常阴阳平衡，改善生理功能。放血疗法具有疗效好、疗程短、费用少等诸多的优势，应当予以重视。

3.临床实践中最具有代表性的配方，应当是"截法治疗带状疱疹"，也应当称为"菀陈则除之"理论所指导下的典型配方。

十六、血络与疼痛

血络是说下肢的小血管和毛细血管发生瘀血现象。多数伴有沉重或疼痛，与下肢静脉曲张症状有相同之处，但两者不属于同一种疾病，应当区别开来。

1. 血络的治疗方法

《灵枢·九针十二原》说："凡用针者，虚则实之，满则泻之，菀陈则除之，邪胜则虚之。"指出了针灸治疗之法则。对于有疼痛而出现血络的患者，可根据病情加以治疗。

（1）疏通经络，气行则血行：对于病情较轻者，其血络出现的时间不长，疼痛并不重者，可用针刺治疗，调其气机，疏通经络，气行则血行，以恢复经络的正常机能，血运通畅，故疼痛逐渐减轻。

（2）刺络泻血，菀陈则除之：《素问·调经论》说："视其血络，刺出其血。"通过刺络放血，可使郁结之气血得以疏通，以恢复经气的运行，调整阴阳气血，达到治疗之目的。

通过刺络放血，使瘀阻于络脉的血得以流通，是谓"菀陈则除之"。经过刺络放血的患者，其疼痛普遍减轻，放血部位的血络变浅变细，说明其瘀邪已去。络脉流通，故症状减轻，下肢倍感轻松，则步履有力。但在刺络放血时，也要注意人体阴阳、气血盛衰的不同，形体强弱的差异，以及手法等方面的问题，才能避免误治。《灵枢·脉度》说："经脉为里，支而横者为络，络之别者为孙，盛而血者疾诛之，盛者泻之，虚者饮药以补之。"说明治疗血络时应分虚实，不可滥用刺络法。从临床实践看，刺络放血与针刺同时应用，必要时配合益气通脉之补药则疗效更好。

2. 血络与疼痛之间有着密切的关系

血络患者多数都合并疼痛，因血络为瘀血阻滞于脉络，血瘀不通，气机不利，不通则痛。血络为痹证的一个体征，又以痹证中寒痹者多见。

（1）先疼痛而后出现血络。临床中发现有一部分患者为先出现疼痛的症状，约过 1～2 年之后出现血络，也有一些患者血络与疼痛同时出现。先出现疼痛症状的患者，往往开始疼痛不严重，每到冬季病情较重，疼痛明显，以后疼痛逐渐加重，四季皆可发病。此类患者多属寒邪阻络，血运不畅。治宜活血化瘀，散寒通络。

（2）先有血络而后出现疼痛。有的患者先出现血络而后发生疼痛。这些患者大多数为年轻时出现血络，当时没有重视，约过3～5 年之后出现疼痛，其出现血络的原因多为病后体虚、妊娠、

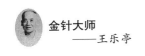
劳累、感受寒凉等原因。此类患者多为气血不足，络脉瘀阻。治宜补气养血、祛瘀通络。

（3）有血络而不疼痛。血络与疼痛之间关系密切，有血络者多数出现疼痛，只是疼痛出现的时间有早晚。临床中也发现，虽有明显血络，但是几十年都没有疼痛出现，只是小腿有沉胀感，偶尔小有浮肿。此类患者多属湿阻经络，瘀血充脉。治宜化湿通经，活血祛瘀。

总之血络的治疗，要结合患者的体质进行辨证施治，运用恰当则能疗效满意。

十七、论"背如饼"

所谓"腹如井、背如饼"的含义是：在针刺背部腧穴时，切莫深刺，以防刺中要害而危症泛起。最常见的事故当数气胸，所刺之穴位不外风门、肺俞、厥阴俞、心俞、督俞以及肩井穴，其原因均为针刺过深，伤及肺脏所致，还有深刺章门损伤肝脾亦有报导。然而针刺又必须有一定的深度，正如《素问·刺要论》说："病有浮沉，刺有浅深。各至其理，无过其道。过之则内伤，不及则外壅，外壅则邪从之。"如果"因噎废食"，刺之不中，等于不刺。由于怕刺之过深，而改用斜刺法者屡见不鲜。

临床所取背俞穴应当直刺，否则离经失穴。但对于针刺的深度须严格控制，肥胖者不超过1寸，瘦人一般5～6分，刺后必做手法得气方可。因此，要求取穴精确，刺后针柄直立，横平竖直，上下左右均为一条直线，整齐而美观。

背俞穴共有3组配方，即五脏俞加膈俞、六腑俞加膈俞、背部老十针，均有各自的特殊疗效。

1.背俞穴是脏腑经气输注于背部的腧穴。当脏腑发生病变时，往往在其背部相应的腧穴上得到反应，所以取其相应的腧穴，便能治疗该脏腑的疾病。背俞穴对调节内脏机能有可靠的良好作用。

2. 根据"五脏者，藏精气而不泻也，故满而不能实"的理论，五脏以补为主。在五脏俞之中，肺俞与心俞位于上焦，主神明，司呼吸；肝俞与脾俞居于中焦，共理中州；肾俞独居于下焦，统摄下元，由此水火相济，精血互生，气血调和，阴阳平衡。故治五脏衰惫诸证。

3. 治疗消化系统的疾病为何用六腑俞而不用五脏俞呢？因为"五脏主藏精气，以藏为贵。""六腑者，传化物而不藏，故实而不能满也。""阴精宜充实，固密属阳，而腑属阳，主运化，以通为用。"选用六腑俞，其意义与五脏俞加膈俞相似。六腑属阳，以下降为顺，泻而不藏，功主受纳、腐熟运化、输转水谷之精微，传送糟粕，通调三焦气化，通利二便。六腑不通则腑气郁滞，轻者上逆作呕，重则痛、呕、胀、闭四症悉俱，而上下不通矣。"中宜旋则运"五脏之营养来源于六腑，故用六腑俞乃是"疏腑以养脏"的具体运用。

4. 在六腑俞中，小肠俞通于手太阳，膀胱俞通于足太阳，大肠俞通于手阳明，胃俞通于足阳明，三焦俞通于手少阳，胆俞通于足少阳。由此可见，针刺六腑俞，可以通调手足三阳六条经脉，从而达到通调腑气、化滞行水之功用。

5. 背俞穴是五脏六腑经气输注于背部的腧穴，具有调理五脏六腑的生理功能，使阴阳平衡，气血经络畅通，并有防病治病的作用。

十八、夹脊穴改革

华佗夹脊，即夹脊穴，为经外奇穴名。其位置为从第 1 胸椎至第 5 腰椎，各椎棘突下左右旁开 5 分是穴。胸椎 12 节加腰椎 5

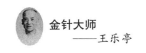

节，共计 17 椎均为双穴，总共 34 穴。总体来说，取穴过多，临床应用比较繁杂。

1. 多年来根据临床实践，本着"精简、安全、高效"的原则对华佗夹脊进行调整。

（1）将原来的夹脊线向督脉中线内移 2 分，也就是脊突旁开 5 分改为 3 分，更靠近脊柱。

（2）精简穴位，从第 2 胸椎开始至第 4 腰椎，隔 1 椎取 1 穴，左右 8 对共计 16 穴。取其穴少力专之效。在刺法上，用直刺法，肥人进针 1.5～2 寸，瘦人 1～1.5 寸即可，直刺深度，以有抵触感时即针尖达到脊柱的相应之椎板处，再行捻转补泻法，进针后要求针柄直立，横平竖直，上下左右成行。

2. 华佗夹脊穴虽然属于经外奇穴，但由于它位于背俞穴与督脉之间，因而决定了它有二者的主治功能。所以针刺夹脊穴可以起到背俞穴的作用，即调整脏腑、补益气血、疏通经气。同时又能资助督脉，调整全身的阳气，补充背俞穴的不足。

3. 夹脊穴的分阶段治疗

（1）胸 2～8 主治胸、背、上肢疾患，主脏主血。

（2）胸 9～腰 4 主治腰、腹部及下肢疾患，主腑主气。

4. 华佗夹脊穴由于其功能的特点，因此决定其主治范围，也是比较广泛的。在近代医书中对其记载介绍较多，归纳起来主要包括：咳嗽、喘息、胸胁痛、脊背酸痛、下肢麻痹，以及某些脏腑、躯干、四肢的病症。在临床上夹脊穴多用于脊髓损害所致的瘫痪，颈、胸、腰椎疼痛及类风湿性关节炎等各种经络病。

5. 临床上最适合的还有由于脏腑虚损、气血不足、阳气不振所导致的各种慢性病症。例如治疗肺病咳喘时，除选用胸 3 段夹脊外，还可以根据辨证，配合其他经络的腧穴。只有辨证施治，灵活运用，方能收到事半功倍的效果。

6.华佗夹脊穴的补泻手法，应当与膀胱经相同。

十九、"透刺"针法简述

透刺针法是针刺法中的一个重要组成部分。在我国医学史中占有一定的地位，其渊源可追溯到金元以前。金元时期窦默《针经指南》中已对透刺针法有过论述，并为后世所引用。元、明朝年间，部分透刺针法已在民间广泛使用，如在《玉龙歌》中曾记载治疗偏正头痛的刺法："偏正头风痛难医，丝竹金针亦可施，沿皮向后透率谷，一针两穴世间稀。"至明朝杨继洲在《针灸大成》中注明了三十多条可用透刺针法的内容，丰富了透刺的适应证。

近代文献中介绍了许多透刺治疗疾病的经验方，并在原有的基础上有所发展。

1.透刺针法可以分两大类，即"担法"和"过梁针"两种

（1）担法：是进针之后，沿皮向要透刺的穴位方向刺，如攒竹透丝竹空、太阳透下关、二间透三间。

（2）过梁针：进针后，沿骨的边缘向对侧穴位方向刺，如阳陵泉透阴陵泉、绝骨透三阴交、曲池透少海。

此外，还有两针对刺法，即双手同时从两穴进针，得气后，将两侧针芒相对而刺，使之其针相触称为对刺法，如风池透风池，也是透刺的一种方法，但此方法使用者极少。

2.在临床使用比较多的配方，应包括以下三种组合

（1）六寸金针：治疗瘰疬的曲池透臂臑。

（2）颜面六透法：治疗颜面神经麻痹。

（3）十二透穴针法：治疗顽固性半身不遂。

以上三方，其中曲池透臂臑和颜面六透法为"担法"；十二透穴针法中大部分都属"过梁针"。当然各组配方都有操作的具

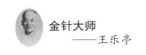

体要求，在此不作介绍。

3. 透穴具有相互作用及协同作用

每组透刺由两个穴位组成，进针穴与透穴有不同的功用与主治，采用一针透两穴，则可使两穴的功用产生相互作用。以十二透穴中太冲透涌泉为例，太冲为肝经原穴，涌泉为肾经之井穴，所以太冲透涌泉可泻肝火，滋肾水，标本兼顾，一针而取两穴。

4. 透穴为治疗顽固性疾病的有效方法

沉疴痼疾，病位可有表、里、脏、腑、经、络之分，然药石屡用不验，病延日久。或外邪客于经络，或气血滞于脉络，或见脏腑气弱脉络不充，终至经脉气血流行不畅。针刺具有疏通经气、直中病所的作用，而透针又以沟通经气为其独到之处，故采用以透刺为主的配方治疗慢性、顽固性疾患为行之有效的方法。

5. 该透则透，透之务必得法

《素问·刺要论》说："病有浮沉，刺有浅深，各至其理，无过其道，过之则内伤，不及则生外壅，壅则邪从之。"该经文明确指出，该透则透，不该透绝不可透。例如刺阳陵泉穴，一般可刺 1 ~ 1.5 寸，针尖向足三里的方向，不宜深刺，再深就会"过其道，过之则内伤"。然而在透刺时可以取阳陵泉透阴陵泉，直达对侧皮下，只能望见针尖顶起皮肤为度，但不可刺破对侧皮肤，否则增加感染机会和痛感。

二十、简述内中风

中风病，是以猝然昏仆，不省人事，伴有口眼㖞斜，语言不利，半身不遂，或未曾昏仆而以㖞斜、不遂为主症的疾病。

有关中风的记载始于《内经》，如大厥、薄厥，以及偏枯、风痱等。后世医家也多有论述，在唐、宋以前多以"外风"学说为主。《金匮要略》以邪中浅深、病情轻重而分为中络、中经、中腑、中脏。唐、宋以后，则以"内风"立论，并且众说纷纭，各言其一而又各持己见。因此，对其病理及分类、分型很难统一。概括起来，本病多因虚、火、风、痰、气、血而致。由外邪侵袭而引发者称为外风，或称真中风（真中）；无外邪侵袭而引发者称为内风，或类中风（类中）。

1. 中风分类

临证应从实际出发，基本遵照《金匮要略》的观点，并结合针灸门诊治疗的具体情况，将中风偏瘫大致分为三类。

（1）中脏腑：主要是突然神志昏仆、不省人事为特征。实证称闭证，虚证称脱证，但也有内闭外脱、虚实相兼者。经积极抢救神志清醒后，体征基本平稳，但留有中风偏瘫后遗症者，即可进行中医针灸治疗。

（2）中经络：未见意识障碍的危急症状，而是突然发病或者是昏迷苏醒后，有手足肢体麻木、半身不遂、口眼歪斜、吞咽作呛、语言不利、口角流涎等症。以上两类证候相同，故治法基本一致，仅仅是病情轻重的差别。

（3）中风后遗症（偏瘫）：不论中脏腑、中经络，留有的后遗症大致相同，只是病情轻重的差异，所以针灸治法也没有大的区别。中风偏瘫的症候群是以半身不遂为主症，言语不利、口眼歪斜、口角流涎、吞咽困难或发呛，有的还留有意识障碍，以及精神症状。总之，中风病经过抢救后，对所留有的后遗症，必须抓紧时机给予积极的治疗。根据辨证、辨经、辨病的施治原则，选择活血、化瘀、通络的要点进行调治。尽快改善脑部血液循环，增强脑部供氧，正所谓"血无气不行，气无血不升，气行则血行，气滞则血瘀"。因此，除活血化瘀外，尚需扶正补气，以推动经气的运行。

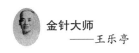
2. 缺血性中风和出血性中风后遗症的疗效比较

中风偏瘫后遗症的发病原因为两大类，即缺血性的脑梗和出血性的脑血管破裂。在临床统计学中提供脑缺血和脑出血的比例为 7：1，两者治疗效果，前者优于后者。但个别病例也不同，经分析发现与心功能关系密切，凡心功能好的恢复则较快。出血性病例属于内囊出血者效果差，外囊出血者效果好，合并症多者效果差。脑血栓形成属于大脑中动脉者效果好。总之，应当因人而异，具体情况具体分析，不好一概而论。

3. 如何防止再次发病

脑血管病，特别是缺血性脑梗后遗症，复发是经常见到的。每逢"立冬"开始，则脑血管病进入多发季节。尤其是元旦和春节之间，更是高潮，其中复发病例多见。从临床资料表明，患者如有以下四种情况者，为再次发病的征象：①血压波动，不稳定；②情绪激动，易悲伤；③大便秘结，不走动；④舌质深暗，苔厚腻。这几个危险信号一旦出现，应及时采取治疗措施。若治疗得当，则减少复发机会，对预后是很有意义的。

二十一、"回阳固脱法"救暴脱

内中风即脑血管病突然急性发作。中风入脏之脱证，亦俗称"紧痰厥"，属于死证不治之列。此病中医认为：真气涣散，元阳暴脱，阴阳离决，生机已断，虽医能窥得病机，亦无能为力。

中风暴脱的五绝：①目合为肝绝；②口开为心绝；③鼻鼾为肺绝；④手撒为脾绝；⑤遗尿为肾绝。若五绝俱备，且有汗出如冰，手凉过肘，足冷过膝，则真阳已脱，生机已断，故诊为中风暴脱不治之死证。若绝症仅见二三，尚可抓紧时机，针灸施治，较为便捷，立即抢救。

【**辨证**】元阳暴脱，阴阳欲绝。

【**立法**】回阳固脱。

【**处方**】神阙（灸）、气海（灸）、关元（灸）、百会、内关、足三里、涌泉。

【**方法**】用炒盐将肚脐填平，上盖姜片，用大艾炷灸数十壮或百壮，并灸气海、关元，然后再针百会、内关、足三里、涌泉。

【**方药**】脱证主要表现突然昏仆，不省人事，目合口张，鼻鼾息微，手撒肢冷，汗多，大小便自遗，肢体瘫软，舌痿，脉微或弱。若配合药物可立即用大剂参附汤益气回阳；若由于真阴亏损，阳无所附而出现虚阳上浮欲脱之证，可改用地黄饮子加减，以滋养其阴，温补肾阳，达到回阳固脱。

【**注解**】中风昏倒不省人事者，首先要分辨闭证与脱证。临证之中闭证多见，脱证少见。但是闭证和脱证可以互相转化，又可以同时互见。闭证治疗不及时或误治，或正不胜邪，可以转为脱证。脱证经过治疗，或正气渐复，也可以转为闭证。在闭与脱转化的过程中，往往出现闭、脱互见的证候。因而在治疗时要掌握标本缓急和扶正祛邪的原则。在一般情况下，闭证以开闭祛邪、治标为主；脱证以固脱扶正、治本为主。闭脱互见者，要标本兼顾。闭证者出现脱证症状，是病情有转重的趋势，则要在祛邪为主的同时注意兼顾扶正，不要伤正。脱证经过急救，如出现闭证的症状，是正气渐复的征象，即要在固脱扶正的同时，注意考虑祛邪的一面，总之必须灵活掌握。此类患者多在西医院急诊抢救，门诊抢救机会较少。若在缺医少药的环境条件下，除积极抢救病人外，一定向病人家属先交代清楚，征得家属支持和配合最为必要。

【**编者按**】文中提到的方剂参附汤、地黄饮子，现重点、简要做一介绍。

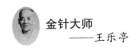

1. 参附汤（《校注妇人良方》）

组成：

人参 30g　　黑附片 15g　（或加生姜 4 片，大枣 7 枚）

功用：益气，回阳，救脱。

主治：肾阳欲绝之脱证：四肢厥冷，冷汗淋漓，呼吸衰微，脉微等。

歌诀：

> 参附汤疗汗自流，肾阳脱汗此方求，
> 卫阳不固须芪附，郁遏脾阳术附投。

2. 地黄饮子（《刘河间·宣明论》）

组成：

熟地黄 20g	山萸肉 15g	霍石斛 15g	麦门冬 20g
五味子 10g	石菖蒲 10g	远志肉 10g	云茯苓 25g
肉苁蓉 15g	油肉桂 4g	黑附片 7g	巴戟天 15g
薄荷叶 10g	鲜生姜 3 片	大红枣 7 枚	

功用：补肾摄阳，化痰开窍。

主治：中风喑痱证：四肢厥逆，冷汗自出，口噤舌强，不能言语，足废不能用，舌淡苔白滑润，脉沉迟细弱。

歌诀：

> 地黄饮子山茱斛，麦味菖蒲远志茯，
> 苁蓉桂附巴戟天，少取薄荷姜枣服，
> 喑厥风痱能治之，火归水中水生木。

二十二、"开闭醒神法"治闭证

内中风神昏窍闭者，即脑血管病的卒中期，中医称为中脏腑。首先辨清脱证与闭证，闭证可治，脱证难医。当然闭证也需分清"阳闭"与"阴闭",两者寒热有别,证有差异。

阳闭证:多为目睛面赤,牙关紧闭,两手握固,烦躁气粗,不省人事,舌苔黄腻,脉来弦滑而数。

阴闭证:多为静而不烦,面白唇紫,痰涎壅盛,四肢不温,舌苔白滑腻,脉象沉滑。

"阳闭"与"阴闭"在病机上不同。"阳闭"多为肝阳暴涨,阳亢风动,气血上逆,痰多壅盛,清窍闭塞;"阴闭"多为风痰偏胜,上壅清窍,神机闭塞。前者属阳为热,后者属阴偏寒,虽阴阳寒热有别,其闭则一。

【辨证】阳闭:阴虚阳亢,清窍闭塞。

阴闭:风痰壅窍,神机闭阻。

【立法】醒神开窍。

【针刺】

1. 先用:三棱针刺百会、四神聪放血;手足十二井放血。

2. 继用:针刺人中、承浆、风府、风池、合谷、劳宫、太冲、涌泉。

【方药】

1. "阳闭"以辛凉开窍,如万氏牛黄清心丸、局方至宝丹、安宫牛黄丸等。

2. "阴闭"以辛温开窍,如十香返生丹、苏合香丸等。

【注解】

1. 无论"阳闭"或"阴闭",治疗大法总以开窍为要,窍开甦醒以后,再根据证候,给予平肝潜阳,或息风化痰等法论治。

2. 方中所用百会、四神聪放血,其功能为清脑醒神开闭;手足十二井放血功效为泄热、平肝、祛痰。继用诸穴是一般惯用的苏醒方,为滋肾水、清心火、醒神开窍;劳宫、涌泉二穴合用,具有清心泄热、安神定志之功,颇有中药牛黄清心丸之效。

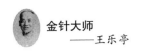

【编者按】文中提到五种急救中成药，现重点、简要做一介绍，供临床参考。

1. 牛黄清心丸

功用：镇惊安神，化痰息风。

主治：痰火上攻，神志昏乱，语言不清，头目眩晕，胸中郁热，惊恐虚烦，痰涎壅盛，癫痫惊风，中风不语，半身不遂，口眼歪斜，手足拘挛。

2. 局方至宝丹

功用：开窍安神，清热镇惊。

主治：痰热内闭，神昏谵语，身热烦躁，痰盛气粗，热盛惊厥，急热惊风。

3. 安宫牛黄丸

功用：清热解毒，开窍安神。

主治：毒热内攻，高热烦躁，神昏谵语，痰热内闭，急热惊风。

4. 十香返生丹

功用：芳香开窍，化痰安神。

主治痰迷心窍，中风不语，痰涎壅盛，昏迷不省，牙关紧闭，癫痫惊狂，颈项强直，语言错乱，哭笑无常。

5. 苏合香丸

功用：温通开窍，解郁化浊。

主治：痰迷窍闭，昏厥不语，牙关紧闭，痰壅气厥，不省人事，或中寒气闭，心腹绞痛，甚则突然昏厥。

二十三、"瘫"病可治说

"瘫痪"病是针灸科门诊的常见病，更是疑难病。特别是脑和脊髓病变所引起的各种瘫痪，要求针灸治疗者较多。例如：

脑血管病后遗症的偏瘫、脊髓损伤的外伤性截瘫、小儿脑损伤后遗症的脑瘫。除此三大症之外，还有脑外伤后遗症、多发性神经根炎，以及肢体筋脉弛缓、软弱无力、两下肢肌肉枯萎的各种痿证。

这些病人行动不便，生活不能自理，克服重重困难对中医针灸抱着很大希望而来求治。患者到来之前大部分都体会过，在求医过程中的各种冷遇，什么"没办法"、"治不好"、"不治之症"等消极说法，使不少患者产生绝望。病人的家属和陪护人员也都信心不足，多数怀着试试看的观望态度，以"尽人事、撞大运"。咱们的年轻和缺乏治瘫经验的医生，同样也望"瘫"兴叹，怀着"心有余而力不足"的遗憾，表现出摇头的无奈之举。

几十年来，我们所收治的瘫痪病例不胜枚举，能取效者三者有二，通过临床实践体会出瘫病可治，为了鼓励各方面的积极性，经常对周围的人讲解分析这个"瘫"字。

"瘫"字的笔画，是由"疒"旁和困难的"难"字两部分所组成。咱们的老祖宗在造字的时候就说了，人别得瘫病，得了"瘫"病就难治。从另外一个角度说，瘫病只是难治，而不是"不治"。如果是不治之症，就应该在"疒"旁里加一个"不"字。所以说"瘫"病为可治之症。

希望病人、家属（陪护）与医生很好配合，勇于攻克难关，共同争取好的疗效。再说越有困难才越去努力，只有拼搏才能探索、总结出治疗规律，无往而不胜。

二十四、治瘫首取督脉

督脉，是沟通大脑与脊髓的主要经脉，是总督全身三阳七脉的枢纽。督脉十三针的功能主治是由督脉的生理功能及病理变化

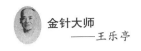
所派生，其治疗范围与脑、脊、肾脏及神志疾病密切相连。

督脉循行于腰背正中，上达头巅，为全身阳脉之主干，手足三阳经均与之交会。全身阳经经气皆会于此脉，故督脉为阳脉之海。张洁古称督脉为"阳脉之都纲"，总督全身阳气。

阳气者为人体功能活动的体现，大抵外邪致病，由皮毛入于络脉，从经脉内传脏腑。邪气阻滞、经气错乱、表里寒热诸证由生。疏通督脉可以畅达十二正经之脉气，振奋正经所属脏腑功能，祛邪外达。

病自内生者，督脉虚损，元气败伤，精血不荣，则表现为痿躄之患，以肢体筋脉弛缓，软弱无力，痿废虚损为主症。痿证多由气血津液不足而致，以元气虚衰为本。"元气败伤，则精虚不能灌溉，血虚不能营养"。督摄真元、调节气血、通髓达脑。此督脉经气虚衰乃是内因，其病因先由脏腑所影响督脉而病痿躄。

病有损伤者，是由于脊柱骨折或椎间脱位，损伤督脉，具体说是损伤了脊髓或马尾神经，造成的肢体感觉和运动功能丧失，常合并大小便功能障碍；或脊髓本身生病而经脉阻滞者，均系因督脉病害而伤及脏腑以致瘫痿。

临床上所见到的病种如脑外伤后遗症、外伤性截瘫、脊髓病变、小儿脑性瘫痪、脑血管病后遗症、多发性神经炎、各种痿证等多以督脉十三针为首选。所以说瘫痿病取督脉治疗，应当是抓住要害的根本。

【编者按】针刺督脉，不仅能治疗多种经络病，而且同样可以治疗脏腑病。例如治疗神志疾病的严重失眠、抑郁症、癫痫，以及肝风内动旁走四肢的抽动症、小儿惊风等都有明显的治疗作用。可以客观地说，督脉十三针是一组有效配方，在针灸门诊的使用率能达到10％以上。

二十五、"治痿独取阳明"的临床意义

《素问·痿论》说："治痿者，独取阳明，何也？岐伯曰：阳明者，五脏六腑之海，主润宗筋，宗筋主束骨而利机关也。"经文重点提示治疗痿证，应当重视取治"阳明经"的手阳明大肠经和足阳明胃经的临床意义。并认为痿证的病因是五脏气热，病属虚，与湿热浸润阳明的"湿热不攘，大筋软短，小筋弛长"而致痿的实证有所不同。

"治痿独取阳明"，原指的是针灸的治疗方法。在临证运用时，古人多取足阳明胃经的穴位来进行调治，例如针刺解溪、冲阳等穴都是经常被选用的。在"治瘫十一法"之中就有三组配穴直接或间接的都在调整阳明经和胃肠的功能。

例如：第 6 组足阳明胃经配脾经，第 9 组手三阳经配心包经，第 5 组任脉配肝、胃二经用来和胃疏肝。从上述配方可以证实，治疗瘫痿病证时阳明经的重要所在。

"治痿独取阳明"不但在针灸治疗经络病当中发挥了重要作用，而且也逐步被应用到药物治疗上。因为手足阳明经的气血充沛才能强劲筋骨，运用自如。而气血的来源又依靠水谷的补充，所以胃的功能强壮者，其气血必然旺盛，筋骨运动得力。正如古人所说："胃为水谷之海，气血之源。"痿证者，只要胃气尚好，相对来讲治疗就比较容易，这是历代医家在实践中共同体会出的宝贵经验。由此也反映出足阳明胃经在全身机能中的重要性，同时也说明"治瘫十一法"当中为什么有三组有关"阳明经"的重要性。正所谓"胃为后天之本""得谷者昌，失谷者亡"在临证治疗上确有实际意义。

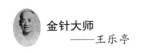

二十六、论痹证、痿证、血痹之辨别

痹证、痿证、血痹三大证是针灸科门诊所诊治的常见病、多发病。三者各有特点，必须分辨清楚，给予合理的对症、辨证治疗。

1. 痹证：痹即闭阻不通之意，凡风、寒、湿邪侵袭经络、关节，致使气血不能畅通，不通则痛，故而称为痹证，或称痹痛。严重的伤及全身关节，筋骨失养，又可导致关节变形，而成历节风（或称尪痹）。本病的主要病因，根据历代医家的论述是由风寒湿三气为患，大多合并而成，但受邪常有所偏胜，故临床证候亦有所区别。一般有风胜者为行痹、寒胜者为痛痹、湿盛者为着痹的区别。此外，尚有一种热痹，此证多因素体热盛，加以风寒湿邪外束，邪郁化热而成（即风湿性关节炎急性期）。如痹证日久筋骨失养，肝肾两虚，气血不足，关节肿痛，则易形成历节风。前者治法当以祛邪为主，后者则宜扶正祛邪为治则。如因瘀血、湿热闭阻而引起痹痛者，当以活血通络、宣痹胜湿论治。

2. 痿证：痿证的记载最早见于《素问·痿论》说："五脏使人痿。"并以肺主皮毛、心主血脉、肝主筋膜、脾主肌肉、肾主骨髓等关系，将痿证分为痿躄、脉痿、筋痿、肉痿、骨痿五种，其病均由于热。正如张子和所说："大抵痿之为病，皆因客热而成。"此多指温毒之邪，温毒最易耗伤津液。温邪伤肺，肺热津耗，高源化绝，水亏火旺，筋脉失润，导致手足痿弱不用，则发为此证。

痿躄属于痿证，痿证系指肢体的筋脉弛缓，手足痿软无力而言。临床以两足痿弱，不能随意运动及行走者较为多见。受病肢体大多消瘦枯萎，肌肉萎缩无力，步履艰难者为肉痿，或称肌痿。病在下肢者又多称为痿躄。严格讲痿躄当属"痿证"下分五种痿的其中之一。

3.血痹：是以肢体麻木为主症。多不疼痛，但受邪较重，症状为甚的也可兼见轻微的疼痛感。再者麻木经治疗在病情减轻的过程中，亦会出现疼痛；虚性疼痛患者其症状加重时也能产生麻木，两者是可以转化的。同时也反映出病情的深化，还是好转。这种转化说明麻木和疼痛是经络病轻重程度的两个不同阶段。这种现象的产生，是由于气血不足，感受外邪侵袭，是以血行滞涩不畅所致。

《素问·五脏生成》说："卧出而风吹之，血凝于肤者为痹，凝于脉者为泣，凝于足者为厥。"这就是血痹的成因和病机。可以针引阳气，使阳气畅行，气血调和的方法施治，或以灸法温阳行痹，和营祛风之法。

4.痹证、痿证、血痹的比较（表 4-5）

表 4-5　　　　　　痹证、痿证、血痹比较

病名	病因	特点	治疗原则
痹证	风寒湿痹	疼痛为主	疏风、散寒、化湿、温通经络
痿证	肺热叶焦	软弱不疼	燥湿清热、调理脾胃
血痹	血行滞涩	肢体麻木	益气养血、调和营卫

痹证、痿证、血痹的共性都属经络病，但三者各有特点，所以临床应认真鉴别、分析、对症治疗。

二十七、麻木与疼痛的转化

麻木与疼痛既是两个症状亦是两个证名，常常同时出现或者交替出现。然何谓麻木与疼痛？麻，即是非痛非痒，肌肉如有虫

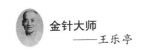

行，按之不止，搔之愈甚；木，不痛不痒，按之不知，掐之不觉，如有木厚之感。其主要病机为气血两虚，经脉失于营养，或气血凝滞，或寒湿痰瘀留于脉络所致。所谓痛，即为身体内外发生一种难以忍受的苦楚；所谓疼，即痛之兼酸者。"不通则痛"作为痛证的基本病理之一由来已久，早在《内经》中就有这方面的论述，如"寒气入经而稽迟，泣而不行……客于脉中则气不通，故卒然而痛"。

麻木与疼痛二者关系十分密切，可相互转化，麻木是疼痛的发展，疼痛是麻木的好转，两者是疾病的不同程度而已。故临床在治疗麻木过程中出现疼痛是好的现象，而疼痛病在治疗过程中出现麻木则是病情加重。

由于邪气侵袭或脏腑功能低下，致使阴阳气血亏损，人体脏腑脉络失于温养、濡润而麻木。麻木是病证，其病名应称为"血痹"。由于"气虚则麻，血虚则木"，故其治疗大法应以益气养血，疏通经络为核心。

在临床实践中，血痹应与中风前驱症相鉴别。因为两者均有麻木的症状，但其表现是有差异的。麻木证的表现或是全身麻木，或是局部麻木，多见于上肢，范围较广泛。而中风前驱症为拇指及食指麻木，此属中风的先兆。前者血压多属正常，后者均合并高血压病，兼有头晕、头痛、耳鸣、心烦、失眠、乏力渐至麻木，有的颜面局部亦有麻木感，活动弛缓而不便等。此种情况当与血痹鉴别。中风前驱症的治疗应当采用滋阴潜阳、通络息风之法，以防中风发生。

二十八、漫话面瘫、面痛、面抽

面瘫、面痛、面抽都是针灸科的常见病、多发病，是颜面部神经系统疾病。为了临床能够严格区分，首先作一些比较，（表

4-6)。

表 4-6 面瘫、面痛、面抽比较

病种	病名	特征	治疗大法
面瘫	颜面神经麻痹	麻痹	疏风通络
面痛	三叉神经痛	疼痛	缓痉止痛
面抽	面肌痉挛	抽搐	养血息风

1. 面瘫：即口眼歪斜，又名"口僻"或"吊线风"，其病因为气虚卫外不固，风邪乘虚而入，风中面部血脉，经络闭阻则发为面瘫。发病后应立即开始针刺治疗。一般度过急性期7 ~ 9天后病情稳定即进入恢复阶段，多数病人能在 3 ~ 4 周痊愈。但也有少部分病人转化为"迟缓愈合"者，其治疗时间就会延长、而且难治，当然这部分病人多属气虚血瘀者，也就是神经变性，其中男性略多。

面瘫患者的病因有外风、内风之别，两者均见口眼歪斜。颜面神经麻痹是受外风所致；内风所致者是脑血管病后遗症，也就是中风偏瘫病人的一个症状。两者如何区分，其特征有所不同（表 4-7)。

表 -7 面瘫中枢型与周围型比较

分型	额纹	舌尖	血压	病因	中医辨证
中枢型	正常	偏	较高	脑血管病	内中风
周围型	消失	居中	正常	风邪袭络	实中络

如果医生能掌握以上诊断要点则很容易辨别清楚，前面所

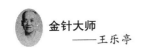
讨论的面瘫，即是实中络。实中络的患者在治疗过程中，一定要注意休息，要保暖，切不可再受风寒，否则容易转化为面肌痉挛。

2. 面痛：即三叉神经痛，中医文献中常与"偏头痛""偏头风"混称，这样的命名不够准确，若称"颜面疼痛"还是比较确切。面痛的发作多为实证，有风、寒、火（热）、痰、瘀等因素，而症状发生部位可定位于阳明、少阳、厥阴。正如王肯堂所说："面痛皆属火……暴痛多实，久痛多虚。高者抑之，郁者开之，血热者凉血，气虚者补气，不可专以苦寒泻火为事。"后世医家多宗此说。面痛的治疗并不难，但是复发率较高，其中医辨证主要是木郁化火、肝热生风、络脉瘀滞。治法应当是滋阴平肝、缓痉息风、活血止痛。临床中体会，经常复发的患者应尽量避免四种不利因素的同时出现，这是最好的预防方法：① 感冒；②缺觉；③生气；④疲劳。若能防止这些情况的发生，则复发率应当很低。

3. 面抽：以阵发性、不规则的一侧面部肌肉不自主抽搐为特征者，称为面肌痉挛。中医称为"面肌抽搐"，简称面抽。面肌痉挛为面部经筋拘急，有风邪袭络和虚风内动两大类，但后者居多。其中医辨证为阴虚肝旺，血不荣筋。面肌抽搐，治法应当是滋阴清热、养血息风。所以面肌痉挛是肝风内动的一种表现，古人有"治风先治血，血行风自灭"的理论为指导。

有人说"面抽"是无痛型面肌痉挛；"面痛"是疼痛型面肌痉挛。两者对照分析，还是有道理的。面抽的治疗也不难，亦是复发率较高，所以前面所讲防止经常复发的四种不利因素对面抽同样有效。

以上三种病症，其针刺的重点部位是不相同的。例如面瘫所取治疗腧穴，大部分集中在颜面部；而面痛、面抽的主治腧穴，颜面部较少，而多数分布在手与足的五输穴。

二十九、气的生理作用

气是人体生命活动的基本物质。《医方考》说："气者，万物之所资始也，天非此气不足以长养万物，人非此气不足以有生。"即是说气是人体生命活动之源，有温养全身各个组织、器官的功能。根据气的来源和生理功能，可分为宗气、元气、营气、卫气。

1. 宗气：宗气是由肺吸入的天地之清气和由脾运化摄取的水谷之精气相合而成的。宗气是一种微细的物质，是人体气化的物质基础。气化过程中产生温煦脏腑肌腠，推动各脏腑的活动和充养形体的作用。

2. 元气：元气即真气，真气是禀受于先天之清气，又得后天精气的滋养和补充生化而成。

《内经》说："真气者，所受于天，与谷气并而充身者也。"真气是人体生命活动的原动力，各脏腑的活动和全身的气化皆赖以推动。正如《素问·上古天真论》说："恬淡虚无，真气从之；精神内守，病安从来。"

3. 营气：营气是由脾胃摄取水谷精微化生而成的。营气具有丰富的营养物质，贯注于血中，与血成一体，循行于脉中，随血布达全身，对五脏六腑、四肢百骸、筋骨肌肉产生营养作用。所以营气虚就会有肌肤不仁的病证。

4. 卫气：卫气是水谷精气化生。其性质不易被血脉约束，运行流利剽悍，循行于脉外。内而脏腑、胸腹腔隙；外而皮肤肌腠。卫气有温分肉、充皮肤、肥腠理、司开阖、固摄卫外作用，卫气还有支持脏器活动的作用，如卫气虚则有些脏腑组织的功能就会丧失。

以上四种"气"的充实与否，直接影响着人体的生命活动

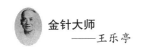

和身体的健康，所以医生治疗时，随时都应观察到病人的整体情况，特别是祛邪的同时一定要注意扶正。

三十、气对生命活动有五大作用

气在生命活动中，具有十分重要的作用，人体的生长、发育、衰老、死亡和疾病的发生、发展都与气的盛衰、运动变化有关。《难经·八难》说："气者，人之根本也，根绝则茎叶枯矣。"概括气的生理作用，可以包括以下五个方面。

1. 推动作用：各脏腑的活动，肢体的屈伸，气血的流动，津液的输布环流，玄府的开合，语言声音等都是由气而推动和由气化而产生的。因此，气虚则各脏腑之气虚弱，肢体倦怠无力，声音低微，气血津液环流缓慢郁滞。

2. 温煦作用：人体内温热来源于气的转化，从宗气化为无形的阳气则产生温煦作用。人体温热的来源，决定于宗气是否充足和气化功能是否旺盛两个因素。气化太过，则成为病理上的发热；气化不及，则温热不足而畏寒，或四肢清冷、或腰膝怕冷、或肌肤湿冷。宗气不足，气化也不及。如宗气不足，气化太过，则成为气虚发热或阴虚发热。

3. 防御作用：气有防卫外邪侵害和驱除邪气的作用，是人体预防疾病，战胜病邪的自然疗能，可见精气有防病于未然的作用。

4. 固摄作用：气有固涩皮毛汗孔、二阴便溺，调理气血循行的作用。气虚则皮毛不固，自汗漏汗；肾气虚则二便不固，精不封藏；脾气虚则脾不统血，血自溢于脉外。

5. 气化作用：人体内从有形的物质变化为无形的功能，或从一种物质变化为另一种物质，叫做气化。气化是在元气的激发作用下进行的，也是在各脏腑之气的配合下完成的。总的来说是气的作用，如果气虚则气化功能不足。若肺脾两虚，一方面则水湿不化，生痰、水肿；另一方面虽然饮食充足，富有营养，但也逐日消瘦、焦枯，这是因为气虚不能生精，不能充身泽毛之故。此外，气的活动还有升降的性能，使人体精血、津液升降环流。气化时，一部分精气对脏腑肌腠有濡养、充实的作用。

通过气对生命活动的五个方面作用，可以清楚地观察到，当人体生病时，其薄弱环节所在，即可以采取不同的措施进行调治，促使人体康复。

三十一、益气升阳法的应用

益气升阳法是升提法的核心。升提法的确立，主要是针对脾气主升这一特性而设的。《内经》说："脾主五脏之气，肾主五脏之精，皆上奉于天，二者俱主生化以奉升浮。"说明脾主升清对整体气机的升降出入至关重要。这是因为脾为后天之本，居中焦，通连上下，是升降运动的枢纽。脾主升清，功能正常则将水谷精微上输于肺，再通过心肺作用而生化气血，营养全身，各脏器亦得到充养而机能旺盛。

若脾气虚，清阳之气不能敷布，甚则气虚下陷而致内脏下垂，治疗需益气健脾，脾气旺而不下陷，升清功能正常，则病症自愈。临床上治疗内脏下垂疾病，多以治脾为重点，以益气升阳为其治疗核心。

针灸科最常见的几种下垂疾病：

1. 胃下垂的治法，以健脾升阳、和胃疏肝。

2. 子宫脱垂、阴道壁脱垂的治法，以健脾益肾、升阳提宫。

3. 脱肛的治法，以益气升阳、健脾补中。

4. 眼睑下垂，难以抬举，可有双目或单目发病者。前者由遗传或先天发育不全所引起，后天发生者又可分麻痹性或肌源性。

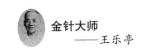
两者都与脾虚气弱关系密切，多为中气下陷，其治法同样用补中益气的益气升阳法治之。

《本草疏经》指出"升可去降"，即下降之病可用升提法治疗。从以上四个病种可以看出，胃下垂、子宫脱垂、脱肛、眼睑下垂虽然各有其不同的临床表现，但从发病机制上说，均为脾虚气陷所致。脾属中焦，为气机升降出入之枢纽，在病理情况下，脾有病必然影响到其他脏腑甚至整体机能。根据治病求本的理论，应抓住脾的生理特点（主运、主化、主升）和病理特点（脾弱、气虚、气陷），用补气升提的方法，恢复脾主升清的功能，则内脏或肌肤下垂随之而愈。因此，气机升降既是生理功能，又是病理变化，同时也是治病的一种手段。

三十二、十全大补方

中医基础理论在针灸临床上的运用是非常必要的。多年来曾仿效古代有名的中药方剂，选用适当的穴位以组成疗效相似的针灸处方。十全大补方就是其中的一个。

十全大补汤是《太平惠民和剂局方》治疗虚劳喘嗽、遗精失血、肢体无力、疮疡不敛、妇女崩漏的中药良方。该方由党参、茯苓、白术、甘草、当归、熟地、川芎、白芍；再加甘温益气之生黄芪和温肾助阳的肉桂，使之脾肾双补、阴阳两顾，因而补益作用较强。相对"十全大补汤"，兹拟定选用相关十个腧穴组成针灸处方，可谓"十全大补方"，方取合谷、曲池、内关、足三里、阳陵泉、中脘、太冲、三阴交、章门、关元。

显而易见，它是在手足十二针方的基础上增加四个腧穴而成。即手足十二针加脾之募章门、胃之募中脘、小肠之募关元，以及肝之原穴太冲。总之，手足十二针方偏于疏调，而十全大补方偏于调补。

【功能】益气健脾，养血强心，滋补肝肾，通经活络。

【主治】

1. 气血不足，心脾两虚：多因劳伤过度，思虑伤脾；或久病失养耗伤元气，损及心脾；或因失血过多，气血难生。主要表现为少气懒言、语言低微、食少便溏、头晕目眩、自汗心悸、手足麻木、舌质淡、脉沉细弱等症。

2. 脾肾两亏，先天后天失养：多因先天不足，后天失养；或久病消耗，房劳过度，中气下陷，肾气不固所致。主要表现为食少纳差、消瘦萎弱、精神疲惫、腰脊酸痛、头晕、耳鸣、便溏、尿频、舌淡、脉虚弱等证。

3. 肝肾两虚：多因年老体弱，肾精耗竭；或久病消耗，或高热病后以致肝肾阴亏。主要表现为头晕、目眩、五心烦热、心烦易怒、腰酸足软、小便频数、舌质红少苔、脉细数等症。

【方解】

方取章门（肝）善于补五脏，安精神，开心益智，消胀化食，有人参之功效；足三里（胃）祛风寒湿痹，能升能降，止汗除热，健脾消食，有白术之效；内关（心包）降胸胁之逆气，行气血，止心下结痛，除烦满，健脾利湿，有茯苓之作用；中脘（任）主五脏六腑，坚筋骨，长肌肉，增气血，调阴阳，有甘草功效；三阴交（脾）主妇女经血不调，生血养血，止咳逆上气，为足三阴所主，功同当归；曲池（大肠）主中风，寒痹筋挛，妇女血闭，专搜血中之风，治同川芎；太冲（肝）主邪气伤阴，止腹痛，行血痹，除坚积，入厥阴、少阴，肾虚小便不利，疗效同芍药；关元（任）主暖胞宫逐瘀血，生新血，填骨髓，长肌肉，有同地黄之主治；合谷（大肠）主卫气不足，疏通经络，入太阴，可止汗、发汗，有同生黄芪之效；阳陵泉（胆）主上气咳逆，补中益气，祛风寒湿痹，舒筋利节，有同肉桂之功效。

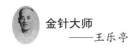
歌诀：

> 章门参，三里术，内关相当茯苓逐；
> 中脘甘，阴交归，曲池如同川芎追；
> 太冲芍，关元地，合谷犹如黄芪备；
> 最后阳陵肉桂俱，十全大补功效聚。

【编者按】文中将针刺10穴，效仿"十全大补汤"中的10味中药治疗虚证。并选定针灸处方名为"十全大补方"。现将"十全大补汤"做简要介绍。

十全大补汤（《局方》）

组成：

潞党参20g　　炒白术15g　　云茯苓25g　　炙甘草10g

全当归10g　　熟地黄15g　　酒川芎10g　　杭白芍15g

生黄芪25g　　油肉桂　4g

功用：补气养血，温中祛寒。

主治：虚劳病人，症见咳嗽、滑精、失血及妇人崩漏（功能性子宫出血）等属于气血虚寒者。

歌诀：

> 四物地芍与归芎，血家百病此方通，
> 八珍合于四君子，气血双疗功独崇，
> 再加黄芪与肉桂，十全大补补方雄。

三十三、虚劳调治

虚劳，是由脏腑亏损，元气虚弱而致的多种慢性疾病总称，亦称虚损。凡禀赋不足，后天失调；或病久失养，积劳内伤，渐至元气亏耗，久虚不复，而表现为各种虚损证候者，都属于虚劳的范畴。

凡气血阴阳俱虚者，其五脏皆虚，则可应用背俞穴之中的五脏俞加膈俞调理。对于虚损诸证，若针一穴治一经，针两穴治两经，甚或针多穴治多经，也过于繁杂或无济于事。然而采用本方则能从阳引阴，通调全身的气血阴阳，使其正气恢复则病症自愈，乃所谓扶正以祛邪之理。在具体应用时，要分清气血、阴阳孰轻孰重，以及心、肝、脾、肺、肾五脏孰虚为主，而施之以相应的手法和刺激量。

1. 若以气虚为主症，则刺以肺俞为主；若以血虚为主症，则刺以心俞、膈俞为主；若以气血两虚为主症，则刺以肺俞、脾俞、膈俞为主；若以阴虚或阳虚为主症，则刺心俞、肾俞为主；若以运化失职为主症，则刺以肝俞、脾俞为主。

2. 若病不寐、遗精、心悸、健忘、眩晕、头痛等属于神衰一类病症，多因劳伤心脾、房劳伤肾或久病失养而致。若以不寐为主症，则刺以心俞、肾俞为主；若以眩晕为主症，则刺以肝俞、肾俞为主。

3. 若妇人月经后期、稀发或闭经属于气血虚衰者，或月经量少、先后不定期者，均可使用背俞穴，且以肝俞、脾俞、肾俞、膈俞治之。

【按语】

1. 根据"五脏者，藏精气而不泻也，故满而不能实"的理论，故五脏以补为主。在五脏俞之中，肺俞与心俞位于上焦，主神明，司呼吸；肝俞与脾俞置于中焦，共理中州；肾俞独居于下焦，统摄下元。由此水火相济，精血互生，气血调和，阴阳平衡，故善治五脏衰惫之诸症。

2. 在针刺背俞穴的同时，加艾灸则其补虚作用更强，善治五脏六腑阳虚阴盛之证，有温经散寒、回阳固脱之功能。

3. 治疗虚劳证，除应用背俞穴之外，取"十全大补方"疗效亦显著。而且适应证广泛，取穴全面而平稳。

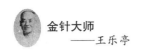
三十四、肝风为何"旁走四肢"

"肝风"在中医理论中，是指病变过程中出现动摇、眩晕、抽搐等症，属于病理变化的表现。为区别外感风邪，故称为"肝风内动"。它的渊源出自《素问·至真要大论》"诸风掉眩，皆属于肝"之说。历代医家对此论点，从不同的角度加以阐述发挥，但大多数只言其病机，以肝风内动理论解释分析一些动摇症状的形成机制。直至清代名医叶天士，他认为"肝风"是病机的一种形式，并首次将"肝风"作为病名而另立一门，系统论述其病因、病机临床表现及治疗。

《临证指南医案》中讲道："肝风一症，患者甚多，因古人从未以此为病名，故医家每每忽略，余不辞杜撰之咎，特为提出，另立一门，以便后学考核云。"肝风病临床上常表现为两种形式：一为上冒巅顶，症见眩晕；另一则为旁走四肢，症见肢体抽搐。前者为阴虚阳亢；后者为阴虚血亏，筋脉失养。肝风内动旁走四肢，亦有虚实之分辨。

1. 实证：肝气郁结，气郁化火，火劫阴血，气血不达四肢。可见手足震颤，发麻，重则四肢抽搐，兼见烦急，面红、目赤、耳鸣，舌红苔黄，脉弦数有力。治宜泻肝息风。

2. 虚证：肝血不足，虚风内动，多见体虚、病后、或年高者。血不养筋，经脉失养而致四肢颤动、摇摆不定，治宜养血荣筋柔肝。

3. 虚证、实证两者对照（表4-8）

表 4-8 　　　　　　　　　肝风虚实证比较

证型	病因	鉴别	治法
实证	肝郁化火	口苦、急躁、脉弦数	清热泻肝息风
虚证	血虚风动	肢麻、疲乏、脉细	养血荣筋柔肝

4.肝风为何"旁走四肢"？《证治准绳》一语道破："头为诸阳之会，木（肝）气上冲，故头独动而手足不动；散于四末则手足动而头不动也。"

三十五、惊恐对神志的影响

"惊则气乱"、"恐则气下"是临床所见神志病中最多见的病因。《尤在泾医案》说："骤尔触惊，神出于舍，舍空痰入，神不得归，是以有恍惚昏乱等症"。可见，感受惊骇主要伤及心神，临床以心失所主之症状为特点。然恐惧者亦可使神荡惮而不收，过于恐怖可伤及肾而致气陷于下，临床以肾虚气陷为特点。不过，在临床不能将惊恐截然分开，两因多相兼致病。

惊恐可引起神志活动异常，以致脏腑功能失调，气血紊乱，而发生病变。恰如《灵枢·口问》说："大惊卒恐，则血气分离，阴阳破散，经络厥绝，脉道不通，阴阳相逆，卫气稽留，经脉虚空，血气不次，乃失其常。"

患者由于在突然间感受惊恐，超过了自己所能适应的范围，从而导致神失所主，出现心神恍惚、恐惧不安等症状，即"惊则心无所依，神无所归"、"惊则气乱"。而导致心肾不交，水火不济为其主要病理机制，故欲安其神、定其志，必须交通心肾。取心经的神门清心和营、补益心血，配合脾经的三阴交调补肝肾。二者共奏交通心肾、安神定志之功效。

在临证"配穴组方"应用时，可以结合病人的虚实分别选择"五脏俞加膈俞"、"督脉十三针"，以及"安神定志法。"

例1：女性，45岁。1年前因夜间熟睡时，被歹徒入室袭击而惊吓。从而始有哭泣伤感，夜寐少眠，急躁易怒，心烦善悲，言语声怯。由于屡治未见成效，病势日益深化。现症情绪波动，思维混乱，说话颠倒，经常摇头，手指抽搐，四肢发凉，胸闷太

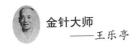

息。脉细弦，舌质淡红，苔白。病属惊恐伤肾，心肾不交，肝郁气滞，气血逆乱之候。治宜理气疏肝，安神定志。取穴"安神定志法"加内关。治疗 10 次后情绪稳定，不再哭泣，睡眠安稳；治疗 30 次后语言清楚，四肢温暖，诸症完全消失，并恢复正常工作，结束治疗。

例2：女性，19 岁。1 月之前傍晚路遇流氓持刀胁迫，由于惊恐而出现语言错乱、哭笑无常、神志不安宁的现象。曾住院治疗未见成效，故来门诊求治。现症见夜寐常被噩梦惊醒，情绪波动，哭笑烦躁，月经期前后不稳定。脉弦细数，舌质淡红，苔黄。证属惊恐伤及心肾，水火不济，神志不宁。

治宜交通心肾、安神定志。取穴"督脉十三针"与"安神定志法"交替针刺。治疗经过：针刺 4 次后，患者精神状态好转；针治 18 次后，夜寐能眠，虽仍多梦但噩梦已除；针治 22 次后神志清楚，情绪稳定，言语行为如常人，睡眠基本正常，月经恢复正常，再巩固几次后结束治疗。

三十六、"老十针"的命名

胃主受纳，以通降为顺；脾主运化，以健运为能。肝胃（脾）失和则可出现消化与吸收的功能性病变。例如胸胁胀满、胃脘疼痛、嗳腐吞酸、腹胀便秘等症，都是临床最常见的病症，以及久病虚弱、少气懒言、饮食无味、肢体乏力、脱肛泻痢等脾虚气陷者均可应用"老十针"调治。

为什么叫"老十针"？其一是治疗脾胃病常选用的中脘、气海、内关、足三里这些有效的传统"老穴"为奠定"老十针"的架构雏形。其二是"老"比拟成熟、肯定和便于记忆的意思。其三是"养胃实脾"的食品，都是成熟的果实，只有"老了"最好吃。根据上述三层意思，"老十针"的命名，既通俗而又深刻。

经过多年的探索，应当早于 1966 年之前将"老十针"定型。

"老十针"治疗脾胃病，是根据《脾胃论》之调中益气汤的方义、功用、主治而效仿、设计。调中益气的针灸方，共取 7 穴 10 针所组成，即上脘、中脘、下脘、气海、天枢、内关、足三里，而与调中益气汤的功用、主治均颇为相似。

【编者按】文中所介绍"老十针"的命名是来源于三个方面，确实既通俗又深刻。"老十针"的功用、主治都效仿中药方剂的理气剂"调中益气汤"，现对该方做一简单介绍：

调中益气汤（李东垣《脾胃论》）

组成：

生黄芪 20g　　青木香 10g　　潞党参 15g　　炒苍术 15g

北柴胡 10g　　广陈皮 10g　　黑升麻　4g　　炙甘草 10g

功能：益气调中，芳香燥脾。

主治：脾胃不和，胸闷短气，四肢无力，饮食减少及食后不舒等。

歌诀：

> 补中益气芪术陈，升柴参草当归身，
> 虚劳内伤功独擅，亦治阳虚外感因，
> 木香苍术易归术，调中益气畅脾神。

三十七、实脾胃、防百病

调理脾胃，治未病，预防为主。

脾为后天之本，脾与胃表里相配。脾为脏，藏而不泻；胃为腑，泻而不藏。所以在"治胃为先"的前提下，绝不可忽视脾的作用。经常将"老十针"用于体虚或病后的预防治疗，以及慢性病的善后调理。

从生理和病理上讲，脾主思，而思虑易伤脾；肝主疏泄喜条

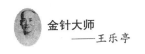

达，肝气不舒，郁结横逆易犯胃。当肝脾（胃）失调时取"老实针"（"老十针"去上、下脘，加章门），突出疏理肝气、调达肝脾（胃）的特点，实际上体现了"见肝之病，知肝传脾，当先实脾"。此乃《金匮要略》所提出治未病的学术观点。

1.脾主运化指的是脾的消化、吸收、输布水谷的作用。脾主运化包括两个方面：一是对食气的运化，二是对水液的运化。脾主运化在生理上意义很大，归纳起来有以下五点：

（1）消化饮食物，摄取水谷之精微。

（2）营养充实五脏六腑、筋骨肌肉。

（3）化生血气，为气血之海。

（4）脾与肺相合生成宗气。

（5）促使水湿输布全身，滋润脏腑组织。

以上五点说明脾主运化的生理意义的重要性，所以后人称为"脾胃为后天之本"。

2.胃的生理功能主要是容纳水谷，腐熟水谷，为气血之海。人体气血皆禀气于胃，五脏六腑皆禀气于胃，所以得胃气则生，不得胃气则死，脾胃为后天之本。

3.脾与胃在运化水谷、生成气血及营卫方面是不可分割的，所以后人"脾胃"并称。但为了保证脾胃的兴旺，也必须有各方面功能的支持与协调。大致包括七个条件：①胃热；②脾湿；③脾胃之气；④肝的疏泄；⑤心主血脉；⑥心主神明；⑦肾阳。

胃热、脾湿腐熟水谷；脾胃之气消磨水谷；肝的疏泄功能调节脾胃的活动；心主血脉的功能可促进脾胃消化、吸收、输布水谷的功能；心神和则气机条达，脾气健旺，心脾协调有助运化；肾阳可温煦脾土激发脾气。

总之，通过以上三个方面表明，脾胃强壮则后天之本旺盛，同时后天强，尚能奉养先天，因此说"实脾胃，防百病"在临床上是有重要意义。

三十八、足三里为后天精华之根

足三里为足阳明胃经之合穴。足阳明胃经，为多气多血之经，故足三里乃阳明经气，犹如百川汇合入海之势，经气充沛而功效卓著。因为胃属土，本经亦属土，所以足三里为土中之真土，后天精华之根，能升能降，为疏导胃气之枢机。胃为五脏六腑之海，后天之根本，五脏六腑皆赖以营养，故针足三里能壮元阳、补脏腑之虚损，且能升清降浊、导痰行滞，治疗范围比较广泛，所谓"百病莫忘足三里"。可见足三里在临床应用中的显赫位置，所以能在"四总穴"之中位居其首。

【功能】补益脾胃，和肠化滞，调和气血，疏通经络，扶正培元，祛邪防病。

【配伍】

1. 足三里配内关：有升清降浊，益气养血，宁心定志之功效。主治气血不足、心神不安、惊悸、怔忡、失眠、多梦，以及心胃炽热、胸闷懊侬、停痰宿饮、呕逆呛咳、不思饮食等症。

2. 足三里配内庭：足三里升举胃阳于上，内庭荥水和阴润胃于下，使之阴平阳秘，胃气调和，共奏消纳之机得以畅通，蕴蓄之滞热得以清泻。主治胃火上逆、中焦蕴热、胃阴不足等病症。

3. 足三里配曲池：曲池走而不守，足三里能升能降、上下交融，故能疏理表邪，清解肺卫。主治发热、恶寒、头痛、咽干，以及外邪直中胃肠所致恶心、呕吐、腹痛、腹泻等症。

4. 足三里配太冲：有平肝降逆，行血通经，凉血活血，疏通肝胃之气机，清理肝胆胃腑之蕴热。主治痛经、烦躁善怒、头晕、头痛、胃痛、呃逆、胁痛、胃中堵闷等症。

5. 足三里配阳陵泉：有疏气通经、搜风祛湿、舒筋利节之

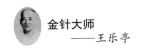

作用。主治风痹、膝肿、下肢麻木、偏瘫半身不遂等属于经络痹阻者。

6. 足三里配百会、风府：有调理逆乱之气血、祛风散邪、醒脑安神之功。主治内风外风所致头晕目眩、语言謇涩、半身不遂或肢体麻木等症。

7. 足三里配天突、膻中：三穴皆用补法则益气补肺，宣肺止嗽，也就是培土以生金之意；三穴皆取泻法则降逆化痰，开胸顺气；若肺气虚而痰饮壅肺者，则可以补足三里、膻中，而泻天突，攻补兼施。正如前人所论"脾为生痰之源，肺为贮痰之器"。遣用此三穴乃是脾肺同治，有利于脾虚胃弱、痰湿内生、壅肺阻气之患者。

【针法】立刺，也称直刺。

三十九、腰背委中求

委中又名血郄或郄中，为足太阳膀胱经之合穴，又属多血之经，多用于调气治血。其主治腰背部风痹、血滞诸痛，故有四总穴之命名"腰背委中求"之说。

腰背痛，除因外伤的气血瘀滞外，其余皆因寒邪所致。由于寒邪引起血脉敛缩，气血循行不得畅通和阳虚不能化气，水液不能蒸化而环流受阻的致病特性，故称作寒性凝滞。

寒邪引起皮毛、筋肉、血脉、脏腑的敛缩、挛急的变化叫作寒主收引。寒邪侵犯筋肉则筋肉挛急、疼痛；寒邪侵犯脏腑则脏腑拘急，挛痛；寒邪侵犯血脉则血行凝滞，气血不通，不通则痛，不通则气血不达，故畏寒怕冷、色泽青紫。血脉凝涩、紧敛则脉紧。以上情况若发生在背部、腰部，皆可取委中为主穴。

【功能】强腰补肾，温通经脉，活血降逆。

【配伍】

1. 委中配肾俞或命门：有补肾助阳，疏通经络之功效。主治肾虚腰痛，或肾虚感受风寒所致下半身冷痛、腿膝麻木、痹痿之症。

2. 委中配环跳、阳陵泉、绝骨：有疏通下肢经脉，祛风逐邪，舒筋利节，强筋壮骨之功。主治下肢痹痛、痿软无力及瘫痪等症。

3. 委中配承山：有理血调气，和血祛湿之作用。主治肠风脏毒、大便下血、痔疮疼痛、肛门瘙痒、腰背疼痛、膝肿胫酸、足跟疼痛等症。

4. 委中配昆仑：有行气活血，疏通经脉之功效。主治腰背腿痛而偏于腿痛为重者。

5. 委中配肝俞：则理气活血，疏通经络之作用。主治血虚筋脉失养之肢颤，肝阳上亢之眩晕。

6. 委中配胃俞：能舒筋和胃，活血通络之效。主治筋脉失其所养的下肢痿软无力。

7. 委中配三阴交：两者阴阳相配，益气养血，补血荣筋，气足则能帅血。所谓"若欲通之，必先充之"，此乃先充而使气血流通之绝妙配伍。主治气血两虚的腰腿疼痛、妇人产后所发生的腰腿乏力或麻木等症。

8. 委中配合谷：有通调经气，疏通脉络之能。主治中风昏迷、肢体麻木之候。

9. 委中配人中：两穴互动，上督下导，阳气得以通畅。主治急性腰扭伤、局部剧痛不能转侧者，针委中、人中疗效迅捷。但对慢性腰腿疼痛并非如此。

10. 委中配后溪：因为后溪为八脉交会穴之一，通于督脉则有通阳散寒、化瘀活络之效。主治急慢性腰腿痛，若使用得当，能获立竿见影之效。

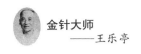
【针法】立刺，又称直刺。

四十、屈腕取列缺

列缺为手太阴肺经之络穴，别走阳明，八脉交会穴之一，通于任脉，是著名的"四总穴"之一。其取穴在桡骨茎突上方，腕横纹上一寸五分、筋骨凹陷处。

列缺属肺，为阳中之阴，其主要与肺的生理功能最为密切。肺主气，肺主宣发、主肃降、主通调水道，为水之上源，肺开窍于鼻，肺合皮毛，所以对治疗呼吸系统有重要作用。此外，治疗头痛、项强有良好效果，故有"头项寻列缺"之誉。

【功能】宣肺理气，疏风解表，通经活络，利咽宽膈。

【配伍】

1. 列缺配太阳、率谷：有疏风解表，宣肺通络之功效。主治外感头痛、血管神经性头痛及各种病因所致偏头痛。

2. 列缺配上星、攒竹、头维：有清阳明经热，利胆化湿之效。主治前额痛。

3. 列缺配少商、商阳：有清肺热，化湿浊之功效。主治因肺胃之热所致咽喉痛。

4. 列缺配上星、迎香、风池、合谷：有宣肺利窍，清化湿浊之效。主治鼻塞、鼻渊、鼻息肉、急慢性鼻炎及过敏性鼻炎等病症。

5. 列缺配肺俞、风门：有宣肺解表，止咳平喘之作用。主治外感咳嗽、哮喘、胸闷及急慢性气管炎等病症。

6. 列缺配廉泉、照海：有清肺养阴，利咽化痰之功。主治因于阴虚所致失音及肺热金实不鸣的失音、喉痹等症。

7. 列缺配合谷、阳溪：有疏通经络，活血化瘀之效。主治因风湿或外伤所致的腕关节痛。

8.列缺配合谷：有清热祛风，平肝息风的作用。主治面肌痉挛、三叉神经痛。

列缺确实是最常用的好穴，但是列缺的取法有讲究，应当是"屈腕取列缺"。因为当屈腕时，筋骨凹陷处的裂缝即能增大，这样其针刺更能深入，疗效更佳。

【针法】斜刺，将针体与皮肤呈 45° 角斜行刺入。

四十一、泄热宣闭"开四关"合谷当先

合谷为手阳明大肠经之原穴，性能轻清走表，升而能散，上通头面诸窍。故既能宣通上焦，开关宣窍，泄热散风，行其清散之功；又能清气分之热邪。补之发汗解表，托邪外出；泻之清热止汗。

四关："四关即手之合谷，足之太冲穴"。合谷为手阳明大肠经之原穴，太冲为足厥阴肝经之原穴。由于原穴关系着整个人体的气化功能，《灵枢》说："五脏有疾应出十二原"。所以合谷属阳主气，而太冲属阴主血，是两者同中之异。两者位居手足的岐骨间，如同镇守重要关隘，有开关节以搜风宣痹、行气血、通经脉，特别有醒神开窍、泄热启闭之功效。

【功能】疏风清热，消炎止痛，醒脑开窍，通调气血。

【配伍】

1.合谷配足三里：手足二经相合，上下相配，虚者补之、实者泻之，专治中焦、上焦诸疾。擅长调和胃肠，适用于胃肠不和、腹胀、恶心、吞酸、反胃等。能升清气、降浊气，主治浊气上逆致头晕、头痛、清窍失聪等实证。又能补中益气，主治气虚乏力、纳呆困倦、精神委顿等虚证。

2.合谷配太冲：名为四关。所谓"关"者，乃精华之所聚，要害之所处也。合谷为手阳明经之原穴，太冲为足厥阴肝经之原

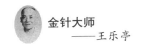
穴，二原相合，四关充盛，则精血气营满盈。合谷属阳、主气，太冲属阴、主血，"气为血之帅，血为气之母"，气血相合，阴阳和调。合谷能升能散，太冲疏浚开导，主治七情六郁、癔病昏仆、癫狂痫证，以及肝阳、肝风等证。故当病情急重时，需要立即开关宣窍、泄热散风之时，应取合谷配太冲急刺之，所谓"开四关"也。

3. 合谷配内庭：内庭为足阳明胃经之荥水。手足阳明相配，上下相合。合谷散热于上，内庭清热于下，既能共奏清泻肠胃蕴热之效，主治腹胀、纳呆、呕哕、胃火牙痛、咽痛、瘾疹、颌面肿痛等症。又能散风通络，疏经和血，主治四肢冷痛、颜面神经麻痹等症。

4. 合谷配人中：有清热醒神、开关宣窍之效。主治中风昏迷、晕厥、癫病之候。

【针法】直刺，将针尖向劳宫方向刺之。

四十二、心胸若有病，速与内关谋

内关为手厥阴心包经之络穴，其支脉走胸腹；又为阴维脉之会，别走手少阳三焦；补之，则能养心血，安心神，宁心定志，且能通心阳，利水道，通瘀塞；泻之，则清心除烦，泻火清热，宽胸理气，疏通三焦气机；主治胸胁诸疾，即所谓"心胸若有病，速与内关谋"之意。内关又为八脉交会之穴，通于阴维。心包为心之外围，代心受邪，代心行令。心主血脉，故有通脉活血之效。

心的主宰血气的运动和脉气活动的作用叫做"心主血脉"。其生理意义有如下几点：

1. 使血气循行往复，周而复始，不息地流注。

2. 五脏六腑、四肢百骸都得到血气的濡养。

3. 由于气血不息的循行，而使五脏六腑各组织器官之间联络成为一个整体。

4. 主宰脉的活动，使脉中血气充盈，循行旺盛。

5. 温润脏腑肌腠，使皮肤红润光亮而有华色。

6. 促进肺主气对清气的吸入和浊气的呼出。

7. 使心火下达行于肾，以济肾水。

8. 使神明有充足的气血供给，以化神气。

以上八条中，若与心胸有直接关联的病症时，即可首选内关穴浅刺。

【功能】宽胸安神，清热除烦，和胃止痛，降逆止呕。

【配伍】

1. 内关配膻中：有理气宽胸，活血通郁之作用。主治胸痹、心痛、妇人脏躁，以及肝气郁结所致乳汁不通、乳中结核等症。

2. 内关配巨阙：有理气疏肝，和中调胃之能。主治胃脘胀痛、烧心吐酸、痰涎壅盛、口苦嗜冷等症。

3. 内关配人中：有解郁醒神，通窍启闭之功。主治妇人脏躁、嗜卧喜睡、健忘怔忡，以及癔病发作等症。

4. 内关配三阴交：有疏肝健脾，镇静安神之能。主治心肾不交的失眠、阴虚盗汗、阴虚阳亢之眩晕，以及肺阴不足之咳嗽、咯血之病症。

5. 内关配至阳：有活血化瘀，理气宣痹之效。主治胸闷、气短、心前区痛、心绞痛等症。

6. 内关配神门：泻之能清心火，补之能安神宁志。两穴共济乃为心经病症的首选配伍，疗效肯定。

【针法】立刺，又称直刺。应浅刺，不宜过深。针刺出现手麻时，则应取针，重新取穴再刺。

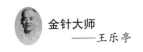
四十三、百会为诸阳之会

百会位于巅顶最高峰，为督脉之极，是诸阳之会，又称三阳五会，头气之街。三阳者，手足三阳经都在此交接，并贯通于督脉而入于脑，亦称"手足三阳七脉之会"。所谓五会者，是五脏俞皆附督脉而至巅顶，能培补阳气、升阳固脱。百会为回阳九针穴之一，浅刺能清泻诸阳而降逆，灸之能开提升阳。

【功能】平肝息风，升阳益气，清脑安神。

【配伍】

1.百会配四神聪、手足十二井放血：有清热醒神，宣闭开窍之功。是闭证的急救方法之一。

2.百会配长强：能升阳益气，补肾固脱。主治脱肛、肠风下血等属于气虚者。又能通理二便，对二便不通或二便失禁者亦有疗效。

3.百会配四神聪、神门：为镇静降逆，清热安神。凡夜寐难眠者，针之有效。

4.百会配神庭：可降逆泻火，醒脑安神。主治气火上逆、热扰清空而致头痛、头晕、心烦躁扰等症。

5.百会配风府：可清热降逆，通络息风。主治内中风、舌缓不语、头痛项强，对中风前驱症有积极治疗作用。

6.百会配哑门：能祛风清热，宣窍散邪。主治外因所致舌强不语、耳聋等症。必须注意前者所提舌缓不语是内风；后者所讲舌强不语是外因。两者病因有别，表现不同，取穴有异。

7.百会配风池：能祛风通络，调理气血。主治头晕目眩、心神恍惚、失眠健忘、肝风暗动等症。

8.百会配气海：可益气补中，健脾升阳。主治各种脏器下垂性疾病，例如胃下垂、子宫脱垂、脱肛等症。

9.百会配太冲：能镇逆潜阳，平肝息风。主治头痛、眩晕、高血压等病症。若用之得当，效如桴鼓。

【针法】斜刺或卧刺。随济迎夺之补泻法。

四十四、"醒神开关"取人中

人中穴又名水沟，为督脉、手足阳明三脉之会。人居天地之中，天气通于鼻，地气通于口，天食人以五气而鼻受之，地食人以五味而口受之。此穴位于鼻口之中，故名为人中。刺人中取泻法能清热降逆、醒脑安神。主治卒中昏厥、口㖞唇动、牙关紧闭、癫狂病证、高热惊风、心神不宁等症。

常见的"醒神开关"取人中的适应证多见以下几种情况：

昏谵：是神昏与谵语两种表现。由于神志昏迷与谵妄乱语同时出现，所以习惯上两者往往并称。神昏谵语，多与心神有密切关系，因心主神明，主语言，故凡病邪侵扰心神，必有神志不清的症状出现。

痉厥：痉与厥是两个不同的证候。凡肢体抽搐、牙关紧闭，颈项强直，甚则角弓反张的为痉。厥的含义有二：一为四肢厥冷，一为昏迷不省人事。由于温热病常常痉厥并见，故习惯统称痉厥。

情志病：妇人脏躁、肝气郁结的癔病，以及心脾两虚、肝郁气滞、神志失宁的抑郁症，当急性发作时均可取人中"醒神开关"。

【功能】复苏宁神，开窍启闭，清热化痰，安神定志。

【配伍】

1.人中配合谷：善于开闭救急，醒神定志之功用。主治突然昏迷、不省人事，牙关紧闭，癫痫发作等症。是针灸科常用之急救用穴。

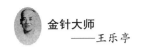

2. 人中配太冲：人中开窍于上，太冲平逆于下，善于醒神开窍、平肝降逆、息风止惊。主治肝风上扰、肝风欲动、热病神昏、惊厥、热入心包或痰迷心窍。同时还可治疗肝郁不舒、心神不安、烦躁善怒、失眠少寐等症。

3. 人中配内关：有理气疏肝，醒神镇静之效。主治妇人脏躁、癔病、嗜睡之候。

4. 人中配通里、涌泉：能醒神通络，养心滋阴。主治癔证性失语。

5. 人中配委中、后溪：可活血通络，强腰壮脊之功。善治急性腰痛、腰扭伤、慢性背腰痛等症。

【针法】仰刺，将针尖向上刺入穴内。

四十五、翳风能疏解少阳枢机

翳风为手少阳三焦经、足少阳胆经之会。手足少阳经专走偏头偏身，能疏解少阳枢机，祛半表半里之邪，清头面之客风，疏颈项之络阻；并能调气活血，逐瘀散结。

人的生命活动处于不停地运动状态之中，而升降出入又是人体生命运动的基本形式。在正常生理状态下，人体无时无刻不在进行升降出入运动，不断从自然界摄取所需物质，排出代谢的废物，清气上升，浊气下降，吐故纳新，维持气血循行不息，才能使脏腑功能健旺，生机蓬勃。若一旦升降出入失常，气机滞塞，清气不升，浊气不降，则百病由生，甚则危及生命。正如《素问·六微旨大论》说："出入废则神机化灭；升降息则气立孤危。"

翳风穴能疏解少阳枢机，有促进人体升降出入运动的功效。

【功能】调理气机，通窍聪耳，活络止痛。

【配伍】

1. 翳风配听会、中渚：有祛头面之风，清上焦之热，散风止痛之效。主治耳鸣、耳聋、头晕、目眩，以及耳源性眩晕等症。翳风穴有开耳窍、增听力的良效。

2. 翳风配阳陵泉：有平肝降火，疏泄肝胆之功效。主治肝火上升、胆热耳鸣、阴虚火旺的耳聋，阴虚肝热的眩晕等症。

3. 翳风配太冲：降火泻火之力更为明显。主治耳鸣、耳聋、眩晕、高血压、烦躁、口苦、热迫汗出等症。

4. 翳风配太冲、复溜、三阴交：有清热平肝，滋阴益精，养水涵木之效。主治高血压病的舒张压升高、眩晕、虚性耳鸣、急躁口苦、夜寐惊醒等症。

5. 翳风配廉泉：有利咽清热，养阴增液之作用。主治语言不利、吞咽困难之候。

【针法】 斜刺，向舌根方向针刺。

四十六、风池能散风

风池为足少阳胆经穴，为手足少阳、阳维、阳跷之会。四阳之气均交会于此，故能发散风邪、祛除表邪，又能平肝胆之逆气、清泻肝胆之郁火、清头目之窍、醒神定痛。

风池位于脑后风府之两侧，善于散风之功。

风分内风和外风。内风指的是由于阴阳失调、气血瘀滞，或精血亏损引起的眩晕、麻木、肢节不遂和筋肉抽搐挛急症状。外风指气候变化急骤，忽冷忽热，以及风毒之邪。其次，有人认为风是一切外邪的总称，因为风为百病之长，那么作为病因来说也就是百病之因了。

风邪引起的病因，大多数有如下特点。

善行而数变：善行指的是疼痛、麻木、痛痒有游走窜行的

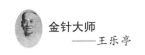
特点。数变指发病来骤去急，或病情变化迅速，或引起多种病候。

风行开泄：是风邪引起的病证具有宣泄散发的特点，都有汗出恶风的证候。

风性善动：风邪引起的病证，如动摇、筋肉痉挛、抽搐、振颤等症状大都属于风。

风为百病之长：风邪引起的病症很多，风邪又容易和别的邪气结合，如风寒、风热、风火、风湿等；在许多疾病中也容易化为风邪，如肝阳化风，痰湿化风；还有不少邪气容易生风，如液涸动风、热极生风、血瘀生风。在六淫中的风邪致病范围很广，不仅四季皆可生风，人体任何脏腑也可生风病，不仅急性病、外感病、热性病、瘟疫病中有风病，而且慢性病、虚寒病、杂病都可以有风病。所以风为百病之长。

【功能】疏风清热，醒神开窍，活血通络，明目益聪。

【配伍】

1. 风池配肺俞：能宣散肺卫之邪，祛风宣肺效力直接。主治外感风寒、鼻塞、流涕等表症。

2. 风池配大椎：可以强化清热之功。宣中有清，清中有散，两者边宣边清。风热感冒、春温、秋燥皆可应用。若毒热炽盛，则可大椎放血，取效更快。

3. 风池配阳陵泉：两者皆为足少阳胆经之穴，上下相配，能上通下达、祛风散邪、疏通经络，为治疗风痹之常用配方。主治头痛、眩晕、耳鸣、眼病、肢体关节疼痛等症。

4. 风池配太冲：有开关宣窍，平肝搜风，降逆潜阳之效。主治头眩、脑胀、面赤、耳鸣，以及肝阳上亢、肝风上扰等证。

5. 风池配廉泉：有育阴利咽，散风化瘀，通络之作用。主治中风后吞咽困难、饮食作呛，以及假性球麻痹的病症。

【针法】斜刺，将针体与皮肤呈45°角斜刺，针尖向对侧眼窝刺之。

四十七、天柱为气病之枢纽

天柱为足太阳膀胱经穴，为治疗气病之枢纽。气乱者能调，气虚者能补，气郁者能舒，气滞者能行、能散，气逆者能顺、能降，气结者能通、能破。

人体有邪气、正气，两者之间相互争夺，随时都有存在。人体病变的整个过程就是邪正相争的过程。在邪正相争过程中，正气不衰，或正气来复，邪气逐渐消退则为病情向愈；正气逐渐消退，邪气日甚是病情恶化。邪正相争又必然表现为邪正消长，一般邪盛正衰为虚，邪盛而正气不衰为实。邪正相争的结局又是疾病的转归：在一切疾病中凡是正气恢复即为病愈；正气耗竭则为病危。邪正相争的反应是症状，邪正相争的过程中所反映出来的异常感觉、色泽、声音、脉搏等都是症状。治疗疾病就是要扶正祛邪或祛邪以维护正气，治疗是以不伤正气而祛除邪气为原则。

【功能】调气机，通经络，舒筋脉，止疼痛。

【配伍】

1. 天柱配风池：有宣散祛风，发表通阳之效。主治外邪束表之颈项痛、慢性颈椎病、颈肩痛等病症。

2. 天柱配大杼：有宣散肃肺，疏理五脏气机之效。正如李东垣所说："五脏气乱于头者，取之天柱、大杼，不补不泻，以导气而已。"足太阳膀胱经，因其能统周身之阳气而得名。五脏之俞穴，皆在背部，五脏之气又通于太阳，故刺天柱以调五脏，实乃抓住要害，牵动全局之举。

3. 天柱配合谷：有升散疏表，疏通经脉之作用。主治上肢疼痛、麻木之候。

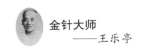
4.天柱配养老、昆仑：有祛风通络，活血行经之效。主治肩痛欲折、项背疼痛、颈椎病等病症。

【针法】立刺，又称直刺。

四十八、大椎纯阳主表

大椎为手足三阳督脉之会，俗称"手足三阳七脉之会"。其穴纯阳主表，又能疏调太阳之气，故主疏散表邪，解肌清热于外，行气泄热利水于内。因大椎可宣通诸阳、调和营卫，故能除寒祛邪、通经活络。

凡病属"表证"者，其病变的部位在皮毛、荣卫、鼻窍。从脉症来定，只要有发热恶寒、脉浮、苔薄白，或兼有头痛、身痛、鼻塞、咳嗽者，即属于表证。《景岳全书·传忠录》说："表证者，邪气之自外而入者也，凡风寒暑湿燥火，气有不正，皆是也。"表虚：为卫阳不固，故恶风、多汗、脉浮缓。表实：为玄府闭塞，卫阳被郁，故无汗、脉浮有力。

风邪犯表：风性开泄，则汗出、恶风。

寒邪犯表：寒主收引，故无汗、恶寒。

暑邪犯表：暑性开泄，暑多夹湿，故发热恶寒、烦热汗出而多呕恶。

湿邪犯表：湿性重浊，则发热、恶寒而头重、呕恶、脉濡。

燥邪犯表：燥易伤肺，故多干咳、鼻干、喉痛、脉浮而涩。

火热犯表：发热重、恶寒轻，热伤津，故口渴、脉数、舌红。

以上各种表证虽有区别，但其主脉、主症必须具备才为表证。只要是表证，取大椎即有效。

【功能】解表清热，疏风散寒，通阳理气，清心宁神。

【配伍】

1.大椎配曲池、合谷：能疏散风寒，清热解表。主治风寒束表、发热恶寒、表实无汗者，针之取汗。若高烧较重者，可大椎放血以泄热解表。

2.大椎配人中、曲池、阳陵泉：有清热、凉血、息风之作用。主治角弓反张，肢体抽搐之破伤风之候。

3.大椎配肩髃：可祛风散寒，通经活络。主治因感受风寒所致的肩背痛，或由于损伤而致颈肩部、肩臂部疼痛，活动受限。均可针刺加火罐治疗。

4.大椎配内关：善于调理气血，清热凉血。主治热入血分之发热、心悸、惊风欲动之症。

5.大椎配陶道、身柱：有清热祛风，息风止痛之效。主治高烧惊风，肢颤抽搐，角弓反张，以及寒热往来有定时之属于疟疾者。对于阴虚骨蒸潮热也可选用。若再配合育阴清热的鱼际、太溪等穴则为滋阴清热之妙法。

【针法】直刺，将针尖刺入棘突下缘、棘间韧带正中。

四十九、风门能泻一身之热

风门为足太阳膀胱经与督脉交会之穴，亦是诸阳聚会之处，故能泻诸阳之邪热，疏散一切风邪。对感冒发热之表热、肺经之里热，以及脏腑之热毒、血热、阴虚生化之内热等均有治疗作用。

所谓"热证"：凡是由于感受火热之邪，或六淫化火，或七情化火，或阴虚阳亢，或气虚而引起的发热证；或由上述五种因素引起不具有发热证的实火证都属于热证。在辨证上，其性质属于热，其实质是阳气过亢，正如《内经》说："阳胜则热"。

热证的主要特点是：口渴喜冷饮，小便黄赤，其面色红赤，其苔多燥，多有发热证，脉数；或兼有烦躁，神昏，抽风，血热

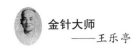
妄行的血证。

所以说，六淫、七情、饮食劳倦都可以引起热证。总之，热证是阳气过盛。针刺风门能泻一身之热。

【功能】宣肺疏表，通络祛风，清热解毒。

【配伍】

1. 风门配风池：有疏散风邪，解毒清热，凉血和营之功效。主治背部痈疖肿毒、疮疡湿毒等外科病症。故"风门穴能泻一身热气"者，并非虚传。

2. 风门配曲池、血海：有清热凉血，疏风和营之作用。主治荨麻疹、风疹等病症。

3. 风门配大椎、合谷：有疏风解表，散寒通络之能。主治伤风头痛、咳嗽、普通感冒之候。

4. 风门配风池、肩井：有解表散风，疏通经络，活血止痛之功。主治颈肩痛。

【针法】立刺，又称直刺。但不应过深，一般 3 ~ 5 分为宜。

五十、身柱俗称"智利毛"

身柱为督脉穴，为人身之支柱，能强腰脊、壮阳气、通脑络、长智慧，可谓治疗小儿一切疾病之主穴，俗称"智利毛"。该穴又能疏散解郁，宣解脾胃之气机。

小儿在两周岁以内，无论体格和智慧，都在不断地增长发育，而且迅速和显著。同时，在这个时期，古人观察到有一种比较复杂的情况，把它称为"变蒸"，即认为小儿体格的发育和智慧的增长，按期有一个变化和蒸发的过程。在这个过程中，会出现一些轻微的证候，如体热、微凉、耳冷、尻冷、微汗出、不思饮食，甚则呕吐等，数天后便自然消退，这便是蒸发的过程。古人认为变蒸是"荣其血脉，改其五脏"，故一变之后，每觉其情志有异，正是"变者变其情智，发其聪明；蒸者蒸其血脉，长其百骸"。但亦有不少小儿自生至长，未尝有上述证候的，故也不可拘泥其说，但也不可把真正的疾病视为变蒸，以致迁延时日，贻误治疗。

由于小儿机体比较娇脆，所以外易为六淫侵袭、内易为饮食所伤，并且不能忍受突然的或强烈的刺激，容易发生惊恐。此外，还可由于先天性因素，或后天的发育不良等引起一些特有的疾病。

更重要的是，小儿体属纯阳，处在迅速的生长发育阶段，由于机体柔弱，血气未充，脏腑未坚，稚阴稚阳，故在病理上有易虚、易实、易寒、易热的特点。

【功能】通脑益智，清心宁神，降逆止咳。

【配伍】

1. 身柱配风门：有清热降逆，化痰止咳，息风解痉之功。主治小儿百日咳。

2. 身柱配四缝：四缝挑刺可出黄白黏液，能开滞除积、消食启脾。两穴相配有通调气血，疏通脾胃之效。主治小儿疳积。

3. 身柱配命门：有清热宁心，疏通脑络，镇静安神之功。主治小儿惊风，癫痫之候。

4. 身柱配委中：有清热化湿，凉血解毒之效。可治疗疔疮初起。

5. 身柱配四缝、足三里、三阴交：其四穴相配对小儿的消化功能相当有益。具体分析其作用是针刺身柱强身健脑，针挑四缝开滞化积，补足三里和胃调中，补三阴交健脾益气，有促进小儿生长发育的作用。若将以上四穴运用妥当，则健脾和胃，解郁开滞，甚为合拍。

【针法】斜刺，将针刺入棘突下缘、棘间韧带正中。

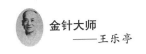
五十一、魄户、魂门有镇静安神之功

魄户、魂门为足太阳膀胱经之肺俞、肝俞两旁之络穴。肝藏魂，肺藏魄，肝藏血，肺主气，气血不和则魂魄不安，以致心烦不寐、神志不宁、梦乱纷纭。足太阳膀胱经主表，统一身之阳气，脏腑之气皆通于太阳，而脏腑之俞皆在于背部，且与足太阳膀胱经相通，犹如阳光之温煦照耀，气化功能得以协调，气血安和。

神志不宁的病因主要是心阴虚、心火旺：①心阴虚的主要症状是心悸、健忘、失眠、多梦、五心烦热、口咽干燥，舌红少津，脉细数。心阴虚则心神亢奋，心神亢奋则心悸、惊恐、多梦。失眠多梦则精神耗散，故健忘。阴虚则火旺，火旺则烦热。②心血虚则不能上奉神明，化生神志，故头昏健忘。目得血而能视，血虚则眼花。血虚则气亦虚，故常有体倦、自汗、脉弱。

"心主神明"在生理上有重要意义。《素问·灵兰秘典论》说："心者，君主之官，神明出焉。"神的含义有两点：一是指人体的精神意识思维活动；二是指整个人体有机的统一的生命活动。心主神明，则为心具有主宰精神意识的活动和主宰五脏六腑及各组织器官的活动。心主神明在生理上的意义有如下几点：①心是产生和贮藏神的脏器。②使魂、魄、意、志在神的统一主宰下协调地活动，有御精神、收魂魄的作用。③具有适应寒温和喜怒的作用。④使五脏六腑活动协调，使人体内各脏腑组织有机地统一起来，与自然界成为一个息息相关的整体。

总之，魄户、魂门两穴在协调神志方面，有镇静安神之功效。

【功能】魄户：宣肺气，平喘息，镇静安神。

魂门：疏肝理气，健脾和胃，通神定志。

【配伍】

1. 魄户配魂门：能调气血，安心神，镇魂定魄。主治心悸气短、夜寐难眠、烦躁恐惧、梦中惊醒等症。

2. 魄户配魂门、神门：神门用泻法有清心安神，镇惊宁志之功能。主治心烦、惊恐、失眠、多梦之症。

3. 魄户配魂门、三阴交：三阴交用补法，有育阴清热、养血镇肝之功效。主治筋脉拘急、血虚眩晕、心血不足之心悸、血不养心之失眠。

4. 魄户配魂门、内关：有疏肝理气，调中和胃的作用。主治恶心呕吐、烦满多涎，以及胆虚不寐之症。

【位置】魄户：第三胸椎棘突下缘，旁开 3 寸。

魂门：第九胸椎棘突下缘，旁开 3 寸。

【针法】立刺，又称直刺。

五十二、命门为元气之本

命门（督）位于第二腰椎棘突下缘，为呼吸之根、元气之本，又为足太阳之结穴，主男子藏精、女子藏血。为生命之始，玄命之门。

元气即真气，真气是禀受于先天之精气，又得后天之精气的滋养和补充化生而成的。元气是人体生命活动的原动力，各脏腑的活动和肢节的屈伸，气血的流动，津液的输布环流，玄府的开合，语言的声音都是由气化的推动而产生。

腧穴命门的位置众所皆知，但真正人体气化功能意义上的"命门"之部位很难确定，认识不同。一般有以下两种认识：一是《难经》记载："两肾者，非皆肾也，其左者为肾，右者为命门。"二是张景岳认为："命门为元气之根，为水火之宅，五脏之阴非此不能济，五脏之阳非此不能发。"即命门是肾阴肾阳的体

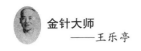
现，突出命门是强调肾阴肾阳的重要作用。

现在有的学者认为命门指的是肾上腺。命门为人体生命活动的根本，有激发五脏六腑功能活动的作用，有滋养五脏六腑之阴气的作用为元气之根，十二经络之本。命门火衰，则全身阳虚；命门火熄，则生命停息。

《难经》说："其左者为肾，右者为命门。"其实质也不完全是指命门的部位，所以把肾分为两脏，也就是说一肾两用，一主水，二主火，主水者为肾，主火者为命门。可见命门是个功能单位。《难经》之说与张景岳所讲实际是一致的。

【功能】培元补肾，固精止带，强健腰膝，疏经调气。

1. 命门配肾俞：有补肾阳，助命火之效。主治阳痿、遗精、遗尿等功能衰退之症。

2. 命门配八髎：善补肾虚肾寒，膀胱气弱。主治尿频、夜尿多、遗尿、排尿缓慢无力等症。

3. 命门配八髎、阴陵泉：有补肾调经，益气健脾之用。主治月经量少、气虚带下、行经腹痛、经期后错等虚寒证候。

4. 命门配委中：补之则益肾助阳，祛风通络；主治肾阳虚损所致腰腿疼痛。泻之则清热驱邪，祛除侵袭经络之风寒外邪；主治痹证、身痛、骨节肿痛等症。

5. 命门配天枢、足三里：补肾温脾，化湿止泄。善于治疗虚寒性腹痛以及肾虚五更泄泻。

6. 艾灸命门可以调整阴阳，温通气血，而且还能增强机体的抗病能力，实为抢救危重病人之要穴，又是保健用穴。此法简便易行，疗效迅速，无副作用。

【针法】直刺，将针尖刺入棘突下缘、棘间韧带正中。

五十三、肾俞为性命之根

肾俞为足太阳膀胱经穴，为肾的背俞穴。精藏于肾，肾为作强之官，为先天之本，精神之舍，性命之根，肾气通于脑，脑为髓海，故诸髓皆属于脑。由于肾气上通于脑，下通于子宫，故有补肾益精，固髓健脑之功。

肾阴为全身阴液之根，五脏之阴，得肾阴才能济。因此，肾阴虚就会导致五脏六腑之阴虚。肾阴又有制约心火和制约肝阳的作用，故肾阴虚则心火亢而心肾不交，肝阳亢而水不涵木。

肾阴虚则火旺，故舌干少津。阴虚火旺则热，热则脉细数。肾阴虚则肝阳上亢，故眩晕、耳鸣。肾阴虚则不足以制约心阳，故心阳亢则五心烦热、失眠、少寐、健忘。肾阴虚则相火亢，相火亢则阳事易举，多梦遗精。

肾阳为诸阳之本，五脏之阳气，非此不能发，肾阳温煦五脏六腑，故肾阳虚则见寒证：面色青或白、形寒肢冷。腰为肾之府，肾阳虚则腰酸肢冷。肾阳虚为肾气虚之甚，故生育功能衰退、宫寒不孕、阳痿。阳虚则寒，故舌淡苔白。或肾虚水泛，畏寒肢冷、尿少身肿，腰以下肿甚，按之没指，腹胀满，或见心悸、气短、喘咳痰鸣，舌淡胖嫩，有齿痕，苔白滑，脉沉弦。

肾阳虚则水不蒸化，故尿少。肾阳虚，水不得排出，聚于体内而水泛为肿，尤以腰下为甚。肾阳虚不能温化脾土，故腹胀满；肾水凌心则心悸气短。肾不纳气，寒水射肺则喘咳痰鸣。肾阳虚则寒，故畏寒肢冷。

【功能】壮元阳，补腰肾，祛水湿，充耳目。

【配伍】

1.肾俞配命门：有补肾阳，助命火之功。主治肾阳虚衰，命门衰微所致：四肢厥冷、喜暖畏寒、二便失禁、阳痿、滑精、虚

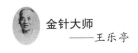

性闭经等症。

2. 肾俞、大肠俞、命门、腰阳关、委中：善于补肾通络，活血驱寒。主治腰酸、腰痛、劳累加重之肾虚者。

3. 肾俞配八髎：有补肾健脾，活血调经之功。主治月经不调、痛经、尿闭诸症。

4. 肾俞配脾俞、膀胱俞、阴陵泉：有健脾补肾，化湿消肿之功。主治气虚下肢浮肿。

5. 肾俞配大陵：有补肾通络，散瘀止痛之作用。主治肾虚所致两侧足跟疼痛，疗效佳。

【针法】立刺，又称直刺。

五十四、八髎刺法应规范

八髎是上髎、次髎、中髎、下髎四对双穴所组成，故统称八髎穴，都属足太阳膀胱经的同经穴。其中上髎为足太阳膀胱、足少阳胆经之络，通阳固肾；次髎为足太阳膀胱经之所结，阳气聚结于此；中髎为足太阳膀胱经、足厥阴肝经、足少阳胆经三脉之会；下髎为足太阳、足太阴、足厥阴、足少阳四经之会。其功效涉及膀胱、肝、胆、脾四条经络。

【功能】强腰壮筋，滋阴固肾，助阳益精，活血止痛。

上髎：通经活血，壮腰止痛。

次髎：调经活血，理气止痛。

中髎：调经活血，散寒止痛。

下髎：调经止痛，通调二便。

【配伍】

1. 八髎同用：能强腰固肾，疏导膀胱之经气。主治下焦诸症，如月经不调、痛经、赤白带下、二便不利、遗尿、遗精、阳痿、疝气、睾丸炎、尾骶痛等症。

2. 八髎配委中：有强腰固肾，助阳益精，活血通络，散寒止痛之作用。主治肾虚腰痛、癃闭、遗尿、二便失禁、遗精、阳痿、淋浊，以及急慢性泌尿系感染等症。

3. 上髎配肾俞、命门：有补肾固精，活血通经之用。主治月经不调。

4. 次髎配承筋、后溪：有强腰健脊，疏通经脉之功。主治背部怕冷、腰脊无力、肾寒腰痛之候。

5. 中髎配水泉：有补肾气，利膀胱之作用。主治小便不利、前列腺炎等病症。

6. 下髎配长强、承山：有活血止痛，消痔止血之效。主治内痔、外痔、混合痔的肛门疼痛、便血下坠等症。

7. 下髎配长强：有通肠化痔，止痛导滞之效。主治因肛门坠痛而导致的排便不畅之便秘。

【针法】直刺是基本要求。但每一针都必须刺入骶椎侧孔之中为佳。不应当使用斜刺，不论由内侧向外刺，还是由外侧向内刺都是不准确的刺针法。曾多处考察八髎的进针，总结一句话，即"五花八门"。

五十五、"啊"声取长强

长强（督）属督脉之络穴，为督脉、足少阴经交会穴。其穴位于尾骨尖下三分，是督脉起始第一穴。长强穴乃"大梁之底座"，实为督脉之根基。由于是督脉之络别走任脉之穴，亦名为营俞。《内经》说："营在骶也。"其功能补脊髓之虚损，壮督脉之经气，且有镇痉止痛、凉血固脱、通利二便之效。《甲乙经》说："痉，反折，心痛，形气短，尻膮涩，小便黄闭，长强主之。""腰痛上寒，实则脊急强，长强主之。"督脉能统摄全身的阳气，但阳气下降容易而上升难，补督脉以鼓动阳气上升，即以

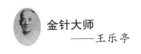

长强穴为主。

长强穴在尾闾骨端，位置特殊。取穴时，患者俯卧，令其分开双腿，沿尾骨前缘刺入，进针 2～3 寸，针刺得气时，患者针感反应强烈，双腿突向后弓，不自主发出"啊"声，此为针感最佳表现，俗称"啊声取长强"，为验取长强法。对于这种针感的反应现象，文献中亦有记载："所以有呻吟大痛方为真"之说。由于中气不足，失去升举之力而脱肛、阴挺、阴囊下坠者称为气陷证。其病机主要是气虚清阳不升，气陷于下，精气不能升举而发病。

【功能】升提阳气，益中固脱，镇痉止痛，凉血消痔。

【配伍】

1. 长强配百会：长强为督脉之首穴，百会为督脉之巅顶。百会为阳气之总会，长强为阳气之根基。从体位来看，一上一下，上下相配，两者相伍，能升举阳气、凉血消痔。主治脱肛、肠风下血等属于气虚者。又因两者均为督脉之要穴，督统人体之阳气，故又能通理二便。主治瘫痪、二便不通或二便失禁等症。

2. 长强配会阳、白环俞：有清热化湿，凉血解毒之效。主治肛门周围湿疹、肛门疱疹之候。

3. 长强配承山：有凉血消痔，镇痉止痛之功。主治肠风便血、痔漏手术后疼痛，若能应用得当，则有良好的止痛效果。

4. 长强配三阴交：有健脾补肾，镇痉止痛之效。主治痛经、遗尿都有良效。

【针法】斜刺，沿尾骨前缘刺入。当针刺准确时，患者针感反应强烈，俗称"啊声取长强"。

五十六、天突有镇咳定喘之效

天突穴为阴维、任脉之会。既能调五脏之逆气，镇咳定喘降痰，又能治舌下急，瘖不能言。针刺天突时应十分慎重，而且在进针之后要求沿胸骨后直刺，深度可达五分至一寸，甚至可达一寸半。但要求医生要认真观察病人进针后的情况，令病人做吞咽动作，病人无疼痛则为正确。

历代医家认为：有声无痰谓之咳，有痰无声谓之嗽，有痰有声谓之咳嗽；喘是一种气逆而呼吸急促的病症。《内经》上说："五脏六腑，皆令人咳，非独肺也。"虽然咳嗽、喘证皆有虚实之分，但是天突治咳喘，虚实皆可应用。关键是要配伍适合的客穴来调理，若应用得当则疗效显著。

【功能】宣肺止咳，降逆平喘，化痰利咽。

【配伍】

1. 天突配合谷：善于清热化痰，降逆定喘。主治痰热壅盛、气逆作喘或气急上逆的咳嗽、哮喘等症。

2. 天突配列缺：为表里相配，可以调补肺气，肃肺降气，适合于肺气虚而气上逆者。主治阴虚咳嗽、肺肾不足的虚喘，针之有效。

3. 天突配中脘：天突化痰定喘镇咳，中脘健脾和胃化痰。正如前人所论"脾为生痰之源，肺为贮痰之器"。脾虚水湿不化，聚湿而生痰，肺气肃降，宣达布散；肺气不宣则津液不布，痰湿壅塞则上气咳喘。二穴相伍，天突治痰之标，中脘治痰之源，两穴标本兼顾，相辅相成。

4. 天突配太渊：理气止咳，化痰定喘之功显著。由于太渊可补肺、润肺，两穴相伍主治肺虚咳嗽、气虚哮喘。

5. 天突配太溪：有滋阴清热，益肾补虚。两穴相配肃肺降气，摄肾纳气。主治肾虚作喘，针之有佳效。

【针法】俯刺，将针尖向下刺入穴内。

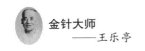

金针大师
——王乐亭

五十七、俞府纳肾气治虚喘

俞府为足少阴肾经穴，与冲脉、肺经相连，能降冲逆之气，益肾气而助肺气，疏理肺肾之气。

肾不纳气则呼多吸少，喘促短气，动则尤甚，声低气怯。或自汗遗尿，肢冷面青，舌淡，甚或冷汗淋漓，脉虚浮无根。或面赤如妆，咽干口燥，舌红，脉细数。

肺生气，肾纳气，肺为呼吸之门，肾为呼吸之根，肾气虚则气不能纳入于肾，故呼吸表浅、出多入少。肾阳虚则肢冷面青，肾阳虚则不能激发肺脏，故肺气也虚。肺气虚则喘促气短，声低气怯，肺主皮毛，肺气虚弱则皮毛不固，自汗多汗。

肾不纳气，病本在肾，病标在肺，故肾阳虚是其本，肺气虚是肾阳虚所致，故称肾不纳气。

【功能】益肺补肾，止嗽平喘，健脾养胃。

【配伍】

1.俞府配中府：中府为手太阴肺经穴，既能补益肺气，又能宣肺降逆。两穴相配则金水相生，肺主呼气，肾主纳气，肺气肃降条达顺畅，肾气充足摄纳有权，肺肾协调则呼吸平稳，喘咳安然。若补俞府而泻中府则主治肾虚作喘、痰饮壅肺、咳嗽气逆，以及动则喘息之候。

2.俞府配太溪：有益肾固肾，纳气培本之作用。主治久咳虚喘。若选用俞府、中府、太溪三穴相伍，则疗效更佳。

3.俞府配乳根：能疏气降逆，和胃通乳之用。主治乳痈初起、乳汁不通、瘀乳结块、乳房胀满等症。

4.俞府配乳根、列缺：有宣肺止咳，平逆降气之功。主治胸痛胀满、咳逆上气、久咳不止，屡用皆灵。正如《玉龙歌》所说："哮喘之症咳痰多，若用金针疾自和，俞府乳根一样刺，气喘风痰渐渐磨。"

5.俞府配太渊：善于肺肾双补，育阴润燥之效。主治气阴两伤、久嗽干咳、痰中带血、肺痨咳嗽、咽干舌燥等症。

6.俞府配尺泽：有补肾泻肺，利咽降逆之功。主治肺热痰壅、气逆咳喘、虚实相兼等症。

7.俞府配内关、足三里：有降逆和胃，理气清热之用。主治胃热气逆所致之呕吐。

【针法】斜刺、浅刺。将针体与皮肤呈45°角，斜行刺入2～4分即可。

五十八、中府为胸气之街

中府又名膺俞，为手太阴肺经、足太阴脾经二脉之会，又为肺之募。肺主周身之气，配合上廉为胸气之街，乃胸气通导之要道，主肺气之病。

何谓胸气之街？即指肺的性能和生理功能。肺为阳中之阴，通于秋气，属手太阴，在五行属金。肺为娇脏，畏火烁，肺得清洁，肺色晶莹，为华盖，复诸脉，虚如蜂窝，下无透窍。呼之则虚，吸之则满，司清浊之运化，性肃降，悲伤肺。

肺的主要生理功能是：肺主气，主宣发；主通调水道，为水之上源；肺开窍于鼻，合皮毛。

肺司呼吸和主宗气的作用叫肺主气。肺主气的生理意义有三：①呼出水谷之浊气，纳入天地之精气。②生成宗气，为诸气之本。③宣发宗气以到达全身，同心血一起把如雾露一样的宗气和血气输布到全身，起到熏肤、充身、泽毛的作用。

【功能】清肃上焦，宣肺利气，止咳平喘。

【配伍】

1.中府配太渊：有补益肺气，通脉和营之功效。主治肺虚作

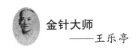
喘或久咳不愈等肺气虚弱之候。又因中府与脾经交会，肺主气，脾统血，故能气血双补；而太渊为手太阴肺经穴，脉之会也。肺经循行于前臂内侧，由于"经脉所过，主治所在"，故又为治疗上肢无脉症的常用配方。

2. 中府配足三里：有健脾补气，益肺调胃，实为培土生金之功效。主治肺虚久咳、气短无力、倦怠神疲、饮食无味之症。

3. 中府配合谷：表里相配则表热可散，里热可清而取得表里双解。主治表热未解、肺热壅实之证。症见高烧、口渴、咽干、咳嗽、喘憋、痰多、便干、尿黄、脉数等。

4. 中府配膻中、尺泽：有宣肺清热，解表平喘之效。主治肺实之哮喘。

【针法】斜刺 3 ~ 5 分。将针体与皮肤呈 45° 角斜行刺入。

五十九、胸痹心痛取巨阙

巨阙为任脉穴，心之募。心主血脉，心藏神，故既能养血安神、宁心定志，又能行气活血止痛。

胸痹是以胸膺部疼痛为主症。其病因病机主要是由于胸阳不足，阴邪过盛，以致阴乘阳位，阴阳搏击所致。主要脉症为胸痹，喘息咳唾，胸背痛，短气，寸口脉沉而迟。治疗应通阳散结，祛痰下气。若有水饮内停，胸痛不得卧，心痛彻背者，为内有痰饮，则应逐饮降逆为主；若除了喘息咳唾、胸痹疼痛之外，又加上心中痞气、胸满、胁下逆气之症，这不但说明病势由胸膺部下扩脘及两胁之间，而且又见胁下之气又逆而上冲之症。临床取巨阙穴能有良好效果。

【功能】宽胸宣痹，和胃降逆，化痰安神。

【配伍】

1. 巨阙配足三里：有疏通血脉，平降逆气，长于统理中焦之逆气而解疼止痛之功用。主治胃脘剧痛不止。若针中脘而不效者，改刺巨阙、足三里可取速效。因其善于疏通血脉，行气止痛，故又能治疗心血瘀阻、胸痹心痛、脉痹等症，但重点仍在于疏理中焦。

2. 巨阙配天突：有降逆化痰，利气定喘之作用。主治胸胁憋闷、痰涎壅盛、气急上逆，偏于疏理上焦。

3. 巨阙配足三里、内庭：有清胃化热，降逆调中之效。主治吞酸反胃、烧心呕逆之候。

4. 巨阙配天突、廉泉、内庭：有理气育阴，润燥通膈之功。主治食道炎症之吞咽不畅之候，以及噎嗝。

【针法】直刺，其取穴在中庭穴下 2 寸为准。切不可以鸠尾穴为标准，因每个人的剑突长短差异很大，容易误导。

六十、腑会中脘

中脘又名太仓，位于胃脘中间，为足阳明胃经之募穴。八会穴之一，腑会中脘，是任脉与手太阳、手少阳、足阳明经交会穴。由于上述四经之交会，故能通达四经之经气。胃的经气汇聚于此，胃中温润之阳气是消腐水谷的根源，胃气不足则水谷不化，太过则消谷善饥。《脾胃论》说："气在肠胃者，取足太阴、阳明；胃虚而致太阴无所禀者，于足阳明募穴中引导之。"足以说明中脘又能补中益气，调和五脏，通理中焦，是治疗腹中一切疾病的要穴。

中脘穴最主要的作用是和胃疏肝，由于肝疏泄太过，导致胃失和降，叫做肝胃不和。

肝胃不和则胸胁疼痛不舒，胃脘胀满，呃逆嗳气，吞酸嘈杂，郁闷或烦躁易怒，舌苔薄黄，脉弦数。

大怒伤肝，肝疏泄太过则烦躁易怒，胁肋疼痛。肝气太过

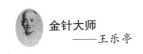

则上逆，肝气上逆则胃失和降，故呃逆嗳气。肝生酸，肝旺则酸多，故吞酸嘈杂。肝气旺，则肝气有余，肝气有余便是火，故肝火上炎。肝火上炎则苔薄黄，脉弦数，目赤易怒。

【功能】调理中焦，健脾利湿，和胃降逆。

【配伍】

1. 中脘配内关：有疏肝理气，调胃和中之效。主治肝胃不和、中脘作痛、胸胁胀满、消化不良，以及因于"胃不和而卧不安"之失眠多梦等症。

2. 中脘配气海、三阴交：有调补先天，培补后天之本；且有益气健脾，和胃调中之功效。主治脾虚胃弱、中气下陷、肌肤羸瘦、消化不良、气血两虚等病症。

3. 中脘配气海、天枢：俗称"开四门"，是调整胃肠的枢纽，是理气和胃、化滞调肠的关键用穴。主治腹胀满、肠积滞、消化功能紊乱所致便秘腹泻等病症。

4. 中脘配足三里、三阴交：有健脾养胃，调中安神之作用。主治脾虚胃寒、心神不宁、心悸失眠，以及食欲差、消化不良等症。

【针法】立刺，又称直刺。

六十一、强壮要穴——气海

气海又名丹田或丹灶。顾名思义，为气之海、元气之会，呼吸之根，且为下焦之要穴，故凡气化蒸动之机均由此所发。其作用为补益真元，温振肾阳，有如釜底添薪，故能温脾胃助运化，使之水谷腐熟，又能蒸动膀胱气化，使之气化升腾，津液四布，浊阴得出。

气海为元气之会，何谓元气？元气也名真气，真气是禀受于先天之精气，又得后天之精气的滋养和补充化生而成的。《内经》

240

说:"真气者,所受于天,与谷气并而充身者也。"

真气的生理作用:真气是人体生命活动的原动力,各脏腑的活动和全身的气化赖以推动。《素问·上古天真论》说:"恬淡虚无,真气从之,精神内守,病安从来。"

气与精的关系,主要有以下两方面:①气生精:人体中一切有形精气,如水谷之精气、营气、肝脏的精气、肾藏的精气等都是由各脏腑的气化生而来的,离开了脏腑之气,精就不会生成。如离开了脾胃之气,水谷之精微无从化生,人体就不会有精气的补充。②精化为气:人体中一切无形的功能活动,又是以精气为物质基础的。精的气化则产生推动作用、温煦作用、防御作用、固摄作用、升降作用和营养作用,这些作用反过来又可生化精气。所以气生精,精化气是因果循环、相互依存、阴阳互根的。气海穴既是元气之会,又是补肾固阳的强壮要穴。

【功能】升阳补气,益肾固精。

【配伍】

1.气海配关元、中极:三者相邻,而往往共同应用。详细分析三者功能之异同。

气海:任脉、强壮要穴。升阳补气,益肾固精。

关元:任脉、小肠经募穴。温肾固精,补气回阳,通调冲任,调气和血。

中极:任脉、膀胱经募穴。壮元阳,调经血,利膀胱,理下焦。

若气海、关元、中极三穴同用,则有温肾助阳、疏调气机、通调膀胱、调经养血之功效。主治脾肾不足、气虚小便不利,以及男子肾虚精亏、妇女血亏月经不调等症。

2.气海配三阴交:有补气健脾,升陷通阳,利水化湿之功效。主治虚寒腹痛、经闭带下、阳痿滑精、水肿癃闭等症。

3.气海配阴陵泉:有健脾化湿,利水消肿之能。主治下肢浮

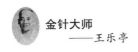

肿、尿频尿急等症。

4.气海配足三里：有健脾调胃，益气健中之效。主治停滞宿食、食少纳呆、腹胀便秘等症。

5.气海配归来、气冲、三阴交：有益气活血，调经通络之效。主治痛经、带下、月经不调、气滞腹痛等症。

【针法】立刺，又称直刺。

六十二、天枢调胃肠

天枢为足阳明胃经穴，是大肠之募，腹气之街。胃经的气血由此频繁流通，其生理作用为分理水谷之糟粕，调理脏腑以利运行，消导积滞以助脾气。

腹气之街，即胃肠中焦的疏导与畅通，"胃者喜降恶升，肠者畅也"。意思是胃肠最适合积滞下降而畅通排出，也就是导滞通腑，其作用是导泄郁热积滞下行。适用于郁热夹积交结胃肠，症见脘腹痞满、恶心呕逆、便溏不爽、色黄如酱、肛门灼热、舌苔黄厚等。天枢穴对于中焦郁气积滞者刺之有效。

【功能】调气和胃，宽肠化滞，疏导中焦。

【配伍】

1.天枢配中脘、气海：俗称"开四门"。是调整胃肠的枢纽，是理气和胃、化滞调肠的关键用穴。主治腹胀满、肠积滞、消化功能紊乱所致便秘、腹泻等病症。

2.天枢配阳陵泉、支沟：有疏通三焦气机之功能。主治腹胀、气虚便秘之病症。

3.天枢配曲池、足三里：有潜阳降逆之效。主治阴虚肝旺引起的眩晕、高血压病症。

4.天枢配关元、三阴交：善于和肝理脾，有调理月经之作用。主治妇女月经失调之候。

5. 天枢配中脘、气海、三阴交：四穴六针相济，有调理胃肠，益气健脾，和血调中之功。主治肠胃诸疾之偏于气血不足、脾胃虚寒者。此外，尚能治疗虚损、寒疝、小便不利，以及月经不调、崩漏、带下等症。再以补泻手法补偿，其治疗范围就更加宽广。

【针法】立刺，又称直刺。

六十三、垂肘取章门、平五脏

章门为足厥阴肝经穴，脾之募，脏之会，带脉之本，又为足厥阴肝经、足少阳胆经、带脉之会。古人所谓"肝为五脏六腑之贼"者，乃因肝气乱则五脏六腑皆受其"贼"所害，而章门能平五脏之气乱，使之肝气条达，脾胃平和，五脏协调，六腑畅通，生化源源不息，使五脏六腑均得以保养。章门又为五脏之气出入交经之门，脾之阴精尽藏于此。肝经之气直行则通入五脏，横行则通于六腑，故章门与五脏六腑均息息相关。

章门穴亦可称为"命关"，因为不少针灸文献中均记载脾经的食窦穴能力挽危难。但经过实践考察，章门穴的作用强于食窦穴，对于重病患者凡属于脏腑疾病者都增用章门穴可获得良效，显示其功能之重要。同时此穴亦可加灸，即有回生之用。因此说，章门对于气血俱虚，五脏衰惫者用之可转危为安。

【功能】调和五脏，补气养血，疏肝理脾，化积平胃。

【配伍】

1. 章门配中脘：有疏肝和胃，健脾化滞之功效。主治胸胁胀满、中脘堵闷、消化不良等症。

2. 章门配阳陵泉：有调理肝胆，理气化积的作用。主治胁肋胀满、胃肠积滞、腹中气胀，以及肋间神经痛。

3. 章门配中脘、足三里：为调中和胃，补气健脾的常用配方。

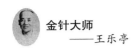
主治神疲乏力、食欲欠佳、久病虚弱等症。

4. 章门配太冲：有平肝、泻肝、抑肝、伐肝之效。主治眩晕、目赤、烦躁、易怒等症。

5. 章门配气海、三阴交：有益气养阴，补五脏，调气血的功效。主治气阴两伤的气短疲惫、五脏衰弱、气血两亏，以及凡虚不受补者均适合施以调补之法。

【针法】直刺，最好针 0.5 ~ 1 寸。千万不能深刺，20 世纪 50 年代曾有报道"深刺章门"致临床死亡一例，应引以为戒。章门的取法，可以垂肘，其肘尖至处是穴，简单而准确。

六十四、肩髃乃治外风之要穴

肩髃为手阳明大肠经穴，且为手阳明、手太阳、阳跷之会。受诸阳之气而行宣散通达之效，既能疏风利节、祛湿通络，又能清热宣散，故为治风之要穴。

风寒湿邪乘虚而入，侵入肩部，致经络阻滞，气血不能畅通，筋脉失去血脉之荣养而发生"肩凝"，亦称"漏肩风"，其年龄多为 50 岁左右，故有"五十肩"之称。

肩关节周围炎是关节囊和关节周围组织的一种退化性炎症。肩关节周围为足阳明经筋之所过，经筋的功能活动依靠经络的渗灌气血而得到濡养。如起居失调，卫气不固，腠理空虚；或劳累之后，汗出当风；或夜间贪凉，肩部受风寒均可致风寒湿之气痹阻于经络及其连属部分的经筋，使之经筋不能发挥约束骨骼，利关节的屈伸作用，则所经过的部分掣痛和转筋，肩不能举。肩髃或三肩穴均对肩凝病有主要的治疗作用。

【功能】疏通经络，祛风化湿，宣利关节，调气活血。

【配伍】

1. 肩髃配肩髎、肩贞：三肩穴合用有祛风化湿，活血通络之功用。主治肩臂痛不举、漏肩风、上肢麻木、疼痛等症。

2.肩髃配曲池:有搜风逐邪,宣气行血之功。主治一切经络客邪,气血阻滞为病者,无不适用,使之经络畅通、气血调和,邪去而正安。

3.肩髃配曲池、外关、合谷:有疏通经络,活血通脉,宣利关节。主治上肢不遂或上肢麻木、上肢关节疼痛等症。

4.肩髃配风池、肩井:有祛风通络,活血舒筋之效。主治颈肩痛。

【针法】俯刺,将针尖向下刺入穴内。

六十五、王氏三肩穴的应用

三肩为肩髎、肩贞、肩髃之统称。其中肩髎为手少阳三焦经穴,专治漏肩风;肩贞为手太阳小肠经穴,治疗风痹、手足麻木、上臂不能高举;肩髃为手阳明大肠经穴,且为手阳明、手太阳、阳跷三脉之会,可治风热、风痿、风瘫、偏风、半身不遂等症。

三肩穴系在肩关节的前、中、后部,为肩关节之枢纽。三肩穴合用主治肩臂之顽痹、中风半身不遂、肩臂不能抬举、屈肘不利、上肢麻木等症。

为了提高疗效,所以多年来结合肩关节病的生理、病理特点,对三肩穴有所调整和变化,有了新的取穴体会。将三肩穴集中内移至肩峰与肱骨头交界处的前、中、后三点,与原来的位置有所不同。原来的肩髎称为肩贞,原来的肩髃称为肩髎,原来肩前无穴而取作肩髃。因为手三阳经在肩部的经气都合于肩关节之处,这样三肩穴彼此靠近,更集中力量,所以疏筋利节之功效较原来取穴法为强,达到了事半功倍之效果。

【功能】疏风利节,祛湿通络。

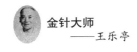
【配伍】

1. 三肩配腋缝、内关：有疏筋利节，祛湿通络，活血行血之效。主治肩臂顽痹、中风半身不遂、肩臂不能抬举、屈肘不利等症。

2. 三肩配曲池、合谷：善于宣通气血，搜风利节。其中三肩搜肩部之风，曲池祛肘部之风，合谷宣散全身之风。主治风寒湿之邪痹阻经络、肩凝不举、肘臂挛急、手指屈伸不利，以及中风半身不遂等症。取之应如桴鼓。

【针法】斜刺，针体与皮肤呈45°角斜行刺入骨缝间。

六十六、曲池配太冲颇有羚羊钩藤之妙

曲池为手阳明大肠经之合穴，气血流注于此，甚为旺盛。其穴善于行气血，通经络，搜风祛湿。因为肺与大肠相表里，故能宣肺理气，清热肃肺，其性走而不守。故凡一切经络客邪，气血阻滞，皆可选用本穴。

【功能】清热肃肺，散风通络，理气活血。

【配伍】

1. 曲池配合谷：二者相配，可谓珠联璧合。实为散风泄热，宣通气血，开关启闭，通经活络常用之要穴。因其宣散力显著，故为清理上焦之妙法。

2. 曲池配阳陵泉：能上下通导，经络疏浚，搜风祛湿，通行无阻。主治中风半身不遂、经络阻滞、气血不通等症。

3. 曲池配太冲：偏于通降下行，能清肝降逆，通经活络。主治肝气上逆、肝热生风、高热惊厥，颇有羚羊钩藤之妙，对烦急善怒，头痛如裂，以及阴虚阳亢的高血压治疗有效。

4. 曲池配三阴交：一阴一阳，能调和阴阳。曲池善走，三阴交善守，恰相偶配，取长补短，气血双调，精气互补。再者曲池能清热搜风，因其游走善行，故能疏泄深入三阴之热邪，而清血中之伏热，搜肝木之风，行血中之气，通络活血，消肿止痛。主治妇女崩漏、经闭，以及腰腿肿痛等症。

5.曲池配内关：有理气调血，清热养血，清心除烦，安神定志之能。主治心烦急躁、喜怒失眠，疗效可靠。

6.曲池配风市、血海、神阙加火罐：有清热散风，调和营卫之功。主治急慢性荨麻疹。

【针法】立刺，将针尖向少海方向刺之。

【编者按】文中提到曲池（大肠）配太冲（肝）的功效具有羚羊、钩藤之妙。兹对该方做一简要的介绍，仅供参考。

羚羊钩藤汤（《通俗伤寒论》）

组成：

生地黄20g　　杭白芍20g　　双钩藤10g　　川贝母12g

茯神块15g　　杭菊花10g　　霜桑叶10g　　淡竹茹10g

生甘草10g　　羚羊角粉1.2g（分冲）

功用：凉肝息风，祛痰宁心。

主治：热盛风动证：高热不退，面目俱赤，烦闷躁扰，手足抽搐，甚至神昏，发为痉厥。舌绛而干，脉弦而数。

歌诀：

俞氏羚羊钩藤汤，桑叶菊花鲜地黄，

芍草茯神川贝茹，凉血增液定风方。

六十七、曲泽配委中能治胃肠炎

曲泽为手厥阴心包经合穴。虽不是常用穴，但是有效穴。临床用其清心经邪热，养胃阴，润津液，除热病，息肝风效佳。

胃肠炎是由于外感风寒，内伤湿浊而致，病机为外感风寒，卫阳被遏，故恶寒、发热、头痛；内伤湿浊，湿阻脾胃，引起气

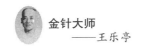

机不畅，故胸脘满闷、肠鸣腹痛；引起胃气上逆，故呕吐；引起清阳下陷故泄泻；舌苔厚腻，是湿浊内盛之征。治宜解毒化湿，理气和中。中药可用藿香正气散治之，针刺曲泽配委中，若使用得当则有立竿见影之效。

【功能】降逆止呕，清营活血，除烦镇痉。

【配伍】

1.曲泽配委中：曲泽位于肘窝，委中位于腘窝，上下遥遥相对。两者相配，多用针刺放血为治。曲泽能降逆止泻，宣通开闭；委中能治阴阳乘隔，升降不通所致之心腹绞痛，或欲吐不出，欲泻不得，或霍乱暴注等症。曲泽、委中放血则热随血出。主治呕吐、腹泻、心腹绞痛，以及急性胃肠炎，应用妥当则疗效显著。

2.曲泽配内关、大陵：有开胸顺气，疏肝活络，活血通痹之功效。主治胸闷憋堵、心前区痛，以及心脏供血不足的胸痹之候。

3.曲泽配承浆、少商：有育阴生津，增液清肺之作用。主治阴虚血亏的口干、口渴。

【针法】直刺，或三棱针点刺出血。

六十八、支沟通便有神功

支沟一名飞虎，为手少阳三焦经穴。其作用为疏通三焦气机，助三焦气化，利三焦之水道。《素问·灵兰秘典论》说："三焦者决渎之官，水道出焉。"便秘即大便秘结不通，排便时间延长，或有便意而排出困难，这都叫便秘。至于形成便秘的原因，前人在临床实践中有着丰富的经验，认为便秘一症有着多种不同性质和类型。例如张洁古说："脏腑之秘，不可一概论治，有虚秘、实秘、气秘、风秘、冷秘、热秘，老人与产后及发汗、利小便过多，气血未复，以致便难等症。"

以后张景岳又对本症根据疾病的性质，作了简要的归纳。他把"阳结"、"阴结"加以概括。"阳结"即实秘、气秘、热秘、风秘，属于气实而秘；"阴结"即冷秘，为气虚而秘。

便秘的通常疗法，虽然均以通下为主，但不可滥用泻下之法，而应当根据不同的病因，使用不同的治法。

【功能】通调腑气，化滞通便，清三焦，理胞宫。

【配伍】

1. 支沟配照海：育阴补肾，通调腑气。主治阴虚津液不足之大便秘结。正如《玉龙歌》所说："大便秘结不能通，照海分明在足中，更把支沟来泻动，方知妙穴有神功。"

2. 支沟配天枢、阳陵泉：能益气通便，扶正祛邪。主治气虚而肠蠕动无力之大便秘结。

3. 支沟配承山：有通肠疗痔，消炎止痛的作用。主治因为肛门病或内外痔而影响排便所形成的便秘、便难者，针之效佳。

4. 支沟配章门：有理气疏肝，化瘀通络之功。主治肝郁气滞所致胁肋痛。

5. 支沟配天枢：可通调三焦，利小便而实大便。主治脾虚腹泻。若属脾肾阳虚者，加刺关元且灸之。

【针法】直刺，将针尖向间使方向刺入。

六十九、外关散风止痛

外关为手少阳三焦经之络穴，别走手厥阴心包，八脉交会穴之一，通于阳维。能调气活血，荣筋壮骨，疏通经络，通利关节，并能疏散表邪，散风止痛。因风性善行而数变，故以治游走风痛，时发时止者为佳。

风分为内风和外风。外关穴所治之风，应当是外风。外风

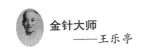
指气候变化急骤，忽冷忽热，以及风毒之邪。当然，有人认为"风"是一切外邪的总称，因为"风为百病之长"，那么作为原因来说，也就是百病之因了。

风性开泄：风性开泄是指风邪引起的病证具有宣泄散发的特点，《伤寒论》太阳病的中风证，也是以汗出恶风为特点，风伤胃肠则为肠风作泻，这些病证也都以开泄为特点。

风为百病之长：风邪引起的病证很多，风邪又容易和别的邪气结合，如风寒、风热、风火、风湿等；在许多疾病中容易化为风邪，如肝阳化风、痰湿化风；还有不少邪气容易生风，如液涸动风、热极生风、血瘀生风。因风是很多疾病的原因，在六淫中，风邪的致病范围很广，不仅四季皆可生风病，而且人体任何脏腑也可以生风病；不仅急性病、外感病、热性病、瘟疫病中有风病，而且慢性病、内伤病、虚寒病、杂病都可以有风病。故风为百病之长。

风所谓"善行而数变"：善行指的是疼痛、麻木、痛痒有游走窜行的特点。数变指发病来骤去急，或病情变化迅速，或能引起多种病症。

【功能】散风解表，清热消炎，通经活络。

【配伍】

1. 外关配风市：此为上下相配，能散周身之风，通周身之经，为治疗风病的重要配穴。主治肘臂屈伸不利、五指尽痛不能握、下肢窜痛，每逢气候变化则症状加重，凡属行痹者此二穴均可应用。

2. 外关配大椎：三焦经之络穴配督脉，有清热散风、通阳理气之效，其作用甚佳，可以在散风通络的配方中称雄。主治外感表邪诸症。

3. 外关配耳门、听宫、听会：有清上焦，平肝胆之功效。主治耳鸣、重听、耳聋等不同程度的感音神经性耳聋。

4. 外关配极泉、曲池、中渚：有通经活络，散风活血之功效。主治上肢麻木、肘臂胀痛，以及臂丛神经损伤，均能取得良效。

5. 外关配风府、四神聪、曲泽：有祛风通络，养血息风之功效。主治上肢手颤。

【针法】直刺，将针尖向内关方向刺之。

七十、通里穴有归脾丸之效

通里为手少阴心经之络穴，别走入手太阳小肠经，还别走足阳明之大络虚里。心主血脉，心藏神。其作用明神益智、清脑宁神。

心脾两虚者，主要由思虑过度，劳伤心脾，气血不足所致。心藏神而主血，脾主思而统血。心血亏耗，心神失养，故见心悸怔忡、夜卧不安；脾气亏虚，故体倦食少、盗汗虚热；脾虚不能统血，故血从脉络溢出，而见失血，或大便出血，或经血量多。通里的作用既能补心安神，又能健脾调中，故有人参归脾丸之效，兼治心脾两脏。

【功能】清心安神，健脾调中。

【配伍】

1. 通里配内关、心俞：有通阳宣痹，理气活血之功效。主治心绞痛，能改善心脏供血；且能调整心律，治疗心悸、心慌等症。

2. 通里配三阴交：有补心健脾，益气调中之用。主治失眠、多梦、倦怠、纳呆等症，犹如归脾丸之功效。

3. 通里配列缺：善于宣通气机，疏调经络。主治中风不语、神志呆痴，或脑炎后遗症见神志失聪、小儿脑发育不全、五软、五迟等症。通里配囟会（督脉，上星后 1 寸），因心经通于囟会，故能益智聪慧、明神清脑；通里配囟会；再刺十宣放血，善治小儿惊痫、嗜睡之候。总之，治疗心经诸症，通里穴不可缺失。

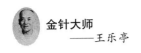
【针法】立刺，又称直刺。

【编者按】文中所讲通里（心）穴有归脾丸之功效，兹简要介绍归脾汤的方剂。

归脾汤（《济生方》）

组成：

潞党参 12g　　炒白术 9g　　云茯苓 10g　　生黄芪 12g

龙眼肉 10g　　酸枣仁 10g　　青木香 6g　　全当归 10g

远志肉 10g　　炙甘草 5g　　鲜生姜 6g　　大红枣 3 枚

功用：益气补血，健脾养心。

主治：心脾两虚证：心悸怔忡、健忘失眠、盗汗虚热、食少体倦、面色萎黄、舌质淡、苔薄白、脉细缓。或脾不统血之便血、妇女崩漏、月经提前、量多色淡，或经血淋漓不止，或带下等症。

歌诀：

　　　　归脾汤用术参芪，归草茯神远志随，
　　　　酸枣木香龙眼肉，煎加姜枣益心脾，
　　　　怔忡健忘俱可祛，肠风崩漏总能医。

七十一、鱼际配太溪有清燥救肺之效

鱼际为手太阴肺经荥穴，既能清宣上焦，疏调肺气；又能清泻肺火，肃肺宁金。

肺阴虚的主要病症是：干咳短气，痰少而稠，或咳痰带血，口咽干燥，声音嘶哑，形体消瘦，甚则午后潮热，五心烦热，盗汗颧红。舌红少津，脉细数。肺阴虚则火旺，火旺则发热，故潮热盗汗、五心烦热。发热则伤津液，故口咽干燥。热则煎熬津液，炼而成痰，故痰少而稠，或无痰而干咳。火旺则灼肺络，故痰中带血。阴虚则脉细，发热则脉数。

鱼际穴有养阴清热之功，所以具备清燥救肺之效。

【功能】养阴清热，润肺止咳，利咽止痛。

【配伍】

1. 鱼际配太溪：太溪为足少阴肾经输穴，亦为原穴，其功能补水中之土。鱼际、太溪相配，母子同伍，金水相生，使之水火交济，阴阳协调，滋阴液以润金，清肺火以祛外邪，实乃清燥救肺之法。主治肺肾不足，燥热恋肺所致之干咳、痰少、咽干、口燥等症，以及阴虚肺热、潮热盗汗、咳血、痰中带血等症。

2. 鱼际配液门：有养阴清热，利咽润肺之功用。主治阴虚生内热所致之咽痛。

3. 鱼际配风池、廉泉、合谷：有润肺利咽，清热养阴之效。主治寒邪包热所致"金实不鸣"的音哑、失音之症。

4. 鱼际配手三里、大陵：有疏通经络，调气活血之能。主治手指掌麻木、大鱼际肌肉萎缩、拇指活动无力等症。

【针法】立刺，又称直刺。

【编者按】文中介绍鱼际（肺）穴，有清燥救肺之效。兹将方剂清燥救肺汤作简要介绍，供参考。

清燥救肺汤（《医门法律》）

组成：

霜桑叶 10g　　潞党参 15g　　黑芝麻 10g　　阿胶珠 15g

麦门冬 20g　　苦杏仁 10g　　炙杷叶 15g　　生石膏 30g

生甘草 10g

功用：清燥救肺。

主治：温燥伤肺，邪入气分证：头痛身热，干咳无痰，气逆而喘，咽喉干燥，鼻燥，胸满胁痛，心烦口渴，舌干少苔。

歌诀：

清燥救肺参草杷，石膏胶杏麦芝麻，

经霜收下干桑叶，解郁滋干效可夸。

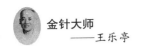
七十二、劳宫兼治鹅掌风

劳宫又名掌中，为手厥阴心包络经穴。性清善降，既能泻心火、平肝逆、清胸膈之热、舒气化痰，又能醒神开窍、疏通筋脉，故为回阳九针穴之一。诸凡暴亡诸阳欲脱者，回之速效。关于劳宫穴，曾自编一刺劳宫歌诀：痰火心胸刺劳宫，小儿口疮针便轻，兼治鹅掌风症好，先补后泻效分明。

鹅掌风，即是手癣，是由于霉菌感染手部而引起的皮肤病。该病名出自《外科正宗》。多因风湿凝聚，气血失养，或外感湿热邪毒蕴积皮肤而发病。或由接触公用拖鞋、浴盆等交叉感染，以及患者本人的脚气感染手掌而患手足癣。该病初起掌心及手指皮下生小水疱，瘙痒，继而疱破、迭起白皮、脱屑，日久皮肤粗糙变厚，甚则皲裂疼痛。入冬加重，自掌心可延及遍手；进一步发展可引起指甲变厚，色灰黑而脆，病程缠绵。手癣亦包括手部慢性湿疹，掌跖角化症等。劳宫配外关针之有效。

【功能】凉血清心，化湿解毒，养阴安神。

【配伍】

1. 劳宫配足三里：可以清降心胃实火，平顺逆气，开痞化痰。主治胃火上炎、心下痞闷、呕吐干哕、口舌生疮、大便干燥等症。

2. 劳宫配涌泉：能宁心安神，醒神开窍，清热息风。主治神昏、头眩、高热惊风或突然昏仆、中风不语等症。两穴相配犹如牛黄清心丸之功效。

3. 劳宫配大陵：有清心火，除烦热之功效。主治心前区憋闷发堵、嬉笑不止、心烦郁闷之症。

4. 劳宫配内关、大陵：有育阴清热，增液祛火之功用。主治口干、口渴、口苦、嗜凉饮之胃阴不足的各种临床表现。

5.劳宫配外关：有清热化湿，润肤和营之功效。主治鹅掌风。

【针法】立刺、浅刺。

七十三、环跳配足三里有"补阳还五"之意

环跳为足少阳胆经穴，且为胆经与膀胱经之会穴。膀胱与肾相表里，故能益肾气而固胞宫。肝与胆相表里，肝喜条达，胆欲疏通，且因太阳主表，少阳主枢，故有疏通宣散、调理气血、祛风胜湿、通阳助阴之效。

【功能】疏通经络，强腰益肾，祛风散寒。

【配伍】

1.环跳配阳陵泉：能宣通经络，调理气血，祛风胜湿，舒筋利节。主治中风偏瘫、下肢麻木不仁、筋挛拘急、腰腿疼痛、肢体痿废等症的常用配方。

2.环跳配委中：能疏导胆经、膀胱经的经气，且有疏风利湿之效。主治下肢麻木、腰腿疼痛、肢体瘫痪之症。

3.环跳配足三里：善于健脾益气、散寒通络，取其先天、后天互济之意。足三里益气补中、扶正而通络，环跳疏风散寒、通经活络，两者相伍，颇有王清任补阳还五汤之寓意。"气为血之帅、血为气之母"，气血充足则能达到通经活络之效。

4.环跳配绝骨：可以通经活络，舒筋利节。主治下肢痿痹、麻木不仁、肢体瘫痪、下肢寒冷等症。

5.环跳配风市、阴市：有强腰益肾，散寒通络之功。主治腿股酸痛无力之候。

6.环跳配委中、昆仑：能疏通经络，理气活血。主治坐骨神经痛，可取佳效。

【针法】俯刺，将针尖深刺入穴内。

【编者按】文中介绍环跳（胆）穴，若配伍足三里（胃）则

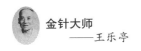
有补阳还五之意，兹将补阳还五汤做一简要介绍，仅供参考。

补阳还五汤（《医林改错》）

组成：

生黄芪 60g　　全当归 10g　　赤芍药 10g　　广地龙 15g

酒川芎 10g　　净桃仁 10g　　南红花 10g

功用：补气，活血，通络。

主治：脉络瘀阻证：半身不遂，口眼㖞斜，语言塞涩，口角流涎，下肢痿废，小便频数，或遗尿不禁，苔白，脉缓。

禁忌：肝风内动，痰阻血瘀，阴虚内热者均忌用。

歌诀：

　　补阳还五赤芍芎，归尾通经佐地龙，

　　四两黄芪为主药，血中瘀滞用桃红。

七十四、垂手取风市

风市又名垂手，因其穴在两手下垂中指尽端的两腿外侧是取穴部位而得名。风市为足少阳胆经穴，专责下肢或全身之风邪为患。

六淫之中，风寒暑湿燥火叫六气，六气之太过就叫六淫。六淫既是疾病的原因，又是这些原因所引起的一系列病症，同时凡是突然发作的痉挛强直病症都属于风。

六淫有内风、外风；内寒、外寒；内燥、外燥；内湿、外湿；内火、外火之分。六淫中的火也包括热。《内经》中的六淫主要指外因而言。

《素问·阴阳应象大论》说："风胜则动，热胜则肿，燥胜则干，寒胜则浮，湿胜则濡泻。"风市（胆）穴，善于医治"风胜则动"及外风所致的一切症候。

【功能】散风寒，清风热，祛风湿，强筋骨。

【配伍】

1.风市配血海：有养血祛风，疏通经络之效。主治血虚受风诸症。例如下肢酸痛、产后下肢疼痛，以及股外侧皮神经炎的麻木不仁、针刺感、烧灼感等症。再者，前者偏于气分，后者偏于血分，两者相配能搜索深入血分之风湿，故善于治疗结节性红斑、硬结性红斑、丹毒等偏于湿盛者之常用配方。

2.风市配三阴交：能强化利湿，燥湿，祛湿之功。主治湿疹、湿疡、神经性皮炎。

3.风市配曲池：有强化散风，祛风通络之功。又可祛风湿，散风毒。主治风湿侵袭肌表而风偏胜者。例如荨麻疹、风疹、皮肤瘙痒等症。

总之，风市、血海偏于走血分；风市配三阴交偏于走阴分；风市配曲池偏于走气分。

4.风市配环跳、阴陵泉、公孙：有化湿清热，解毒消炎之作用。主治脚气感染、湿热下注的脚肿。

【针法】立刺，又称直刺。

七十五、血海为治血病之要穴

血海为足太阴脾经穴，为血之会。脾能统血，脾之精气发于此，乃血之海也，故名血海。其功能为养血活血、理气祛瘀、理血调经，为治疗血病之要穴。主治崩漏带下、月经不调等症。又能祛湿止痒、活血消肿。

何谓"脾统血"？脾的生化血气和脾气对血脉的裹束、收摄而能使血按照一定的方向、轨道向前流动的作用叫脾统血，《难经》说："脾裹血"。脾统血在生理上的意义有两点：①生化血气，使血液不断得到补充。②助心气使血液正常流行而不外溢。

血海是脾统血的代表性腧穴。

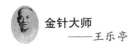

【功能】健脾统血，清热调经。

【配伍】

1. 血海配足三里：有疏通气血，祛湿消肿之功。主治脾湿蕴热、腿膝肿痛、皮肤瘙痒、湿疡、肿疡等症。

2. 血海配气海、照海："三海"相配具有疏调气血，益肾健脾之效。主治血虚肝旺、面白肢倦、脾肾不足而血压偏高者效果亦佳。

3. 血海配曲池、风市：有疏风清热，祛湿止痒之作用。荨麻疹、风疹针之有效。

4. 血海配梁丘、犊鼻、膝眼：有疏风通络，通痹活血之功。主治膝关节痛。

5. 血海配中脘、气海、足三里：有益气养血，健脾调中之效。主治气短、贫血、气血两虚的病症。

6. 血海配三阴交：为同经二穴，相距不远，养血和血，补脾阴之不足，滋肝肾之阴亏。凡阴精虚亏、气血劳伤、中气不足，从阴求阳之用，以期阴平阳秘，气血冲和。

7. 血海配太冲：滋阴平肝，疏肝解郁，调和肝脾。主治阴虚肝旺、气滞经闭、痛经、血逆肝阳上亢等症。

【针法】立刺，又称直刺。

七十六、犊鼻、鹤顶新定位

犊鼻为足阳明胃经穴，原来位于髌骨前外侧凹陷处，又名外膝眼，功能为祛风散寒、利湿通经。膝眼是指内膝眼，又称内犊鼻，为经外奇穴，善于搜膝关节之风邪。内外犊鼻（内外膝眼）同时应用则主治风寒湿之邪痹阻膝髌而作痛。

经过多年临床实践，发现针刺髌骨下缘，正对髌韧带处正中取穴，其疗效甚佳。此处外观之形象状如牛鼻梁，顾名思义称之

"新犊鼻"。

鹤顶为经外奇穴，其位置在髌骨之上缘的中央凹陷处，是临床常用穴。鹤膝风或膝关节痛、创伤性滑膜炎均可应用。鹤膝风始见于《证治准绳》，亦称膝游风、膝眼风、膝疡等。因病后膝关节肿大，形如鹤膝，故而得名。多由三阳亏损，风邪外袭，阴寒凝滞而成。病初多见形寒发热，膝部微肿，步履不便，疼痛；继之局部红肿焮热或色白漫肿；日久关节腔内积液肿大，股胫变细，溃破后，脓出如浆或流黏性黄液，愈合缓慢。初期身热肿痛者，宜清热化瘀、消肿化湿；久则局部色白肿痛，宜温阳散湿、扶正祛邪。

【功能】祛寒化湿，疏利关节，活血通络。

【配伍】

1. 犊鼻配膝眼、阳陵泉：有散风通经，利节疏筋，祛湿活络之效。主治风寒湿邪痹阻膝髌而作痛者。

2. 犊鼻配鹤顶、足三里：有疏通气血，祛寒通络之能。主治鹤膝风，以及一切痹证，皆能有效。

3. 犊鼻配内外膝眼、鹤顶：由此四穴组成的配方为基本架构，治疗妇女更年期之后所发生的膝关节疼痛疗效甚佳。在治疗时适当再选配附近的穴位则更好，如梁丘、血海、阳陵泉、阴陵泉、委中、足三里等都可以作为配穴而选择。如足三里是足阳明胃经的合穴，该经多气多血，而足三里又为气血汇合之处，所谓"治痹先宣通气血，气血流行则痹阻可通，风湿之邪足以驱散"之理。

【针法】斜刺，将针尖刺入骨缝间。

七十七、阳陵泉配足三里有"承气"之功

阳陵泉为胆经之合穴，筋之会也。马丹阳《十二穴主治杂病》记载该穴能主治膝肿麻木、冷痹偏风、足肢痿废等症，并有

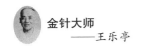
"针入六分止，神功妙不同"之赞。其所以有神妙之功，乃因其为筋之会，胆之合穴故也。

【功能】疏肝清胆，泄热通便，舒筋活络。

【配伍】

1. 阳陵泉配绝骨：有养髓益精，充筋壮骨之功。主治一切筋骨之病。例如小腿麻木、腿膝酸软无力、腓神经损伤等症。

2. 阳陵泉配太冲：偏于清泄肝胆，疏通肝气。主治肝气郁结、肝气上冲之候。

3. 阳陵泉配血海：可疏气养血，活血调经。主治妇女月经不调、痛经等属于气血两虚或气滞血瘀者。

4. 阳陵泉配风市：善于祛风胜湿，疏通经络。主治丹毒、湿疹、硬结性红斑（俗称"腓腨发"，民间称作"驴眼疮"）。

5. 阳陵泉配阴市：两者相伍有祛风胜湿，疏通经络之效。主治风痹肢麻，经络不通所致的下肢酸软无力。

6. 阳陵泉配足三里：是由阳陵泉斜向内下方深刺足三里，从木以疏土，降气通便，实有承气（调胃承气汤）之功，而无承气之峻，泻实折痰通便，效应迅捷。主治癫狂痫及便秘等症。

【针法】治经络病则横刺，将针尖向阴陵泉刺之；治脏腑病则斜刺，将针尖向足三里刺之。

【编者按】文中提到阳陵泉（胆）配伍足三里（胃）有承气之功。现将三承气之一的调胃承气汤作一简要介绍，仅供参考。

调胃承气汤（《伤寒论》）

组成：

生大黄 12g　　生甘草 6g　　芒硝 15g（同煎）

功能：缓下热结。

主治：身热汗出，心烦或胃气不和谵语者。

本方所治阳明病，比大、小承气汤证为轻。仅系发热、自汗出、心烦或谵语等，乃因阳明胃腑实热致使胃气不和。在治法上，峻攻、轻下皆非所宜，只需缓下调和胃气，即可达到愈病之目的。

歌诀：

> 调胃承气硝黄草，甘缓缓和将胃保，
>
> 不用朴实伤上焦，中焦燥实服之好。

七十八、悬钟（绝骨）髓之会

悬钟又名绝骨，为足少阳胆经之大络，《难经》说："髓会绝骨"。故有益精气、养精血、荣筋脉、壮脊骨，并善健脑益智，强身健步。是临床常用穴之一。

【功能】清髓热，泄胆火，祛风湿，通经络。

【配伍】

1.悬钟配曲池：有祛风散寒，活血通络之功效。主治风邪外袭而致头痛、项强、落枕等症。

2.悬钟配肩井：主要有散风通络，活血舒筋之作用。主治肩臂风痹、疼痛、麻木、不能高举、不能后背等症。

3.悬钟配三阴交：有养血荣筋，活血通脉之功效。主治血虚受风、肌肉麻木不仁、关节涩滞不利等症。

4.悬钟配风池、足临泣：有清热散风，利胆通络之作用。主治偏头痛、血管神经性头痛、耳鸣耳聋，以及眼干涩赤痛等症。

【针法】直刺，将针尖向三阴交方向刺之。

七十九、滋阴助阳"三阴交"

三阴交为肝、脾、肾三经之交会，补脾之中兼顾肝肾。肝

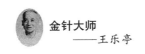
藏血，脾统血，肾藏精，精血又能互化，故能培补精血，益阴固阳。又因肾有阴阳，寓真火于其中，补肾助命火，温煦脾阳，脾肾阳气充沛则生机旺盛，周身得以煦暖则阴霾之气顿消，故能补中益气，温中散寒。三阴交气血双调，阴阳两补，肝、脾、肾兼顾，实乃补益之要穴。滋阴生精之中不失温煦之气，益气升阳之中不失濡润之血。

肾有阴阳，临床多见肾阴虚、肾阳虚，但两者在病证方面有何差异？

肾阴为全身阴液之根，五脏之阴得肾阴才能济，因此，肾阴虚就会导致五脏六腑之阴皆虚。肾阴又有制约心火和制约肝阳的作用，故肾阴虚则心火亢而心肾不交。肾阴虚的主要表现：眩晕耳鸣，健忘少寐，腰膝酸软，形体消瘦，咽干舌燥，五心烦热，或午后潮热，盗汗颧红，入夜为甚；男子梦遗，女子经少，舌红苔少而干，脉细数。

肾主水和温煦激发脏腑的作用衰败叫做肾阳虚。肾阳为诸阳之本，五脏之阳气非此不能发。肾阳温煦五脏六腑，故肾阳虚则为寒证，面色青白，形寒肢冷；腰为肾之府，肾阳虚则腰酸肢冷；肾阳虚为肾气虚之甚，故生育功能衰退、宫寒不孕、阳痿。肾虚则寒或肾虚水泛，畏寒肢冷，尿少身肿，腰以下肿甚，按之没指，腹胀满；或见心悸气短，喘咳痰鸣，舌淡胖嫩，有齿痕，苔白滑，脉沉弦。

【功能】补肾健脾，交通心肾，调和气血。

【配伍】

1. 三阴交配神门：能交通心肾，镇静安神。主治失眠多梦。

2. 三阴交配阴陵泉：益肾助气，健脾化湿。主治水气不化、小便不通或尿闭等症。

3. 三阴交配阳陵泉：善于滋阴平肝，疏气和血。主治气血不足、阴虚肝旺及风湿痹痛等症。

4.三阴交配足三里:健脾温中,益气养血。主治脾胃虚寒、气血不足、食少纳差、经期腹胀、腹痛、关节痹痛等症。

5.三阴交配中极:能行气调经,活血化瘀。主治气滞血瘀、少腹癥瘕等症。

6.三阴交配百会、关元:有补肾缩泉之功。主治夜尿多、遗尿、缩阳及尿后余滴不净等症。

7.三阴交配气海、维胞:有益气补中,强肾升提之能。主治子宫脱垂、阴道壁脱垂等症。

8.三阴交配内关:有解郁疏肝,健脾润燥之效。主治妇人脏躁型的抑郁证。

【针法】横刺,将针尖刺向绝骨方向。

八十、复溜配合谷,止汗发汗功效两全

复溜为足少阴肾经穴。能温肾中之阳,升膀胱之气,使卫外藩篱得固,则营虚自汗能止。是腧穴中止汗效果比较突出者。

汗有自汗、盗汗之分。睡则汗出,醒时即收,叫做盗汗;不分睡与醒,不因劳动,自然汗出的,叫自汗。此外,又有头汗、心汗、手足汗和半身汗等名称。

汗为心之液,而肾主五液,故汗出多由心肾两虚所致。如阳虚不能卫外而固密,就能发生自汗;阴虚不能益营而敛藏,就会形成盗汗。所以,古人有自汗属阳虚,盗汗属阴虚的说法。

自汗:阳虚则腠理不密,卫气空疏,津液发泄,故表虚自汗。

盗汗:阴气空虚,睡时卫气乘虚陷入,血气无以固其表,故腠理开而汗出;醒则行阳之气复归于表,其汗乃止。

头汗:头为诸阳之首,六阳皆上循于头;若邪搏诸阳,津液上凑,遍体无汗,只头面有汗,谓之头汗。

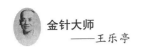
心汗：自汗津津，只在心前区一片。此由忧思惊恐，心不摄血，津液外泄所致。

手足汗：脾主四肢，手足为诸阳之本；湿邪熏蒸，脾阳被遏，运转失司，津液旁达，故手足汗出。

半身汗：汗出不及遍身，或上或下，或左或右，这是气血不充，内夹水饮，阴阳不相融洽所致。见此证者，往往为偏枯之兆。

【功能】滋肾强腰，敛阴止汗。

【配伍】

1. 复溜配合谷：合谷为手阳明大肠经原穴，复溜为肾经经穴。二者相配，止汗、发汗两全。合谷能升能散，又能清热，因为热清于内，无以熏蒸，故有汗能收；复溜属肾，能敛阴固表故自汗能止。两者相伍，获止汗敛汗之功效。从另一角度说，合谷升散宣窍，开泄表实，则无汗能发，使之热随汗解。盖发汗、止汗乃卫外祛邪之发表的现象，实质在于二者相配，其功能有宣达清解之作用。

2. 复溜配内关：善于滋肾敛阴，理气疏肝。主治气虚、卫阳不固的自汗出。

3. 复溜配劳宫：肾经的经穴与手厥阴心包经的荥穴，两穴相配，共奏滋阴补肾、清心凉营的作用。主治心中烦闷、急躁善怒、虚烦不眠、嗜卧且睡不实、易惊醒等症。

【针法】立刺，又称直刺。

八十一、内庭清胃热

内庭为足阳明胃经所溜为荥，泻之则疏泄阳明经气，能清胃泻热、理气止痛。内庭又为荥水，故能润泽沃土、滋养胃阴。

胃热是建立在胃阴虚的基础之上，所以要分析什么是胃阴虚，什么是胃热、胃火。

胃阴虚：胃中消化腐熟水谷的阴液不足叫胃阴虚。胃阴虚的主要病症是：口舌干燥，饥不欲食，或干呕呃逆，脘痞不畅，大便干结，小便短少，舌光红少津，脉细数。

胃阴不足则津不上润，故口干舌燥；胃阴腐熟水谷，胃阴虚则胃中干燥，谷食难以消化，故脘痞胀闷、干呕呃逆；胃病则不纳，脾无病则饥，故饥而不欲食；胃阴虚，则胃火盛，胃火盛则伤津，故大便干结、小便短赤；胃火上炎，则舌红苔光。

胃热、胃实火：胃经热与实火，两者是同一性质的两个不同阶段。其主要病症是：心烦口渴，牙龈红肿或疼痛，口渴喜冷饮，面赤气粗，便秘尿赤，舌干口臭，舌红苔黄，脉弦滑而数。

【功能】清胃肠，化湿热，通腑气，活经络。

【配伍】

1.内庭配下关：此为同阳明经穴，上下相配，病在上取其下。能清热调胃，理气止痛。主治颌面关节病、胃火牙痛、颜面痤疮等症。

2.内庭配合谷：能清胃热，利咽喉。主治咽喉肿痛、急慢性扁桃体炎等症。

3.内庭配中脘：能和胃清热，降逆调中。主治胃热而致脘痛、口苦嗜冷、恶心欲吐等症。

4.内庭配迎香、合谷：可清肺胃，化湿浊。主治黄涕腥臭、鼻炎鼻衄、口鼻干热等症。

5.内庭配陷谷：疏通经络，活血行瘀。取补其荥（内庭）、泻其输（陷谷）的手法。主治足趾伸屈不利，以及足疼痛、脚麻木，是治疗各种瘫痪病的常用配穴。

【针法】直刺。

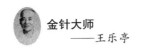
八十二、平肝息风取太冲

太冲为足厥阴肝经输穴，亦为原穴。肝经为多血之经，故能养血凉血，和肝敛阴。泻太冲既能平肝降逆，清热泻火；又能开关宣窍，平肝息风，是临床最常用穴之一。

平肝息风主要是指由于肝阴虚、肝血不足而使肝热或肝火发生，导致肝风内动，所以才用平肝与息风的方法治疗。

什么是肝阴虚？滋养肝阴和制约肝阳的阴气不足叫做肝阴虚。其症状有：面赤易怒，眩晕，筋肉拘急，口干，目涩，雀目，舌质红瘦，脉弦细数。

什么是肝血虚？濡养肝、筋、目窍的荣血不足，叫做肝血虚。肝血虚的主要症状有：爪甲无华，视力减弱，筋肉拘急，舌质淡白，脉细数。

肝风内动的主要病症，是由于壮热、液涸、血虚，或肝阳化风而导致的手足蠕动、角弓反张、痉挛抽搐等病症，叫肝风内动。肝风内动的主要病症是痉挛抽搐。通过多年的临床实践，认为太冲（肝）穴是治疗肝风内动的首选。

【功能】滋阴潜阳，平肝息风，清热明目。

【配伍】

1. 太冲配涌泉：使用透刺法可醒神开窍，力挽危急。主治眩晕、头痛、头胀、耳鸣、高血压、中风先兆，以及目赤红肿等症。

2. 太冲配三阴交：有疏肝解郁，滋补肝肾之效。通中有补，补中有泻，两穴相辅相成。主治阴虚阳亢见头晕、耳鸣、烦躁、惊恐、口苦咽干、月经过多、崩漏等症。

3. 太冲配少府、照海、曲泉：有调补肝肾之功，且有升提之效。主治子宫脱垂。

4. 太冲配太白：有调理肝脾，舒筋通络之功效。主治腹胀满、腰脊痛，两者前后互为牵扯胀痛。运用得当则针之立效。

【针法】斜刺，将针尖刺向涌泉方向。

八十三、涌泉配劳宫有牛黄清心之功效

涌泉为足少阴肾经之井穴。阴经之井穴属木，木为肝经所属，肝主筋，滋肾水可以柔肝木，故涌泉能缓急解痉，又能滋阴降火、醒神开窍。劳宫属心包络穴，性清善降，能清痰舒气、化滞降逆，开七情之郁结，并能清胸膈积热、导热下行。

涌泉与劳宫相配，水火交融，心肾相交，故能宁心安神、醒神开窍、清热息风。主治神昏、头晕、目眩、高烧、惊风或突然昏仆、中风不语等。因此，临证应用涌泉配劳宫，犹如牛黄清心丸之功效。

【功能】滋肾清热，除烦宁神，开窍救逆。

【配伍】

1. 涌泉配人中：有清热，镇惊，息风之效。主治小儿急惊风、慢惊风、四肢抽搐之病症。

2. 涌泉配然谷：有清热利咽，消炎止痛之作用。主治咽中痛、喉痛哽噎之症。

3. 涌泉配人中、合谷、太冲：有醒神清热，宣闭开窍之效。主治癫病发作昏厥、不省人事，或胡言乱语、神经官能症等，针之有良效。

4. 涌泉配膻中、关元、丰隆：有补肺益肾，止咳平喘之功。主治虚性咳喘、气短胸憋之症。

【针法】立刺，又称直刺。

【编者按】文中介绍涌泉（肾）配劳宫（心包）有牛黄清心丸之效，兹对其做简单说明。

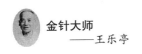

牛黄清心丸（《痘疹世医心法》）

组成：

真牛黄 0.75g　朱砂面 4.5g　川黄连 15g　枯黄芩 9g

炒栀子　　9g　广郁金　6g

炼白蜜为丸，每粒按潮重 3g 蜡壳封固。

功用：清热解毒，开窍安神。

主治：热陷心包证。

1. 温邪内陷，热毒犯心，高热烦躁，神昏谵语，舌红脉数。

2. 小儿惊风，痰涎壅盛，手足搐搦；以及痧疹火郁，烦躁不安者。

3. 中风，痰火闭结，昏眩瘛疭，神昏谵语，舌謇语涩者。

八十四、论刺足三里之浅深

足阳明胃经合穴足三里，是"四总穴"之一，是临床最常用穴。其功能有补益脾胃，和肠化滞，调和气血，疏通经络，扶正培元，祛邪防病。常灸足三里有调理脾胃，增强体质，延年益寿之效果。

足三里治疗病症甚多，可以说对从头至脚的各种疾病皆有治疗功效。例如头痛、高血压、咽痛、咳嗽、虚喘、胸痛、乳痛、胃痛、胃下垂、痢疾、腹痛、下肢痿痹、腿痛、脚气等症。

由于针刺足三里的浅深程度不同，所以其治疗作用亦有差异。曾自编歌赋一首便于记忆。

"五分至于胫，一寸至于腹，寸半至心下，二寸至咽喉，如刺整三寸，巅顶血下行。"

意思是说，若针刺足三里五分深，其治疗作用在胫部；刺一寸时，治疗作用到腹部；刺一寸半，则治疗作用达胃脘；刺二寸，就可以作用于咽喉部；如果深刺三寸，则能平降血逆，用于治疗气血上逆诸症，使巅顶之血逆下行。这些在配穴和治疗作用上都有实践意义。

【针法】立刺，又称直刺。三里膝眼下，三寸两筋间，距离腓骨前缘一立横指。请注意这个"立"字，并非一横指，否则距离就过宽了。

八十五、八仙过海一篙撑

此节介绍在临床治疗当中，其疗效好、收效快的八个腧穴。在一般情况下只取一针即可，或在群穴配伍中，能取重要的作用者。兹选入备忘，由于各穴都有独特之应用，故而称"八仙过海，各显其能"，因只取单穴，所以谓之"一篙撑"。

1. 肩贞（小肠）

【功能】疏风通络，活血散结。

【主治】肩臂疼痛不能抬举、臂丛神经损伤、上肢麻木、末梢神经炎、腋下淋巴结核。

2. 三阳络（三焦）

【功能】清音利咽，宣痹通络。

【主治】咽中如梗之梅核气、暴暗不能言、胸背疼痛、胸闷气短。

3. 后溪（小肠）

【功能】疏风活络，通阳化瘀。

【主治】颈肩痛、背腰痛、面瘫鼻唇沟消失、后背怕冷、急慢性腰脊外伤性疼痛。

4. 中缝（经外奇穴）

【功能】降逆止呕，和胃调中。

【主治】恶心、呕逆、作吐（停食者除外）。

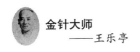
5. 秩边（膀胱）

【功能】补肾强腰，化湿清热，疏通经络。

【主治】阳痿、遗精、前列腺炎、睾丸炎、尿道炎、尿失禁、阴痛、阴痒、痛经、脱肛、下肢丹毒、股外侧皮神经炎、腰腿疼痛、坐骨神经痛、下肢麻木。

6. 蠡沟（肝）

【功能】疏肝理气，清热利湿。

【主治】阴痒、阳强、月经淋漓不断、小儿鞘膜积液、膀胱炎、肾结石、输尿管结石。

7. 丘墟（胆）

【功能】清肝利胆，化湿通经。

【主治】偏头痛、胁肋疼痛、肝胆区痛、脚踝肿痛。

8. 照海（肾）

【功能】调经和营，清利下焦，利咽止痛。

【主治】眉棱骨痛、内眼角痛、三叉神经痛、面肌痉挛、咽喉肿痛、咽干口燥、急性咽喉炎。

（以上诸穴，供临床参考，选择应用。）

八十六、腧穴功能可分八门

对于穴性的理解，古代医书中曾有分门取穴之说，对于某个腧穴的功能、特点叙述简明扼要，便于临床应用。其分类方法，有似中药或方剂的按门归类。历年来参阅多种中医文献书籍颇受启发，并深得其要旨。结合多年的临床实践和心得体会，并拟定分门取穴简要表格，目的是便于记忆和为临床教学提供方便。

所用腧穴共分八门：有气门、血门、虚门、实门、寒门、热门、风门、湿门等。

1. 气门：以调气、利气、行气、理气为主，共计 32 穴。其功能为治疗气病所用。

2. 血门：以理血、调血、活血、破血为主，共计 20 穴。其功能为治疗血病所用。

3. 虚门：以补脏腑气血功能为主，共计 30 穴。

4. 实门：以泻脏腑之实邪为主，共计 36 穴。

5. 寒门：以温中、温阳、散寒为主，共计 24 穴。

6. 热门：以清热、泻火为主，共计 43 穴。

7. 风门：以搜风、祛风为主，共计 28 穴。

8. 湿门：以祛湿、化湿、燥湿、利湿为主，共计 29 穴。

以上八门共有 242 穴，由于在临床应用时，根据患者的体质和病症的差异，所使用的补泻手法不同。虽然在分门时，同为一穴，但是会产生不同的作用，这就是针灸所谓的"双向性"。以下将分八讲，再作进一步探讨。

八十七、腧穴功能分类之一：气门

理气法是气门的主要治疗措施。理气法是疏畅气机，调理气分的治法。适用于治疗气机阻滞或气机逆乱的证候。

人体一切活动，无不依赖于气的推动。人体正气源于中焦，为肺所主，外护于表，内行于里，升降出入，周流全身。一旦运行失常，就会产生各种疾病，概括起来不外气滞、气逆、气虚下陷几种情况。

1. 行气法：行气法适用于胃肠道功能障碍所引起的腹痛、腹胀、呕吐，以及胸痹、胃脘痛等病症。具有调整胃肠功能，解痉止痛，健胃止呕的作用。

2. 降气法：降气法适用于胃肠功能障碍引起的嗳气、呕吐、呃逆症和呼吸系统功能障碍所引起的咳嗽、气喘等症。有止呕、

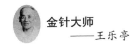
止呃逆、止咳、定喘、镇静等作用。

总之,气门以理气法(调气、理气)为纲,行气法,降气法(利气)为目。共计32穴,其功能为治疗气病所用(表4-9)。

表4-9　　　　　　　气门腧穴功用汇总

穴名	功能	穴名	功能
大椎	调和卫气	天柱	调理诸阳之气
肩井	利胆降逆气	尺泽	调理肺气
缺盆	开胸降气	天突	降肺气、开气机
气户	宽胸利气	陷谷	调理胃气
云门	开胸顺气	巨骨	开肺气、降逆气
中脘	升清降浊、调理胃气	中府	调理肺气
气海	振奋阳气、调和阴气	太冲	降逆气
合谷	升气、降气、行气、宣气	隐白	升阳益气
足三里	升气降气、调理中气	大陵	调心气、降浊气
复溜	护卫气、固肾气	曲池	行血中之气
神门	疏理心气	大包	运行腑气
膻中	升脾气、降胃气	公孙	运脾气、和胃气
京门	护卫气、固肾气	水道	疏通三焦、膀胱之气
通谷	理五脏之气	阳陵泉	行气导滞、降肝胆之逆气
天枢	调理胃肠之气	太渊	通脉气、利肺气、降逆气
肩髃	舒理肺经之气	俞府	开胸气、降冲气

八十八、腧穴功能分类之二：血门

理血法是血门的主要治疗措施。理血法是畅通血液，消散瘀血及止血的一种治法。

血液是营养人体的重要物质，循环于全身，周而复始。假使由于某种原因以致血行不畅，瘀滞内停，或为痛证，或为闭经证皆当祛瘀。瘀血轻者应活血祛瘀，瘀血重者则当攻逐血瘀。基于"气为血之帅，气行则血行"的道理，故活血化瘀时，都应辅以理气法。

"血行脉中"这是正常现象，但有时因病致变，亦能使血溢脉外，发生衄血、咯血、便血、尿血、血崩等各种出血症。

1. 活血祛瘀法：多用于治疗痛经、血管内血栓形成、血管痉挛、心绞痛等疾病。具有对人体各系统器官平滑肌起调整作用，解除肌肉痉挛，改善血液循环与内脏功能。

2. 止血法：适用于吐血、咯血、鼻衄、便血、产后出血、月经过多等疾病。具有增加凝血功能的作用。

总之，血门以理血法（理血、调血）为纲，活血祛瘀法（活血、破血）、止血法为目。共计20穴，其功能为治疗血病所用（表4-10）。

表4-10   **血门腧穴功能用汇总**

穴名	功能	穴名	功能
曲池	调血、行血、活血	隐白	活血止血、调经理血
曲泽	清肺胃、止呕血	血海	调血补血
三阴交	通经行血、养阴补血	交信	调经活血

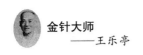
穴名	功能	穴名	功能
委中	清血、凉血、活血	昆仑	降血、下血
曲泉	凉血、清血、养血、活血	涌泉	引血、行血
太冲	通经行血、养血凉血	膈俞	统理诸血
行间	行瘀破血、降血清血	大椎	活血散瘀
上星	行血止血、止口鼻衄血	承浆	宣通气血
间使	行血活血	中极	调经理血、止血
足三里	补血活血、清血理血	气海	益气行血、活血泻血

八十九、腧穴功能分类之三：虚门

补法是虚门的主要治疗措施。补法是一种增强体质，改善机体虚弱状态的方法。适用于治疗虚弱的证候。但是临床应用时，还应辨清证候的性质，分别采用不同的补法。气虚则补气，血虚则补血；阴虚当滋阴，阳虚当助阳。

1. 补气法：补气法是治疗气虚的方法。适用于倦怠无力，呼吸少气，动则气喘，面色㿠白，食欲不振，懒于言语，肠鸣便溏，脉弱或虚大等症。若气虚更甚，中气下陷而致声低气短，动则气往下坠，脱肛或子宫下垂的病症，治宜益气升陷法。

2. 补血法：补血法是治疗血虚证的方法。适用于头昏眼花，耳鸣耳聋，心悸失眠，面色无华，脉细数或细涩等症。

3. 补阴法：补阴法是治疗阴虚证的方法。适用于身体消瘦，口干喉燥，虚烦不寐，便燥溲赤，甚则骨蒸盗汗，呛咳，颧红，舌红苔少，脉细数等症。

4. 补阳法：补阳法是治疗阳虚证的方法。所谓阳虚，主要是指肾阳虚而言。肾阳虚弱见腰膝酸痛，下肢软弱，阳痿早泄，溺后余沥，或小便频数等症。

5. 在应用补法时，必须掌握以下几点：

（1）补气、补血虽各有重点，但不能截然划分。血是水谷之精气，经过气化转变而成，故血的生成与脾胃关系密切。总之，应根据气虚、血虚的具体情况，分清主次，予以补气、补血或气血两补。

（2）由于阴阳互根，"阴生于阳，阳生于阴"，所以补阴或补阳之时，应该将阴阳看成一个整体。补阴、补阳、阴阳两补都应从整体出发，不能强调一面而忽视另一面。

（3）补法尚有峻补、平补之分。对病势急迫，如暴脱之证，宜用峻补，急救危亡；若对一般病势较缓，病程较长的虚弱证，宜用平补。至于平补法，在补益之中，又宜适当配伍健脾和胃、理气活血之法，以体现补正不忘祛邪，填补又兼理气的原则。

总之，虚门以补脏腑气血及阴阳之作用为主，共计30穴，其功能以扶正为重点（表4-11）。

表 4-11 　　　　　　**虚门腧穴功用汇总**

穴名	功能	穴名	功能
气海	补气益阳、固精益肾	关元	固下元、益精血
神阙（灸）	补气血、益肾精	中极	益精、补气血
中脘	补中益气、益胃升阳	曲骨	补真气、益精髓
足三里	健脾益气、调补气血	上巨虚	益气养血
三阴交	补阴和阳、益气养血	解溪	益气养胃

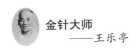
穴名	功能	穴名	功能
阴陵泉	补脾滋阴、养血固精	下巨虚	益气养血
地机	健脾补中、益阴固精	公孙	健脾补中、益气升阳
涌泉	补肾益精、滋阴固肾	隐白	健脾补中、益气升阳
章门	补五脏、益气血	复溜	滋阴补肾、兴阳固精
太溪	益气升阳、滋阴补肾	交信	滋阴补肾
然谷	益肾升阳	照海	养阴益肾
蠡沟	补肝养血	上廉	益胃、健脾
水泉	养阴益肾	神门	养血安神
太渊	养阴、补肺、润肺	大敦	益经气
曲泉	养肝补血	通里	益智固肾

九十、腧穴功能分类之四：实门

清泻实邪法是实门的主要治疗措施。清泻实邪法包括通下法、消法、泻脏腑法。

1.通下法：通下法是指通调腑气，泻下大便，以排除肠内积滞，荡涤实热，攻逐体内积水的方法。主要适用于里实证。由于里实证的不同，因此下法分为寒下、温下、润下、峻下逐水四种。

（1）寒下法：适用于肠中实热便秘之证。

（2）温下法：适用于肠中寒凝积滞之证。

（3）润下法：适用于津枯肠燥，大便艰难，以及年老或产后血虚便秘等证。

（4）峻下逐水法：适用于重证水肿，胸腹积水等症。

2.消法：消法是消导食滞或者消散积滞包块的方法。消法应用比较广泛，凡饮食积滞、气血积聚、癥瘕、痃癖等症，均可使用。

（1）消食导滞法：适用于饮食太过，以致脾胃失运，消化呆滞引起的嗳腐吞酸、痞胀恶食等症。

（2）消癥化积法：适用于气血痰瘀，逐渐结成的癥瘕积滞等症。这类病症，大都为虚中夹实之证，攻之则正不支，补之则邪益盛，故宜采用渐消缓散之法，使之逐渐消散，最为妥当。

3.泻脏腑法：主要用于某一脏腑在某一方面有偏盛之现象，即采用泻的方法调整之。如肝经取行间、太冲；心经取通里、少冲；脾经取商丘、公孙；肺经取尺泽、少商；肾经取然谷、太溪；心包经取曲泽、中冲。

总之，实门以泻脏腑之实邪为主，共计 36 穴（表 4-12）。

表 4-12　　　　实门腧穴功用汇总

穴名	功能	穴名	功能
少冲	泻心	少商	泻肺
神门	泻心	鱼际	泻肺
通里	泻心	列缺	泻肺
然谷	泻肾	尺泽	泻肺
太溪	泻肾	肺俞	泻肺
涌泉	泻肾	行间	泻肝胆

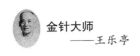
穴名	功能	穴名	功能
中冲	泻心包	太冲	泻肝胆
劳宫	泻心包	中封	泻肝胆
大陵	泻心包	蠡沟	泻肝胆
内关	泻心包	公孙	泻脾
曲泽	泻心包	商丘	泻脾
丰隆	泻胃通腑	期门	泻血结、破血瘀
关冲	泻三焦	委中	（放血）泻膀胱、大肠、小肠经热
外关	泻三焦	曲泽	（放血）泻胸、胃、心、头、身热
支沟	泻三焦	足三里	泻胃降浊
阳陵泉	泻胆通腑	曲池	泻周身经脉及皮肤肌热
上脘	利胸膈、通腑导滞	内关	醒神开闭
天枢	通肠导滞	灵台	泻肺降气

九十一、腧穴功能分类之五：寒门

　　温法是温中祛寒和回阳救逆的方法。适用于治疗里寒证。里寒证的成因，有因外寒直入于里，有因药误治损伤阳气，或因元阳不足，寒从内生。临床根据里寒证情况程度的不同，将温法分为温中祛寒和回阳救逆两种。

　　1.温中祛寒法：适用于治疗脾胃虚寒证。脾胃位处中焦，职司运化。若脾胃虚寒，就会出现肢体倦怠、食欲不振、腹痛吐泻、四肢不温等症。

2.回阳救逆法：适用于治疗阴盛阳衰，阳气将亡之证。当疾病发展到阳气衰微，阴寒内盛，出现四肢逆冷、恶寒蜷卧、呕吐下利，脉沉微等情况时，可用灸法重剂治之。

总之，寒门以温中、温阳、散寒、救逆为主，共计 24 穴（表 4-13）。

表 4-13　　　寒门腧穴功用汇总

穴名	功能	穴名	功能
中脘	温中暖胃、祛内寒	三阴交	温中下焦、暖血寒
气海	温中散寒、暖胃肠	阳陵泉	温经、暖膝寒
关元	温下焦、暖子宫	曲泉	理血寒、暖中焦
大椎	发散表寒	隐白	温脾暖中、壮阳散寒
归来	温下元、暖肝寒	然谷	温下元、助命火
大敦	暖肝寒、温下元	后溪	发散表寒
足三里	温中散寒、暖胃肠	膏肓	温经散寒、祛背寒
肾俞	温肾、暖下焦	涌泉	温肾助阳
章门	温暖脏寒	曲池	温经散寒、祛肘寒
列缺	温肺经之气	公孙	温中暖腹
神阙	（灸）温中暖胃肠、助阳散寒	膻中	暖胸散寒
百会	助阳散头寒	厉兑	温胃暖中焦

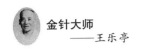
九十二、腧穴功能分类之六：热门

清法是热门的主要治疗措施，是清除热邪的方法。清法的运用范围较广，尤其是治疗温热疾病更为常用。但具体应用时又有清气分热、清营凉血、清脏腑热及清虚热等法的不同，各适用于不同的热性证候。

1.清气分热法：主要用以治疗热在气分的病。如热在气分，热炽津伤，可选用清热、养阴的方法治疗。

2.清营凉血法：主要用于温病热邪深入营血的证候。临床应用时，又有清营透热和凉血散血之分。前者适用于热入营血，后者用于热邪深入血分。

3.清脏腑热法：主要用于热邪过盛表现在某一脏腑的病症。如治心火旺盛者可用少府、神门、通里等腧穴；泻肝火者可取行间、阳陵泉等腧穴。

总之，热门以清热、凉血、泻火为主，共计43穴（表4-14）。

表 4-14 　　　　　　　热门腧穴功用汇总

穴名	功能	穴名	功能
少府	清心热	尺泽	清肺热
神门	清心热、清血热	鱼际	清肺热、利气
通里	清心热	肺俞	清肺热
劳宫	清心膈热、清热理气	百会	清实热
大陵	清心胸热	上星	清气热、清头、目、鼻中热

续表

穴名	功能	穴名	功能
内关	清心包热、解胸中热	攒竹	清头目热
中枢	清胃解热	水道	清三焦、膀胱、肾热
承山	清血热	前谷	清热散表
太阳	（刺血）清头目热、清气热	命门	清五脏及身热
风门	清热祛风、清胸背热	太冲	清血热
曲池	清血分热及头面诸窍热	行间	清泻肝热
合谷	清气分热及头面诸窍热	阳陵泉	清肝胆热
支沟	清三焦热、泄腑热	足三里	清六腑热
悬钟	清三阳及脑髓热	三阴交	清血热、平肝热
大椎	清表热、清骨蒸痨热	上脘	清心胃热
大杼	清骨蒸劳热	上廉	清胃肠热
天枢	清大肠热	解溪	清胃热
丰隆	清胃肠热，清痰热	期门	清血室热
金津玉液	（放血）清心肺胃热	曲泽	（放血）清血、泻心、解暑热
少商	清口鼻、咽喉热	委中	（放血）清血、大肠、膀胱热
然谷	清肾、膀胱热	后溪	清表热

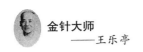

九十三、腧穴功能分类之七：风门

祛风通络法是风门的主要治疗措施。祛风通络法是疏风解表、祛风散邪治疗外风的方法；养血息风是治疗内风的方法。两者既有脏腑病，又有经络病，是临床最常使用的大法之一。

1. 疏风解表法：该法是一种疏散外邪，解除表证的方法。主要适用于外感初起，病邪侵犯肌表所表现出一系列的病症，如恶寒发热、头痛项强、肢体疼痛、无汗或有汗等证候。

2. 祛风散邪法：该法主要针对痹证而论。若营卫空虚，肝肾不足，风寒湿邪乘虚而至，客于经络，筋脉而生痹证。其风胜者为行痹，法当祛风散邪外出。

3. 养血息风法：外风宜祛，内风宜息，二者不能混淆。但在外风引动内风的情况下，祛风与息风这两种对立的治法，又可以同时并用，不能截然划分。养血息风法主要讨论的是由于阴虚肝旺，血虚血不荣筋而出现的四肢抽搐、痉挛等一派内风的证候，也是所谓的肝风内动，旁走四肢。临床多选择曲池、水沟、阳陵泉、三阴交等腧穴调治。

总之，风门以祛风、搜风、息风为主，共计28穴（表4-15）。

表4-15　　　　　　　　风门腧穴功用汇总

穴名	功能	穴名	功能
百会	祛风邪，治头顶风	肩髃	祛周身四肢经络风邪
风府	祛周身风邪，治头风	曲池	祛周身四肢血脉风邪
风池	祛外风，治颈项风	八邪	祛风邪，治手臂风

穴名	功能	穴名	功能
风门	祛风邪，治腰背风、平肝风	水沟	息内风，祛外风，治中风、头面风
秉风	祛风邪，治肩胛风	环跳	祛四肢腰腿经络之风邪
翳风	祛风邪，治面及耳部风邪	阳陵泉	舒筋利节、搜四肢经络风邪
风市	祛风邪，治腰腿风	委中	祛经络风邪，治头项腰背腿膝之风
八风	祛风邪，治腿脚风	足三里	搜周身四肢之风邪、息内风
囟会	祛风寒，治鼻塞头风	三阴交	祛血中风邪及全身四肢之风
大敦	舒筋祛风	阳辅	搜四肢之风邪
颊车	祛口面邪风	行间	祛膝间风
承浆	祛口面邪风	劳宫	祛手掌风
鱼际	清肺祛风邪	少商	祛风息风，治小儿喉风
然谷	息风，治撮口脐风	膝关	祛腿膝风邪

九十四、腧穴功能分类之八：湿门

祛湿法是湿门的主要治疗措施。祛湿法是祛除湿邪的一种治法。湿邪为患，有外湿和内湿之分。外湿多因久居潮湿之处，或淋雨涉水，以致体表感受湿邪所引起。临床常见有寒热起伏，头痛重胀如裹，肢体疼痛沉重，或身面浮肿等症。内湿多因长期嗜酒好茶，或过食生冷，以致中阳不振所致。症见胸痞腹痛，食不

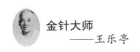
消化，泄痢癃闭，甚则水肿。临床根据湿邪病变部位、症状，以及兼夹因素的不同，将祛湿法又分为疏表祛湿、燥湿化浊、清热除湿、利水渗湿、攻逐水湿等法。

1.疏表祛湿法：主治湿在肤表的病症，如委中、曲池穴。

2.燥湿化浊法：适用于湿滞中焦，胸脘痞闷，食欲不振等症。临床常取中脘、然谷、曲骨、中极等腧穴，均有燥湿化浊之功效。

3.清热除湿法：适用于治疗湿热两盛或湿从热化，以及湿热下注所引起的一些病症，如湿温、黄疸、热淋、血淋等症。临床常取胃俞、足三里、阴陵泉、阴市、脾俞等腧穴都有治疗作用。

4.利水渗湿法：适用于治疗水湿壅盛，小便不利，或水肿，心腹胀满，癃闭等症。临床常选择中极、石门、上廉、下廉等腧穴调治。

总之，湿门以祛湿、化湿、燥湿、利湿为主，共计29穴（表4-16）。

表4-16　　　　　　　　湿门腧穴功用汇总

穴名	功能	穴名	功能
中脘	燥湿化湿、行湿	阴市	祛湿
足三里	祛湿、渗湿、燥湿	复溜	化湿、燥湿
三阴交	化湿、行湿、理湿	昆仑	行湿
胃俞	渗湿、化湿	涌泉	燥湿
上廉	燥湿、祛湿	二间	行湿、利湿
下廉	渗湿、燥湿	中府	利湿、化湿
委中	利湿、解暑湿	太白	化湿、渗湿

穴名	功能	穴名	功能
悬钟	祛湿、利湿	伏兔	利风湿
阳陵泉	行湿	风市	利风湿
内关	利湿	公孙	化湿、利湿
曲池	行湿、清湿、化湿	曲骨	燥湿
太溪	渗湿、利湿	石门	行湿
然谷	燥湿	气海	化湿、利湿
阴陵泉	利湿	中极	利湿、燥湿
脾俞	利湿、化湿		

九十五、"合谷、三阴交"的妊娠禁针说

合谷穴，按照传统说法，对于妊娠妇人，可泻不可补，补即堕胎。三阴交治疗闭经，实证泻之立通，补之经盛则通，也可用于治疗妊娠胎动、横生、产后恶露不行等。可见，补泻手法有异，治疗效应天壤悬殊。

关于堕胎之说，《针灸大成》载有："宋太子出苑，逢妊妇诊女。徐文伯曰，一男一女。太子性急，欲视，文伯泻三阴交、补合谷，胎应针而下，果如文伯之诊。"后世遂以三阴交、合谷为妊妇禁针。

对于此观点临床多有争议，其焦点在于当时徐氏用针乃泻三阴交、补合谷而能堕胎。如果反其道而补三阴交、泻合谷，是否能够安胎？值得考虑。因为三阴交为肝、脾、肾三经之交会，主阴血，当补不当泻；而合谷为大肠经之原，大肠为肺之腑，主气，

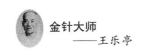
当泻不当补。徐氏之所以泻三阴交、补合谷，源于血衰气旺之故；而补三阴交、泻合谷则是血旺气衰之需。这些都是理论上的分析和推论。

多年来，在临床实践中，严格遵照传统的概念，对于孕妇禁用此二穴相配，以免坏事。然而堕胎之效，因人而异，例如1961年，针灸科一位护士妊娠，欲用针刺堕胎，经过科内数位医生之手，屡用合谷、三阴交，后来附加环跳穴强刺，并出现腹部剧痛、宫缩明显，但是从未见红，胎儿安然无恙，足月产子问世。

九十六、曾经错标"绝骨"穴

绝骨穴又名悬钟，为足少阳胆经之大络。《难经》说："髓会绝骨"，为八会穴之一。

【取穴】足外踝尖上三寸，腓骨前缘。《针灸甲乙经》说："在足外踝上三寸动者脉中，足三阳络，按之阳明脉绝乃取之。"

【解剖位置】肌肉：有腓骨短肌和伸趾长肌分歧部。血管：有胫前动、静脉分支。神经：腓深、浅神经。

【功能】泄胆火，清髓热，通经络，祛风湿。

该穴的正确位置应该是足外踝尖上三寸，腓骨前缘取之。但在六、七十年代有不少的针灸教科书、针灸挂图及针灸模型都将悬钟（绝骨）穴错误地标在腓骨后缘，从而使临床的进修医生和实习的毕业生对带教的老师产生取穴上的疑问，造成一些误会。最后学生拿着课本前来咨询。课本是中医学院的教材、挂图是中医研究院主编。在学术问题上应该实事求是，所以肯定地表态说："课本和挂图都标错了位置，希望同学们还是从腓骨前缘取穴更准确"。话虽讲清楚了，但仍然有的人半信半疑，留有悬念。

【编者按】王乐亭教授不愧是针灸界大家，能在学术方面敢于坚持真理的学风，使我们后学者非常敬佩。大约在上世纪90

年代后期，在世界针联主席王雪苔教授亲自主持下，修正了悬钟（绝骨）等穴的位置错误，正式认定"绝骨"穴的正确取法在足外踝尖上三寸，腓骨前缘是穴。针灸学界能修正错误乃功在千秋，是进步的科学态度。如果王老有知，定能在九泉之下为此而含笑。

九十七、否"平补平泻"说

临证数十年，只使用虚实补泻手法，其他手法一概不用。人是一个统一的整体，应保持相对的阴阳平衡，如果外邪入侵或六气内生，就会引起阴阳失调而为病。所谓虚实者，《素问·通评虚实论》说："邪气盛则实，精气夺则虚。"疾病的发生，不外实证、虚证或虚实夹杂之证，治疗时本着"虚则补之、实则泻之"的原则。对于虚证则用补法，对于实证则用泻法；对于虚实夹杂之证则应补其虚而泻其实。当然不存在"不虚不实"的情况，不虚不实是阴阳平衡的正常状态，就不需要针刺治疗。所以，在手法上根本不存在平补平泻的问题。补就是补，泻就是泻，补泻应当分明。然而在补法之中又要根据病人的情况，施以轻、中、重度刺激量；泻法之中，同样要根据病人的情况，施以相应的轻、中、重刺激量。所谓"不虚不实，以经取之"（平补平泻）之论，往往是术者虚实不明的自圆其说，不可取也。

【编者按】

（1）该文是王乐亭教授的个人观点，仅供参考。

（2）有的教科书上，在介绍"平补平泻"时曾讲：针刺入穴位后，均匀地提插捻转，提插的幅度、捻转的角度应轻重适中，待针下得气后，留针或立即出针。本法多用于虚实不甚显著或虚实兼有的一些病证，如关节酸痛等。也适用于病虽属实，但体质虚弱的患者。

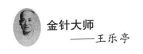
（3）各家学术观点不甚相同，百家争鸣这是好事，具体应当如何确定，可在临床实践中考察，实践是检验真理的唯一标准。

九十八、喂针养针法

从三十年代开业时，即使用金针为患者治病，为保护金针，受《本草纲目》雷火神针药艾条之启发，考虑到中药对人体和针具本身的作用，自己拟定了"喂针药方"，其介绍如下：

【药方】

真麝香	胆矾粉	川石斛	朱砂粉
川郁金	川芎片	北细辛	甘草节
沉香面	檀香木	大生地	云茯苓
炒白术	红人参	鹿茸片	灵磁石
穿山甲	当归尾		

【功用】补气活血，益精解毒，喂针养针，防锈增力。

【制作方法】按上方共研细末，装入黑绒布袋内，并根据容器的大小、长短（竹筒、笔筒或铜制圆筒）缝制分装，使黑绒布药袋略高出容器为度，将所用的金针，按不同的长度，分别垂直插入药袋上，以利针具的保存。

【按语】1953年，参加北京中医学会针灸门诊部工作后，所使用的金针均用酒精浸泡消毒，不再使用"喂针药方"养针法。

九十九、历史上的两位针灸大家

在我国中医发展史上著名的针灸大家，对针灸事业有特殊贡献的医学家，当属魏晋时期的皇甫谧；其次是明朝万历年间的杨继洲。现将两位的情况作一介绍。

1. 皇甫谧著《针灸甲乙经》

皇甫谧（公元214 ~ 282年）魏晋著名针灸学家。字士安，自号玄晏先生。安定朝那（今甘肃灵台县）人。因患风痹而研究医学。根据《素问》《针经》《明堂孔穴针灸治要》等古代医学文献，编成《针灸甲乙经》，对经络理论、穴位位置的统一、名称、取穴法等阐述颇详，是我国现存最早的针灸专书，对我国古代针灸学的发展有相当影响。

《针灸甲乙经》是我国较早的针灸学专著，简称《甲乙经》，12卷（原10卷改编）。皇甫谧撰于公元259年左右（三国时代，魏，甘露四年）。本书是将《素问》《针经》（即《灵枢》古名）和《明堂孔穴针灸治要》三书分类合编而成。主要论述脏腑经络，病因病理，腧穴针灸法及各类疾病的针灸取穴等。对古代针灸疗法进行了系统的归纳与整理。新中国成立后有重印本。

2. 杨继洲著《针灸大成》

杨继洲（公元1522 ~ 1620）明代著名针灸学家，又名济时，浙江三衢（今衢县）人。祖父曾任太医院太医，他承家学，也曾任职太医院。临证经验丰富，博览各家著述，医理甚精，尤长于针灸。又根据过去针灸文献及家传《卫生针灸玄机秘要》，并结合自己实践经验，编著成《针灸大成》，阐述和引用古典医籍，明晰简要，对经穴的考证较详。这本书是集中明朝以前针灸学主要精华之作，有承先启后作用。

《针灸大成》10卷。明·杨继洲撰，靳贤校正。刊于公元1601年（明朝万历二十九年），本书较全面地总结了明代以前针灸学的经验和成就。书中不仅汇辑了各种文献资料，也有作者的学术见解，针灸治法与医案。内容包括针灸理论、歌赋和腧穴图等，是针灸学中流传较广、影响很大的一部著作。并附有陈氏（佚名）《小儿按摩经》1卷。新中国成立后有重印本。

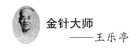

【按语】

当今的针灸事业繁荣昌盛，是历代针灸学家不断努力实践、经验积累的宝贵财富，当然两位针灸大家也做出了巨大贡献。所以希望针界同仁认真阅读《针灸甲乙经》和《针灸大成》，为发扬中医事业做出新的努力。

一百、牢记周总理的教导

1971 年 2 月 6 日（星期六），周恩来总理在北京人民大会堂小礼堂，接见全国中西医结合会议代表。北京中医医院截瘫病医疗组被评为全国 22 个中西医结合先进典型之一。总理接见时，是点名让代表上主席台的，当时北京中医医院没有安排谁上去。总理点到北京中医医院，没有人应答，在紧急情况下，著名老中医赵炳南走上台去。当时总理拉过椅子，请赵老坐下。总理手拿铅笔，一边看着截瘫病医疗组的材料，一边说"要有耐心、韧性、倔强心"。事后大会工作人员陈增潭教授向截瘫病医疗组作了比较详细的情况介绍。

周总理的亲切教导是鼓励，也是鞭策。这九个字的批语是对外伤性截瘫病以针灸为治疗核心的肯定，对截瘫病医疗组多年来的认真、刻苦的工作和积极努力的拼搏精神给予表彰。

从此，截瘫病医疗组全体人员遵照周总理的指示，更加努力工作。所以在脊髓损伤的科研、教学、医疗等领域中，都做出了积极的贡献。并将"治瘫七法"增改为"治瘫十一法"，进一步修改"针药结合"的配伍及规律性认识。并以新的 10 年，完成了"500 例外伤性截瘫的临床系统观察"。其资料完整，取得了可喜的成绩。1980 年 2 月北京市科学技术委员会授予截瘫病医疗组"科技成果二等奖"。

【编者按】截瘫病医疗组是王乐亭老前辈一手培养和发展起

来的，老人家对外伤性截瘫是从 1965 年开始治疗，1969 年在医院的大力支持下发展壮大，医疗组从几个人发展到将近 20 人的编制，其影响由北京到全国，并在国际上也有一定的名声。严格说，外伤性截瘫的治疗方案是以针灸为核心，配合中药、穴位药物注射（其中有部分西药制剂），以及功能锻炼。截瘫组得到总理的批语和获奖之事是王老晚年间最大的欣慰。老人家对此很重视。截瘫组的治疗方案都是他亲自制定，并曾亲自动手为病人做治疗。截瘫组的主要成员都是他的徒弟（组长钮韵铎及于汇川、耿永明等）。所以每逢谈及此事，老人家总是笑逐颜开，并经常教导弟子们，要再努力，更上一层楼。

第五章
医 论 研 究

　　王乐亭教授学验俱丰，对针灸理论问题每有真知灼见，给人以启发，这里选录其医论6篇。

一、论督脉

督脉为奇经八脉之一。督者，都也，以其"都"一身之阳，是手足三阳七脉之会，督脉为"阳脉之海"，具有调节和振奋人体阳气的作用，故能统摄全身的阳气。又因其络肾入脑，故又能维系人身之元气，健脑醒神。本文重点讨论督脉的生理功能、病理变化，并通过督脉十三针的临床治验，来认识督脉的重要作用。督脉十三针是王乐亭教授自拟的一组临床经验配方，它以疏通督脉为法，以循经取穴为特征，以通髓健脑、畅达阳气为特有功效。大量实践证明，督脉十三针是一组具有重要临床价值的有效验方。

组方：百会、风府、大椎、陶道、身柱、神道、至阳、筋缩、脊中、悬枢、命门、腰阳关、长强。

功能：疏通督脉，调和阴阳；补脑益髓，镇惊安神。

主治：①癫病。②脑和脊髓病变或损伤引起的各种瘫痪。③各种惊风所致角弓反张。④脊柱强痛，背腰酸痛。

（一）督脉的功能、主治来源的探讨

《内经》指出："经脉所通，主治所及。"督脉十三针循经取穴，其功能、主治必由督脉的生理功能和病理变化所派生。

1. 督脉的循行

《素问·骨空论》说："督脉者，起于少腹以下骨中央，女子入系廷孔，其孔，溺孔之端也。其络，循阴器，合篡间，绕篡后，别绕臀，至少阴，与巨阳中络者合。少阴上股内后廉，贯脊属肾。与太阳起于目内眦，上额交巅上，入络脑，还出别下项，循肩膊内，侠脊抵腰中，入循膂络肾。其男子循茎下至篡，与女子等。其少腹直上者，贯齐中央，上贯心，入喉，上颐，环唇，

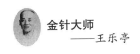

上系两目之下中央。"

《难经》指出："督脉者，起于下极之俞，并于脊里，上至风府，入属于脑，上巅循额至鼻柱。"

综其上述，督脉之循行可以四点概括之：

（1）督脉起于胞中，女子外出溺孔之端，男子外出自宗筋，至会阴向后，循脊柱正中上行，于风府处入脑，上达巅顶，沿头额下至鼻柱。

（2）督脉之络环绕阴器至篡后，于股内后廉少阴之分与巨阳中络者（足太阳中行者）合少阴之脉并行，由下及上，贯脊属肾。

（3）督脉之别络并足太阳（起于目内眦）上头下项，由上及下，夹脊抵腰，复络于肾。

（4）督脉之络叠于任脉，走少腹，上贯心。

2. 督脉的生理

（1）督帅阳脉

督脉循行于腰背正中，上达头巅，为全身阳脉之主干。手足三阳经均与之交会，全身阳经经气皆会于此脉，故督脉为阳脉之海。金代医家张洁古认为督脉"为阳脉之都纲"，总督全身阳气。

阳气者主卫主表，督脉经气盛，则卫阳始旺，腠理致密，外邪得以防御。且督脉之络与足太阳同起于目内眦，两经又在风门交气，故督脉与足太阳能同主一身之表，共为抵御外邪的重要门户。

阳气者为人体功能活动的体现，大抵外邪致病，由皮毛入于络脉，从经脉内传脏腑。邪气阻滞、经气错乱，表里寒热诸症由生。疏通督脉可畅达十二正经之脉气，振奋正经所属脏腑之功能，祛邪外透。

故督脉十三针之效，首以畅达各经阳气，振奋脏腑机能，驱除外邪，固密肌表为要。

（2）统摄真元

肾为水脏而水中有火，为元阴元阳的根本所在，是人体先天之本，性命始生之源，元气之根。左肾属水藏真阴，右肾属火藏真阳，中间为命门——"诸精神之所舍，元气之所系也。"是以命门总乎两肾，两肾皆属于命门，总为水火之府，阴阳之宅，关系着人体生长、发育、生殖，是推动经络循行的根本力量所在。

督脉循行自下而上合少阴贯脊属肾；其别络自上而下并太阳夹脊抵腰，循膂络肾。肾脏及肾腑乃为督脉所络属。"命门者在两肾间各一寸五分，当一身之中是安其宅也。"此命门之位乃督脉经气所发之穴，为督脉主干必经之处。命门亦在督脉所系之中。故肾与命门的功能不仅在于"水火"间的相互既济，更赖于督脉经气的调节和统摄。督脉经气盛，肾精充盈，命火旺盛，全身十二正经经气方能获得和保持原动力。督脉经气维系着肾与命门的功能，统摄人体真元，与人体生长、发育、生殖息息相关。

督脉十三针可疏通督脉之气，其效能益肾强腰，壮骨生髓，敷布命门之火而壮元阳，是其治疗诸多瘫痪之症的原委所在。

（3）督脉通于脑

程杏轩《医述》引《会心录》："夫六腑清阳之气，五脏精华之血，皆会于头，为至清至高之处，故谓之元首，至尊而不可犯也……盖脑为神脏，谓之泥丸宫，而精髓藏焉，人生精气实于下，则髓海满于上，精神内守，病安从来。"中医学认为脑为元神之府，主神明，主运动，与人体精神、意识、思维及运动功能有关。脑为诸阳之首，"十二经脉，三百六十五络，其气血皆上于面而走空窍"。其中，督脉与脑关系最为密切。肾藏精，精生髓。"诸髓者皆属于脑，故上至脑，下至尾骶，皆精髓升降之道路也。"督脉起于尾骶端，通髓贯脊，上额交巅入络脑，其经脉络属两肾，沟通大脑与脊髓，故督脉是精髓生成、转输、上达输布的主要和必经途径也。《内经》讲：督脉者"上贯心"。督脉通

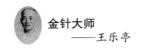
于脑，在一定意义上可代君主而统领神明，其经气的畅行与否，与人体的精神、思维、运动功能颇为相关。临床取督脉十三针以治疗精神系统疾患及髓海发育不良之症，即取其可畅达督脉、通髓达脑，使不少棘手病证临床获愈。

（4）督脉参与精血的生成、气化、调节

任脉统领全身诸阴经之气，为阴脉之海。督与任脉同起于胞中，分行于身之前后，其络互有络道重叠，两脉循环往复维持着人身阴阳脉气的相对平衡。元代医家滑伯仁说："人身之有任督，犹天地之有子午，可以分，可以合，分之以见阴阳之不离，合之以见浑沦之无间，一而二，二而一者也。"督脉统领一身之阳，又络一身之阴，以阴为基，以阳为用。且督摄真元，为阳脉之纲都而主气化，故阴经经气的盈亏，精血的生成、传输、气化，均与督脉经气的盛衰密切相关。临床采用督脉十三针可治疗虚损之疾，即取其"通督补任，益精养血，固肾充髓"之能。

3. 督脉的病理

督脉在人体生理活动中占有重要位置，其病理机制所涉及亦相当广泛。督非正经，无"是动病"、"所生病"之记载，但古人却以虚实为纲，高度概括地提出了督脉之主病——"实则脊强，虚则头重，高摇之"。这说明了督脉病理机制的重要性，及所涉及病证的广泛性。督脉十三针的主治疾病亦由此而产生。

（1）经脉闭阻，角弓反张

督脉主通一身之阳气。若经脉为邪气闭阻，必致诸阳经经气闭遏，化热生风，经气错乱，且阳气闭阻，不达四末，筋脉失养。故惊悸、抽搐，诸病生焉。

《素问·风论》说："风气循风府而上，则为脑风。"脑风为风邪侵袭督脉，由经入脑而致，表现为头痛难忍，项背怯寒，脑户穴冷之症，此由实邪阻于督脉所致。

在临床上，督脉十三针能疏通督脉，可用于中风、痉证、厥证。如脑血管痉挛、脑血栓形成、脑栓塞、脑出血等后遗症，以及小儿惊风、高热抽搐、妇人产后发痉、破伤风等症。

（2）督脉虚损，元气败伤，精血不荣

本型表现为瘫痪之患，以肢体筋脉弛缓、软弱无力、萎废虚损为主症。痿证多由气血津液不足而致，以元气虚衰为本。"元气败伤，则精虚不能灌溉，血虚不能营养。"督脉主督摄真元、调节气血，以通髓达脑，故督脉经气虚衰，或督脉受损，常发为瘫痪。

临床上多发性神经炎、脊髓炎、脑和脊髓损伤、病理性或癔病性瘫痪、大脑发育不全等脑及脊髓病变，多以督脉十三针为首选。

（3）督脉通髓，主脑病

《灵枢·海论》说："髓海有余，则轻劲多力，自过其度；髓海不足，则脑转耳鸣，胫酸眩冒，目无所见，懈怠安卧。"所谓"有余"乃邪实，邪气盛，羁留髓海，则身体狂躁不安，力大倍增，举止狂妄，超过自身平素所能达到的限度，可见于狂证。言其"不足"，乃正虚，精气夺之，则体倦无力、骨酸肢软、目转耳鸣、如痴如呆，可见于癫证及衰弱性神志疾患。清代医家程杏轩说："脑脏病，则神志失守。"督脉通于脑，代君主而统领神明，与脑脏病密切相关。督脉经气错乱，"气血凝滞脑气"，则发生多种神志疾患。如《脉经》说："督脉为病……大人癫病，小儿风痫。"可见，多种脑、神志、精神方面疾患多与督脉经气的虚实盛衰相关。督脉十三针能疏通督脉，通髓达脑，而常用于精神失常（癫狂）、发作性神志异常（痫）、神经衰弱、癔病（妇人脏躁）等症。

（4）泌尿生殖疾患

清初名医陈士铎指出："任督二脉为胞胎之主脉，无则女子不

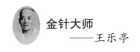
受妊，男子难以作强以射精。"督脉起于胞中，环绕二阴，其别支由少腹上行，故督脉不和，则发为冲疝、癃闭、遗尿、痔疾、妇女不孕等疾患。

综其上述，可将督脉之主病括为歌诀：

> 督脉通阳主脑病，癫狂痉痿及脑风；
> 虚则头重高摇巅，实则脊强角反弓；
> 遗尿癃痔女不孕，邪走少腹病疝冲。

从督脉之病理即可看出督脉十三针临床应用的概貌。

（二）督脉十三针方解

本组配穴，始于长强，终于百会，上至巅顶，下达尾骶，沿身背正中均匀分布，其穴功效各异，且浑然组成一整体，为治疗脑和脊髓病变的重要配穴。

1. 穴解

（1）百会

为诸阳之会，头气之街。功能清脑醒神，平肝息风，升阳益气，治头部诸疾。《甲乙经》说："顶上痛，风头重，目如脱，不可左右顾，百会主之。""癫疾不呕沫，百会主之。"

（2）风府

为督脉、足太阳、阳维脉之交会穴。功能疏散风邪，清心宁神，通利机关。《行针指要》说："或针风，先向风府百会中。"《通玄指要赋》说："风伤项急，始求于风府。"《肘后歌》风府条说："狂言盗汗如见鬼，惺惺间使便下针。"

（3）大椎

为全身诸阳经汇聚之穴。功能解表清热，疏风散寒，通阳理气，清心宁神。《甲乙经》说："痉脊强互引，恶风时振栗，喉痹，

300

大气满喘，胸中郁郁气热，项强寒热，僵仆不能久立，烦满里急，身不安席，大椎主之。"

（4）陶道

为督脉与足太阳交会穴，胸椎穴之始。功能镇痉安神，配大椎可通利胸椎，畅达阳气。《甲乙经》说："头重目瞑，凄厥寒热，汗不出，陶道主之。"

（5）身柱

为气俞。功能降逆止咳，疏通督脉气血，清心宁神。《甲乙经》说："身热狂走，谵语见鬼，瘈疭，身柱主之。"

（6）神道

为脏俞。功能镇痉息风，安神止痛，且可补髓海精气，通调五脏。《素问·刺热》说："五椎下间主肝热。"《外台秘要》说："神道主疟恍惚悲愁。"

（7）至阳

为肺海。功能宣肺止咳，清利湿热，益气通络，调理中州。《甲乙经》说："寒热懈懒，淫泺胫酸，四肢重疼，少气难言，至阳主之。"

（8）筋缩、脊中、悬枢

三穴均可舒解筋急，止痉强腰，兼调理脾胃，通利三焦。《甲乙经》说："狂走癫疾，脊急强，目转上插，筋缩主之"，"腹满不能食，刺脊中。"《外台秘要》说："悬枢主水谷不化，下利，腰脊强。"

（9）命门

此穴为督脉经气所发，能补相火而壮元阳。功能培元补肾，强健腰膝。《玉龙歌》说："肾败腰虚小便频，夜间起止苦劳神，命门若得金针助，肾俞艾灸起遭迍。"

（10）腰阳关

功能调血室，固精关，祛寒湿，强腰膝。《千金要方》说：

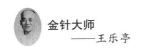
"魄门、阳关主呕吐不住,多涎。"《甲乙经》说:"膝外廉痛,不可屈伸,胫痹不仁,阳关主之。"

（11）长强

为足少阴、少阳之会,是督脉之络别走任脉之穴,亦名营俞。经云:"营在骶也。"功能补脊髓之虚损,壮督脉之经气,通利二便。《甲乙经》说:"痉反折心痛,形气短,尻瞤澹,小便黄闭,长强主之","腰痛上寒,实则脊急强,长强主之"。

2. 配方剖析

百会:清脑息风,升阳益气。

风府:疏风散邪,通脑清眩。

大椎:通阳理气,清心宁神。

陶道:镇痉安神,疏通督脉。

身柱:清心宁神,缓痉息风。

神道:镇静息风,安神止痛。

至阳:宣肺止咳,清热利湿。

筋缩:强腰健脾,止痛安神。

脊中:益肾强脊,镇静固脱。

悬枢:补肾强腰,健脾和胃。

命门:培元补肾,固精止带。

阳关:调冲固精,强壮腰膝。

长强:镇痉固脱,益智健脑。

（三）督脉十三针刺法

1. 针刺深度

督脉循行与脑脊相并。《席弘赋》说:"从来风府最难针,却用功夫度浅深。"乃言及督脉之穴的针功深浅很重要。若针刺过深,或采用大幅度提插,易造成脊髓实质的损伤、血肿,而引起瘫痪;若刺入过浅,针不得气,反无疗效。所谓"浅深不得,反为大贼"。通过临床实践体会到一般进针深度为 1 ~ 1.5 寸，使针刚以刺透棘间韧带为佳。不施提插手法。临床应用时，视患者年龄、体质、胖瘦及穴位分布部位不同而灵活掌握。

2. 补泻手法

采用捻转补泻手法。顺督脉循行方向，向右捻，大指向前，食指向后为补法；反之为泻法。

3. 针刺法

根据腧穴在身体的不同部位采用不同刺法。如风府、大椎及腰椎部穴位用立刺法；百会、长强穴用仰刺法；胸椎穴位根据椎骨棘突的生理角度斜刺，以达到正确的针刺位置。

4. 啊声取长强

长强穴在尾闾骨端，位置特殊。取穴时，患者俯卧，令其分开双腿，沿尾骨前缘刺入，进针 2 ~ 3 寸，针刺得气时，患者针感反应强烈，若双腿突向后弓，不自主发出"啊"声，此为针感最佳表现，俗称"啊声取长强"，为验取长强法。

（四）典型病例

例 1：痫证——通督醒脑

刘某，女，15 岁，学生，初诊日期：1990 年 3 月 2 日。

主诉：癫痫发作 1 年半，3 个月来加重。

现病史：1 年半前因小事被父亲批评后，遂即彻夜不眠，白天头晕，神疲，两目直视发呆，喃喃自语，时而四肢抽搐，口吐白沫，不省人事，少刻则缓解；起初二三日发病 1 次，继则每日皆发，最近每天发作三五次，特别是在月经期发作严重，四肢抽动，他人按之不能制止，每次甚则因抽搐致肩关节脱臼，需经骨伤科医生给予复位。醒后神清如常人，纳谷甚多，大便秘结，经多种抗癫痫药和针灸治疗，效果不佳。

舌象：舌质红，苔薄黄。

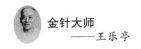
脉象：弦滑。

诊断：癫痫。

辨证：肝郁气滞，痰阻风动。

立法：疏导督脉，平肝息风。

取穴：督脉十三针。

手法：补法，留针30分钟。

治疗经过：针2次时，夜寐安宁，未再发生癫痫；针10次时，逢月经期大发作1次，肩关节脱臼，经骨伤科整复；针25次后一直未发作，连续观察3个月，病情稳定，精神好，头不晕，纳食好，大便日解畅通，月经正常。继续观察6个月，总共治疗72次，未再发病。

【按语】

"痫"是一种间歇性、阵发性神志昏迷，肢体抽搐，口吐涎沫的疾病。如《医碥》中说："痫者，发则昏不知人，卒倒无知，口噤牙紧，将醒时吐痰涎，甚则手足抽搐，口眼相引，目睛上视，口作六畜之声，醒后起居饮食皆若常人。"现代医学亦称"癫痫"。本病重点是脏腑失调，主要是惊恐伤及肝肾，肝肾阴亏，不能敛阳而生热，肝风内动，又灼津为痰。患者食量较多，饮食不节，损伤脾胃以致精微不布，痰浊内聚，这是发病的基础。每逢情志郁结，或劳累过度，或月经周期则触动积痰，易导致气逆或肝风夹痰上扰，壅闭经络，阻塞心窍，以致突然抽搐，发为癫痫。

例2：风动——畅督缓痉

刘某，女，8岁，学生，初诊日期：1982年12月13日。

主诉：震颤抽搐2年，近2月加重。

现病史：2年前出现阵发性双下肢微颤，窜痛，拒按，膝关节伸屈受限，发作时间长短不一。西医诊断为"神经性疾患"，内服镇静剂后症状渐消。半年前因生气引起耸肩，挤鼻弄眼，复发双腿窜痛。两月前患儿突然出现全身颤动伴大汗出，不能自主。发作时上肢甚于下肢，发无定时，每次发作40~60分钟，日发作四五次，以上午9~10时为甚。发作后气短乏力，周身困倦。患儿体胖，面色红赤，平素性情急躁，夜寐不实，嗜食肥甘，食量甚大，腹胀便秘，大便三五日不解，溲赤。

舌象：质红、苔薄黄。

脉象：滑数。

诊断：功能性多动症。

辨证：肠胃蕴热、火热积聚，肝阴暗耗，风从内生。

立法：通腑泻热务之急，疏通督脉治其本。

取穴：督脉十三针。

手法：平补平泻，留针30分钟。

治疗经过：经5次针治后，全身颤抖明显减轻，发作次数减少，发作时间小于半小时，且以其上肢颤动头摇为主。又经17次针治，全身颤抖症基本消失。又续针8次，巩固疗效。共针30次，病症基本痊愈，结束治疗，恢复上学。

【按语】

本症特点为抽搐，摇摆，震颤，此为肝风内动之征。患儿平素恣食肥甘，食量甚大，性情暴躁，易怒多动，体胖面赤。此乃食积蕴滞，湿热内生，热盛化火，火盛生风，风火相煽，则发摇摆震颤。肝本风木之脏，为燥金所克，内寄相火，主筋脉，赖肾水之滋养；小儿本肝常有余，又加火热内盛，必已伤阴，精血亏耗，水不涵木，筋脉失养，则肝风由内而发，旁走四肢，故患儿震颤、摇摆、抽搐频发达2年之久。小儿乃稚阴稚阳之体，本患儿病情较重，病程长久，每逢发作则大汗出、面色白、气短少、周身倦，此乃正气已虚之症。《素问·至真要大论》说："诸风掉眩，皆属于肝。"综观本症因湿、火、风邪壅滞经络而发生气机

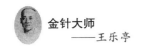

逆乱，最终耗伤肝阴，损及气血，筋脉失养，而致拘急、震颤、抽搐，发为肝风。本证乃本虚标实。

督脉与足厥阴肝经交气于巅顶，肝风内动，风阳潜越，最易致督脉之气阻滞。故首选督脉十三针，以督为阳脉，畅达督脉之气可益肾生髓，安脑镇痉，补肝阴之不足以养筋润脉；又可疏散督脉之郁热，发越诸经之风火，宣泻亢越之阳气，平息内动之肝风。

例 3：狂证——泻火镇惊

赵某，女，42 岁，工人，初诊日期：1982 年 12 月 13 日。

主诉：打骂哭闹无常已月余。

现病史：平素常生闷气，急躁易怒。因与夫吵架，遂如癫如狂，常发哭泣，骂詈打闹，躁动多语，语声高亢，体壮面赤，呼吸气粗，夜寐不宁，多噩梦，易惊恐，白昼喜寐易乏，不理家务，自述头痛欲劈，心憋欲死，上肢麻木伴抽动，口角抽动稍歪斜。纳可，便秘，溲赤，月经先后不定期，经色红暗有块，白带量稍多。

舌象：质红、苔黄稍腻。

脉象：弦滑有力。

诊断：精神分裂症（躁狂型）。

辨证：肝气郁结，化生火热，上攻于脑，神明失守。

立法：通督泻热，镇惊安神。

取穴：督脉十三针。

手法：泻法，留针 30 分钟。

治疗经过：针 2 次时，患者面色由红赤转为淡红，神态由躁动多语转为较为安稳，夜睡能安宁。针 4 次时，头痛心憋症状明显好转，上肢抽动，口角抽动症消失，打骂哭闹未发。针至 6 次，患者自述心中畅快，夜睡安，能正常操办家务。观患者舌质淡红，脉象弦缓，神态安静，属临床基本痊愈。共针 6 次而结束治疗。3 年后随访病已痊愈，未再复发。

【按语】

"百病皆由郁作祟"。本患者打骂哭闹发作无常，证属于"狂"。其因于恼怒、抑郁，肝气郁结，内伤心脾，故胸闷易怒、眠差、多噩梦。木郁火旺，气滞痰阻，上扰神明，神志失守，则头痛欲劈、心憋欲死、打骂哭闹、躁动多语、面红目赤、喜怒无常。火热内动肝风，则肢麻抽动、口角稍斜。凡此诸症皆由肝气郁结，化生火热，上攻于脑，神志失守而发。《景岳全书·癫狂痴呆》说："凡狂病多因于火，此或以谋为失志，或以思虑郁结，屈无所伸，怒无所泄，以致肝胆气逆"。

盖脑为元神之府，主运动、更主神明。程杏轩《医述》说："脑脏伤则神志失守。"督脉能通髓达脑，主脑病，与人体精神、运动密切相关。针刺督脉可调畅阴阳，补五脏，充髓海，镇惊狂，定神明，使正气存内而精神内守。督脉为阳纲，且与肝经交气于巅顶，针刺督脉可畅达全身阳气，宣泻诸经火热，畅解肝经郁邪，消木亢之风火。如此阴阳平和，神志得安，诸症悉解。故选用督脉十三针以疏泄督脉，畅达阳气，清泻火热，疏解肝郁，兼养脑益髓，安神定志。针治 6 次，而使病证获愈。随访 3 年未再复发。

（五）讨论与体会

1. 督脉是沟通大脑与脊髓的主要经脉，是总督全身三阳七脉的枢纽，督脉十三针的功能主治由督脉的生理及病理所派生，其治疗范围与脑、脊髓、肾脏及神志疾患密切相连。

2. 督脉十三针是腧穴配方，不同于一方一药，不可孤立地看待其补泻功能，而应四诊合参，辨证施治。通过督脉十三针的整体调节，以机体内在的机能状态为根本，畅通督脉而达到治疗目的。

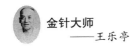
3.督通于脑，络属两肾，与冲任同源，体阴而用阳。督脉十三针畅通督脉，调节阴阳可补脑充髓，益阴壮阳，治疗诸多虚损痿弱之症。

4.督为阳纲，布命门之火达十二正经。督脉十三针可畅达阳气，振奋机能；又可宣泻火热，驱除外邪。治疗诸般狂越风动之症。

5.督脉十三针是循经取穴的典范，通过畅达督脉经气，可外摄诸阳，内通诸脏，调畅气血，振奋机能，为治疗全身性疑难大症的有效配方。

二、肝风治验论理

"肝风"在中医理论中是指病变过程中出现动摇、眩晕、抽搐等症，属于病理变化的表现，为区别外感风邪，故称为"肝风内动"。它的渊源出自《素问·至真要大论》"诸风掉眩，皆属于肝"之说。历代医家对此论点从不同的角度加以阐述发挥，但大多只言其病机，以肝风内动理论解释分析一些动摇症的形成机制。直至清代名医叶天士，认为"肝风"是病机的一种形式，并首次将肝风作为病名，另立一门，系统论述其病因病机、临床表现及治疗。《临证指南医案》指出："肝风一症，患者甚多，因古人从未以此为病名，故医家每每忽略，余不辞杜撰之咎，特为提出，另立一门，以便后学考核云。"肝风病临床上常表现为两种形式：一为上冒巅顶，症见眩晕；另一则为旁走四肢，症见肢体抽搐。本文根据中医理论，结合两例以抽搐、震颤为主症的患者治疗经过，对肝风病进行探讨。

（一）"五脏皆有风，而犯肝经为多"，何也？

"风"为中医学中致病因素之一，居六淫之首，又为百病之长，"至其变化乃为他病也，无常方，然致有风气也。"《广病杂论·脏腑总论》肝风篇说到："五脏皆有风，而犯肝经为多。"是何道理呢？这要用阴阳五行学说来解释。五行学说认为：木火土金水是构成世界不可缺少的物质，它们之间有着相互滋生、相互制约的关系，并处于不断运动变化之中。五行学说运用比类取象的方法，按照事物之间的性质、作用与形态分别归属于木火土金水五行之中，抽象概括出不同事物的属性。它认为"木"性的特点是生发柔和，凡是具有这种特性的，便概括为"木"。自然界中有季节气候的变化，按五行学说理论，它们各有所主。春天万物更新，生机勃勃，正乃木之性。风是自然界六气之一，又为春季主气，故二者皆归属于"木"。就人体而论，五脏六腑也各有所归。肝脏性喜条达，有疏泄功能，木有生发之性，故以肝属木。《临证指南医案》肝风篇说："经云：东方生风，风生木，木生酸，酸生肝，故肝为风木之脏。"正因肝属木，其气通于春，风易入之，各从其类，故肝经风证每每多见。

（二）肝风的病因病机

人是一个有机的整体，构成人体的各个组成部分之间在结构上是不可分割的，在功能上是相互协调、相互为用的，在病理上是相互影响的。

《素问·灵兰秘典论》说："肝者，将军之官。"乃言肝有气急恚怒之性。在生理状态下，肝为罢极之本，柔和之体，其性畅达，既非抑郁，也不亢奋，保持一种活泼的生机。这全赖肾水之涵养，血液之濡润，肺金清肃下降之令以平之，中宫敦阜之土气以培之。正是脏腑之间有这种正常的相互滋生、相互制约的关系，肝恚怒气急之性不为所动，人体处于阴平阳秘状态，何病之有？倘若人之精津有亏，肝阴不足，血燥生热，或情志过激，饮食不节，破坏了人体阴阳平衡，脏腑制约关系，由相互滋生变为

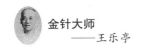

反克乘侮，而疾病百生。且肝脏尤易因其阳亢而化火生风。《中华针灸学》肝风篇释动风病因时说："肝之性急善怒，能达则顺，不能达则郁，郁则火动而诸病生。肝风为肝邪上逆，有风动之象。肝阳乃肝风之轻者也。"此不难理解，肝风的形成，确以肝脏功能失调为主要因素，而其他脏腑的功能失调，或是本病的诱因，或是本病的后果。

肝藏血，并调节血量。在体为筋，开窍于目，其经脉连目系交于巅，总司全身筋骨关节之屈伸，因而肝血充足，才能淫气于筋，淫精于目，肢体活动方可灵活自如。若肝之阴血亏虚，筋膜失养，血虚阴不足，肝阳偏亢，风自内生，则出现瘛疭、眩晕、痉厥等症。

肝主疏泄，其性刚强，喜条达而恶抑郁，调畅气机，与人的精神情志调节有密切关系，只有在肝的疏泄功能正常，气机畅达，人才能气血平和，心情愉快。倘外界强烈的精神刺激或抑郁暴怒，致使疏泄失常，气郁日久而化火，火动则阳失潜藏，阳亢则风生，风火相搧，上冒巅顶或横窜脉络，以致血不归脏，随气火并走于上而出现动摇之症。

《临证指南医案》中言肝"因有相火内寄，体阴用阳，其性刚，主动主升"是对肝之功能进行了高度的概括。阴阳学说认为阳化气，阴成形，血液为有形，故为阴，肝藏血，故言肝体阴，肝主疏泄，调畅气机，内寄相火，又主管筋膜，专司运动。这些功能从"阴静阳躁"的观点来分析，是偏于动，偏于热的，故肝"用阳"。假如某种因素致使肝阳偏亢，则极易变生风动之象，这是由肝之性及功用所决定的。

在五行学说中，肾属水，内藏元阴元阳。肾阴是人体阴液之根本，对各脏腑起着濡润、滋养的作用。肝脏属木，与肾乃母子关系，肾之精以养肝，若是先天禀赋不足，劳倦过度，房事不节，久病体虚耗伤精气，肾阴不足，母病及子，木失所养，阴不敛阳，虚风内动，也可出现搐搦等症。

在温病中，热盛伤及营血，灼伤阴液，燔灼肝经，邪热上扰也可引动肝风，表现为惊厥、神昏、抽搐等症，称之为热极生风。《诸病源候论·风病诸候》又说："东南之人，多是湿土生痰，痰生热，热生风也。"又提示人们，肝风的形成因痰的因素也应包括在内。

（三）肝风的症候与辨证分型

震颤、抽搐、眩晕等症是肝风的主要临床表现，可同时并见，也可独见，就其性质而论，不外虚实两类。

1. 实证

（1）肝气郁结，气郁化火：火劫阴血，气血不达四肢，可见手足震颤、发麻，重则四肢抽搐，头晕头胀，面红目赤耳鸣，舌红苔黄，脉弦数有力。治宜泻肝息风。

（2）肝胆痰热，上扰清窍：可见眩晕；若流窜经络，可见震颤。兼有口苦胸闷，心烦呕恶，失眠惊恐等症；苔黄腻，脉弦滑数。治宜清肝胆化痰热。

（3）肝脾湿痰，上蔽清窍：症见头晕目眩；痰湿阻滞经络，乃见到四肢发麻、震颤。兼见胸闷脘痞，泛恶纳少，苔白腻滑，脉弦滑。治宜疏肝平肝，健脾燥湿，化痰通络。

（4）阳热太盛，燔灼肝经，热极生风：症见手足抽搐，颈项强直，角弓反张，牙关紧闭，神昏躁扰等。治宜凉肝息风。

2. 虚证

（1）肝肾阴虚，肝阳上亢：肝肾阴虚，虚风内动，经络失养而症见震颤、蠕动、麻木、抽搐；兼有眩晕，腰膝酸软，耳鸣如蝉等症，舌红少津，脉细弦。治宜滋养肝肾，平肝潜阳。

（2）肝血不足，血虚生风：多见于年高者，血不养筋，血供脑甚少，而出现头和四肢摇摆不定。治宜养血柔肝息风。

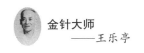

（3）邪热久羁，真阴内夺：肾阴枯竭，虚阳浮越。症见舌颤，舌干齿黑，手足蠕动，脉细数无力。治宜育阴潜阳。

鉴于上述分析，震颤、眩晕、抽搐是各型共有的，但言其性质，或论其程度都各具特点，本篇就肝风内动，旁走四肢，以动摇为主症的证型加以论述说明。值得一谈的是痉病与瘛病在临床上的鉴别。古代医籍中常将二者混为一谈，不分痉、瘛、厥为三病，笼统地称为痉厥，直至清代温病学派代表医家吴鞠通方澄清此疑。《温病条辨·痉病瘛病总论》说："谨按痉者，强直之谓，后人所谓角弓反张，古人所谓痉也。瘛者，蠕动引缩之谓，后人所谓抽掣搐搦，古人所谓瘛也。"并提出"瘛病宜用柔而凉"的治疗方法。本文所述震颤、抽搐症也不是一成不变的，医者必须详辨其虚实寒热，标本缓急，治宜灵活，不可拘泥。

（四）典型病例

例1：昌某，女，12岁，学生，初诊日期：1986年7月15日。

主诉：抽搐震颤3年。

现病史：3年前出现双下肢阵发性窜痛，经常性发作时间长短不一，每日4～5次，发作时不能活动，膝关节伸屈受限。7个月之前在学校里因生气引起耸肩、挤鼻、弄眼、夜间惊惕，并发一次双腿痛，持续时间短；3个月前在夜间睡眠时突然出现全身震颤，发作无定时，频频而发，轻则双手震颤，重则全身抖动不能控制，痛苦异常，遂来针灸科治疗。

现症：周身震颤，头摇动，时轻时重，每日发作4～6次，发作时上肢较下肢益甚，不能自主，力量较大，他人以强力也难以按住，发作尤以上午9～10时，下午4时左右更为突出。发作时间最长可持续30～40分钟；伴有大汗出，夜寐不安，性情急躁，腹胀，便秘三五日不解，食欲甚佳，食量大于成年人，嗜食肥甘油腻之品，每次发作后周身疲乏，久久不解，患者因病而中断上学。

舌象：质红，苔薄黄。

脉象：滑数。

诊断：

（1）同仁医院、第四医院认为神经系统疾病（无明确诊断）。

（2）北京儿童医院：诊为抽动秽语综合征。

（3）阜外医院：诊为先天性脑神经损害。

（4）宣武医院诊断：先天性大脑缺氧，脑神经部分损伤。

（5）北京中医医院神经科诊断：① 功能性多动症。② 不除外视丘下病变，肥胖生殖无能症状群。

辨证：恣食肥甘，肠胃积滞，热极生风，旁走四肢。

立法：疏通督脉。

取穴：督脉十三针。

百会、风府、大椎、陶道、身柱、神道、至阳、筋缩、脊中、悬枢、命门、腰阳关、长强。

手法：泻法，留针 30 分钟。

治疗经过：针后，大便排出甚多，其味酸臭。针治 5 次，全身颤动消失，之后因感冒病稍反复，只仅限于手及头部发颤，治疗 22 次后，全身颤动已消失，基本痊愈。再行巩固治疗 4 次后，病情基本稳定，结束治疗。

【按语】

（1）主要症情分析

患者年仅 12 岁，患抽搐症 3 年，究其病因方知，患儿自幼备受宠爱，百依百顺，很是任性，并且饮食无度，嗜食肥甘厚味。《素问·痹论》说："饮食自倍，肠胃乃伤。"小儿生理特点是"肝常有余""脾常不足"。饮食不节，肠胃积滞，酿湿生热，痰热交阻，壅塞不消，气机不利，肝失疏泄，"气有余便是火"，火盛燔灼肝经，耗伤阴津，使筋脉失养，风由内生。肝主筋，风淫

313

四末，病发肢体震颤抽搐，不为人控。头为诸阳之会，肝经上连目系交于巅，"伤于风者，上先受之"，故患儿有头摇之症。《中医临床备要》中讲道："两手颤动常与头摇并见，皆由筋脉不能约束，属于风象。"《证治准绳》中也提到："盖头乃诸阳之会，木气上冲，故头独动而手足不动，散于四末则手足动而头不动也。"患者嗜食肥甘，体内湿热偏盛，湿性粘腻，与热相搏，津液为积热蒸腾则汗出而粘，肠胃积滞，大肠传导失司，故腹胀便秘、夜间惊惕不安、烦躁易怒，此乃肝经症状。《诸病源候论·风病诸候》言：病及于肝则"夜惊惕小便数"。《杂病广论·脏腑总论》又说肝经邪实："其症可为善怒，怒则气上逆，甚则呕血及飧泄，善太息，忽忽不乐。"舌质红、苔薄黄说明体内蕴有湿热。

（2）穴解

鉴于对该病的认识，在辨证的前提下，治疗时主要选取了督脉的穴位，因为督脉生理功能广泛，总督阳气，统摄真元，是人体生命活动的中枢。督脉循行夹脊属肾入于脑，故与脑髓，肾精有密切的关系，"有诸内必形诸外"，督脉生理功能失常必反映于形体。

督脉病理变化与风证形成有关。《灵枢·经脉》指出："督脉之别……实则脊强，虚则头重，高摇之。"又说："督脉为病，脊强反折。"故在中医理论指导下，我们选取了下列穴位：

百会：为诸阳之会，具有清脑醒神、平肝息风之功。《甲乙经》说："顶上痛，风头重，目如脱，不可左右顾，百会主之。"

风府：为督脉、足太阳经，阳维脉之会穴，具有疏散风邪、清心宁神、通利机关的功效。《通玄指要赋》说："风伤项急，始求于风府。"

头为诸阳之会，唯风独到。风府配百会为脑海，《行针指要赋》说："或针风，先向风府百会中。"

大椎：是全身诸阳汇聚之穴，针此穴可得通阳理气疏风之功。

《甲乙经》说："痉脊强互引，恶风时振粟，喉痹，大气满喘，胸中郁郁气热，项强寒热，僵仆不能久立，烦满里急，身不安席，大椎主之。"

陶道：为督脉与足太阳经交会穴，其功能为镇痉安神，配大椎能通利胸椎，畅达阳气。《千金方》说："治诸风"。

身柱：为脏俞，功能为镇痉息风、安神定痛。《素问·刺热篇》说："三椎下间，主胸中热。"

神道：为督脉之脉气所发。针此穴可有镇痉息风，安神止痛之功。《甲乙经》说："身热头痛，进退往来，神道主之。"《外台秘要》说"神道治疟恍惚悲愁"。

至阳：为肺海，该病用此穴取其通经络之功。《神农本草经》说："治寒热胫酸，四肢重痛咳嗽。"

脊中、筋缩、悬枢：三穴能舒解筋急，止痉挛，强壮腰脊。《甲乙经》说："狂走巅疾，脊急强，目转上插，筋缩主之。"《外台秘要》说："脊中主腰脊强，不得俯仰。"《中华针灸学》说：悬枢治"腰脊强不得伸屈"。

命门：功能为培元补肾，强壮腰膝。此穴为督脉经气所发，能补相火以壮元阳。

腰阳关：《中华针灸学》言其主治为："膝腑屈伸不利，风痹不仁，筋挛不行。"

长强：为督脉之络别走任脉，为足少阴少阳之会，亦名营俞。《甲乙经》说："癫疾发，如狂走者，面皮浓敦敦不治，虚则头重，洞泄淋癃，大小便难，腰尻重，难起居，长强主之。"

针上诸穴以共达通督脉，止痉挛，益髓海，强腰膝之功效。

（3）对疗效的评价

该患者病已3年，虽多方求治，疗效不显，但经针治26次，全身震颤基本消除，临床基本痊愈，近期疗效尚已巩固。2年后随访，肝风已愈，未再复发。

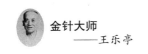

例2：赵某，女，56岁，干部，初诊日期：1982年9月13日。

主诉：（代诉）下肢颤动8个月。

现病史：患者于1982年1月发生下肢颤动，不能自主，每遇情绪紧张、阴雨天则加重，同年5月患"脑血栓"，左侧肢体活动受限。

现症：双下肢不自主颤动，略麻，无痛不痒，夜间颤动不明显，肢体活动不灵活，语言清楚，纳谷香，二便调。

既往史：有高血压，肾炎，心动过速，脑血栓病史。生育4个孩子，现已绝经。

舌象：质红，苔白厚。

脉象：弦细而数。

诊断：

（1）协和医院诊断：肌阵挛样发作综合征，左侧瘫痪后遗症。

（2）北京中医医院神经科诊断：功能性下肢多动症，性质为癔病性。

辨证：阴虚血亏，肝阳偏亢，虚风内动。

立法：滋阴养血，平肝息风。

取穴：华佗夹脊穴：胸7～腰5，八髎、环跳、阳陵泉、合谷、太冲。

手法：补法，留针30分钟。

治疗经过：患者首次针治后疗效显著，颤动次数减少。经7次针治，下肢颤动明显减轻，小腿已不再颤动，仅局限于大腿根部时作颤动，但发作次数、幅度均减轻，间隔时间延长。又针4次巩固治疗后，因返外地暂停治疗，一年后随访，病情已趋痊愈。

【按语】

（1）主要病情分析

患者年56岁，按人之生长衰老规律，该患者已步入老年，其生理功能逐渐衰退。《素问·上古天真论》说："女子……七七任脉虚，太冲脉衰少，天癸竭，地道不通，故形坏而无子也。"客观上尽管如此，而人为因素常常使衰老的进程暂缓或加快。该患者平素体弱多病，观其症状以阴血不足为主。具体分析来看，双下肢颤动并不剧烈，而呈蠕动状，但也是风动之象，其特点是夜间减轻。按中医理论来讲，昼为阳，夜属阴，夜间乃自然界阴盛之时，患者体内阴虚得之补偿，浮越之阳为阴所敛，故风动之症消失。古人说：风盛则痒，血虚则麻，患者肢体发麻乃说明血虚则筋脉肌肉失养。肢体活动不灵活有两方面的原因：第一，血虚筋膜失养，关节活动不利；第二，患者久病正虚，风痰入络，筋脉痹阻，故肢体活动不便。脉象弦细数同样支持阴血不足，肝阳上亢，虚风内动之辨证。

（2）穴解

华佗夹脊：胸7～腰5：胸段夹脊穴主治肝胆疾患，是取其治肝之急。腰段夹脊穴能治下肢疾病，取诸穴能滋补气血、平肝祛邪、强壮筋骨。

八髎：膀胱经穴。其经脉下行腿的后方，"经脉所通，主治所及"，刺八髎穴可疏利膀胱经气，理下焦，健腰膝，从而使双腿得气平和而止痿疾。

太冲：肝经原穴，泻之可达平肝阳之目的。

合谷：手阳明大肠经原穴。阳明经为多气多血之脉，"治风先治血，血行风自灭"，此病取其养血通络之功。

上二穴相配合为四关，开四关可清热通络、平肝息风。

环跳：足少阳胆经穴。可利枢机，调理下肢气血。《中华针灸学》言其主治为："冷风湿痹不仁，风疹遍身，半身不遂，腰胯痛，膝不得转侧伸缩。"

阳陵泉：胆经之穴，为筋会，胆经合穴属土，取之可调理筋脉。

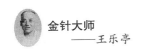
上二穴属胆经，与肝胆表里，以泻胆经之气而达平肝之目的。

（3）对疗效的评价

患者经过 21 次针刺治疗，双下肢颤动基本消除，疗效稳定。

（五）讨论与体会

1. 辨"肝风内动，旁走四肢"证之虚实

本篇所介绍的两个病例，临床表现均有震颤抽搐的特点，而在病理机制、病变性质上则不尽相同。

前案昌某年仅 12 岁，起病原因在于饮食无度，困遏脾阳，运化失常，食滞不消，这是病变过程的第一环节。食积日久化湿生热，则病进一步，体内蕴热燔灼肝经，导致风由内生，临床症见搐搦之象。

赵案则不同，患者素体阴血不足是发病之因，人体的正常功能是阴阳相互维系的结果，阴虚则阳亢，虚风乃生，可见赵案的病变经历了两个阶段。

就临床表现而论，两例也各有特色。昌案之抽搐是全身性的，手足挛急，身体震颤幅度太剧烈，难以控制，并伴有耸肩、摇头等头部风症。赵案的震颤限于下肢，其势轻，呈蠕动状。两患者均没有头眩神昏等肝阳上扰的症状，说明肝风淫于筋脉，旁走四肢为主要病理机制。

通过比较证明，肝风瘈疭之病变性质有虚实之别。昌案为肠胃积热引动肝风，其证属实；赵案为阴虚血亏，不能制阳，肝阳化风，其证属虚。

2. 辨病、辨证、同病异治

中医认为，两个病例均属肝风病，但治疗选穴却不同。其道理在于辨证之不同。辨证是施治的前提和依据，正是由于我们对昌、赵两案的临床表现、病因病机进行了系统分析，判断出昌案病属实，赵案病属虚，这就决定了施治的法则和手段。昌案表现为全身性的震颤，故取督脉穴位，以调理阳经气血，疏通督脉，息风止痉。赵案病在下肢，病位在肝，治疗上从脏腑表里，经脉络属，以及经脉所通、主治所及的理论入手，主要选取肝胆经穴位和治下肢病的穴位。由此看来，同种疾病由于性质上的差异，在治疗上所采取的手段也就各异。正所谓"同病异治"，即针对疾病发展过程中不同性质的矛盾采用不同的方法去解决。它体现出中医辨证论治的精神实质。

3. 运用辨证论治解决疑难病证

辨证论治是中医学的精华和特点，由于它能辨证地分析病变的部位、原因和性质，因而它能客观地反映出疾病的本质。以昌、赵两案为例，二者曾到多家医院就诊，经检查诊断不一，有无器质性改变不能肯定，致病原因也难以搞清，故在西医看来属于疑难病症，治疗十分棘手。而对于这种有待于进一步认识和探索的疾病，中医完全能以中医学理论和对病理的认识，灵活运用辨证论治法则，对疾病进行系统性分析，从而得出病变的部位性质，在中医理论中寻求出治疗的途径，并能取得良好疗效。因此说，中医的辨证论治有着广泛的适用范畴，不为西医诊断所局限，对各种常见病、疑难病均具有指导和治疗意义。

（六）结论

1. 风胜则动，搐搦震颤诸症，确系肝风内动，淫于筋脉，旁走四肢。人是一个有机的整体，脏腑之间在生理上相互联系，病理上相互影响。肝风主病在肝，然其他脏腑，尤其脾胃功能失调，与肝风的形成关系密切，不可忽视，

2. 辨证求因、审因论治相结合的临床意义重大。对于一些常见病，致病因素显而易见，治疗则审因论治。而对疑难病，病因不清，常常要从其临床表现上分析出致病因素和性质，即所谓辨

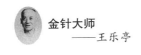
证求因。

3. 同病异治、异病同治在临床上广为应用。这一原则是辨证论治的精神实质，它告诫医者，疾病是一个动态过程，矛盾的性质常因人因病而不同。肝风病如此，同一病名，类型多种，质分虚实，治有侧重，切不可一方治一病。两例患者都以针刺为主要治疗手段，贵在直达病所，其感应很快达到预期效果。

三、温通法的临床应用

温通法即温阳通络法，属于八法之中的温法。而温法包括温中散寒法、温阳救逆法和温经散寒法等三个具体治法。温通法属于最后一种，适用于寒痹证。我们在临床实践中，应用温针、火针治疗寒性病，取得了较为满意的疗效。本文通过几例寒性经络病的治疗来介绍温通法的临床应用体会。

（一）中医文献对温针、火针的记载

温针和火针由来已久，是针灸学的一部分，至今仍被许多医家有效地应用于临床，治疗寒性病确有立竿见影之功。

1. 温针

温针或称"热针"，因在施术期间，虽然借助艾火的热力，患者却没有烧灼的痛苦，仅觉针下温热而得名。温针之名最早见于东汉张仲景的《伤寒论》，其中有五处谈到温针，但没有详谈温针的操作方法及适应证等。后世医家的见解各有不同，有人认为就是今日的温针，有人认为是火针，没有定论。《针灸大成》中多处谈到温针，大致归纳为两类：一类系以口或体温先将针加温方刺，即暖针；一类即王节斋所述的"近有为温针者，乃楚人之法。其法，针穴上，以香白芷作为圆饼，套针上，以艾灸之，多以取效"。杨继洲谈到"近见衰弱之人，针灸并用亦无妨"，对温针疗法表示肯定。其实早在唐代孙思邈《千金方》中已明确提出："若针而不灸，灸而不针，皆非良医也"，可见针灸并用的温针疗法，并不缺乏根据，在古代不同医学派别的争鸣中，温针疗法的实践经验大大发展，到明代已为某些针灸家所接受，流传于后世。

现在我们所用的温针疗法是针刺与艾灸结合使用的一种方法，适用于既要留针又必须施灸的疾病。

2. 火针

火针古称"燔针"、"烧针"、"焠针"，是一种特殊的针刺法。早在《内经》中就有记载。如《素问·调经论》指出："病在骨，调之骨，燔针劫刺其下，及与急者。"在《灵枢·官针》篇有："焠刺者，刺燔针则取痹也"的记载。这些都说明当时火针仅用于治疗寒痹证。汉代火针疗法有了很大发展，从张仲景《伤寒论》的火逆证条可以看出火针已达到了一定的水平。当时医家并不局限于用它温里取痹，已用火针发汗，可见火针疗法还有助阳祛表邪的作用。到了明代对火针的记述更为详尽。例如《针灸大成》载有："火针即焠针，频以麻油蘸其针，灯上烧令其红，用方有功。若不红不能祛病，反损于人。"火针具有温经散寒、软坚散结、祛腐等作用，对于某些疾病有独特的疗效，今天火针疗法又有了新的发展。

（二）对寒痹的认识

寒痹，又称"痛痹"，是痹证类型之一。在《济生方·痹》篇中有"皆因作虚，腠理空疏，受风寒湿气而成痹也"的论述。《素问·痹论》篇说："风寒湿三气杂至，合而为痹也。其风气胜者为行痹，寒气胜者为痛痹，湿气胜者为着痹也。"指出了由于素体虚弱，卫阳不固，感受风寒湿邪，流注经络关节，气血运行不畅而为痹证。然而机体感受外邪的程度各有不同，其风气

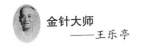

重的，疼走不定，因风邪善行数变；其寒气重的，疼剧甚如锥刺，是寒邪凝而不散之故；其湿气重的，四肢麻木不仁，重着不移，是湿邪黏滞不去，流注肌肉关节所致。对寒痹的认识归纳如下：

病因：素体卫阳不足，外受寒邪为主，兼夹风湿之邪。

病机：寒邪凝滞气血，经脉痹而不通。

临床表现：肢体关节疼痛较为剧烈，痛有定处，怕冷喜热，得热则痛减，遇寒则痛增，不可屈伸，痛处皮色不红，触之不热，苔薄白，脉弦紧。

（三）温通法的临床应用

临诊时，我们遵《内经》中"寒者热之""治寒以热"的原则，对各种寒性经络病以温通为治疗大法，有针对性地选用温针、火针治疗而获效。

1. 温经通络法

例1：温针治疗寒性肩凝

刘某，男，61岁，工人，初诊日期：1983年11月8日。

主诉：左肩臂疼重2月余。

现病史：去年10月开始左肩臂疼，怕冷喜暖，到医院诊断为肩周炎。最近两个月左肩臂疼痛加重，痛剧难忍，日轻夜重，甚则夜不能寐，患侧怕风，常盖敷毛巾于患肩取暖，发病前曾在仓库工作，并居住两个月，有受寒史。曾经多方治疗无效，故来针灸科就医。

现症：左肩臂疼痛剧烈，夜间尤甚，怕冷喜热，得热则痛减，遇寒加重。

既往史：去年曾患肩周炎，有背腰痛病史。

舌象：质淡红，苔白厚。

脉象：沉弦。

检查：左肩及左上肢无红肿，未变形，局部有压痛，后旋及外展时肩关节痛。

辨证：寒邪侵袭，经络阻滞。

立法：温经散寒，通络止痛。

取穴：风池、肩髃、肩贞、条口透承山。

手法：取温针 30 分钟，每日 1 次，10 次为 1 个疗程。

治疗经过：温针 3 次之后，疼痛大减；9 次后仅有夜间偶痛，为巩固疗效又坚持治疗 1 个疗程，疼痛消失，饮食睡眠如常，病告痊愈。

【按语】

此病人年已六旬，体内元阳之气不足，又在阴冷潮湿的库房内工作和居住较长时间，故寒湿之邪乘虚入络，阻滞经脉，气血运行不畅，日久发为寒痹。因寒邪凝滞肩部较重，故生肩凝症。其痛剧难忍，因以受寒为主，得温则寒凝稍缓，故喜于患部敷盖毛巾。在治疗中审因论治，法以温经散寒、通络止痛，选用温针、艾灸治疗以收功。

穴解：

（1）风池是手少阳三焦经、足少阳胆经和阳维脉之交会穴，可通经活络。

（2）肩髃、肩贞能疏风解表，通络止痛。

（3）条口透承山：条口为足阳明胃经之穴，而承山为足太阳膀胱经穴，二穴相逢可引邪外出而达表，且临床实践证明条口透承山为治疗肩周炎的经验穴。

每日于肩凉部位加用温针灸，使热宜达病所，起到温经通络、行气活血、散寒祛湿的作用，故用来治疗寒性肩凝证，并运用始终。采取上述疗法，针 3 次痛大减，针 9 次痛偶见，唯恐寒湿之邪久留难以速去，故又巩固治疗 10 次以求彻底驱邪，温通阳气。全疗程共针刺 22 次。现患者痛除，眠安，肩关节内旋、

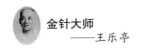
外展均自如，症消病愈。

2. 逐寒通痹法

例 2：火针治疗寒痹

田某，男，48 岁，工人，初诊日期：1983 年 12 月 10 日。

主诉：双下肢发凉 20 余年。

现病史：20 年前因在外施工受寒，遂感双下肢发凉，曾住某医院进行针灸治疗两月，症无好转，且近来又加重，双下肢后部发凉，以足跟部尤甚，并波及双腿前部，但无痛感，只是有拘紧感，活动或得温后诸症减轻，纳可，二便调，故来针灸科治疗。

舌象：质淡红，苔薄白。

脉象：沉细。

辨证：风寒袭络，痹阻足太阳膀胱经。

立法：祛风散寒，疏通足太阳之经脉。

取穴：环跳、昆仑。

手法：

（1）补法，留针 30 分钟。

（2）取火针点刺双下肢发凉部位。

治疗经过：针刺加火针 3 次后，腿部发凉明显减轻。针治 6 次后，发凉症状消失。以后再巩固治疗 4 次，临床痊愈。

【按语】

患者双下肢发凉 20 余年痼疾，曾在外院治疗不效才来我科就诊。经过 10 次火针治疗而获痊愈，可见火针之功甚妙！明代的《针灸大成》论火针时说："盖火针大开其孔穴，不塞其门，风邪从此而出……若风湿寒三者，在于经络不出者，宜用火针，以外发其邪，针假火力。"此患者发病有明显的外因，即感受风寒之邪，长久客于经络不出，属于陈寒痼冷，只有使用火针才能逐寒通痹，"治病求本"得效。

穴解：

（1）环跳：此穴为足少阳胆经、足太阳膀胱经之会。主治冷风湿痹不仁，腰胯痛，膝不得转侧伸缩。《玉龙歌》说："环跳能治腿股风"；《天星秘诀》说："冷风湿痹针何处，先取环跳次阳陵"；《肘后歌》说："腰腿疼痛十年春，应针环跳便惺惺"；《甲乙经》说："腰胁相引痛急，髀筋瘈胫痛，不可屈伸，痹不仁，环跳主之"；《穴名浅解》说："人患痹证腿不能跳跃，针此穴疾去，可使其人跳跃如常，因名环跳"。

（2）昆仑：此穴为足太阳膀胱经，所行为经。主治足肿不能覆地。《玉龙赋》说："腿足肿红草鞋风，须把昆仑二穴攻。"取此穴一是"疼痛取阿是"，二是因为它是足太阳膀胱经之经穴，故能疏通足太阳膀胱经之经气，所以治疗后灵验。

3. 温经散寒法

例3：火针治疗寒性面瘫

曲某，男，24岁，职员，初诊日期：1984年1月15日。

主诉：右侧面瘫4月余。

现病史：4个月前因赴农村工作较劳累，回来后晨起即感右侧面部麻木，就医后被诊断为周围型面神经麻痹。曾用中药内服、外治及针刺、火罐等多种方法治疗不效，方来就诊。

现症：右面部麻木，右眼不能闭合，流泪目干涩，右侧抬头纹消失，右鼻唇沟变浅，右嘴角向左歪斜。

既往史：多年来不论春、夏、秋、冬都是用凉水洗脸。

舌象：质淡红，体胖，苔薄白。

脉象：沉弦。

辨证：风寒中络。

立法：温经散寒，牵正和营。

取穴：

（1）颜面患侧火针点刺，每日1次。

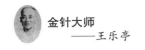
（2）颜面六透穴针刺：阳白透鱼腰，攒竹透丝竹空，迎香透睛明，颧髎透大迎，地仓透颊车，丝竹空透翳风。双侧合谷，对侧太冲，同侧取内庭。

手法：重刺激，留针 30 分钟。

治疗经过：火针点刺与针刺 5 次后，症状明显改善，右目闭合如常。7 次后患侧额纹恢复，双侧口角基本对称。又巩固治疗 5 次痊愈。

【按语】

此病人在用火针治疗前，已针刺治疗 4 月余，病情几乎没有变化。采用颜面六透穴针刺治疗周围型面瘫是较为普遍而有效的方法。我们用此法治愈了许多病人，有的一个疗程就痊愈了。而此病例可以说是较为特殊和疑难的一例。由于患者赴农村工作较劳累，过劳则耗伤人体正气，风寒之邪乘虚伤络，法以祛风散寒、牵正和营。治疗无效后又详细询问病史，方知病人发病以来一直用凉水洗脸，故受寒较重，寒凝气血，面部失于濡养。所以一方面用火针以温经散寒为主，同时仍针刺颜面六透穴，另一方面嘱病人生活中避风寒。5 次火针后症状明显改善，7 次基本痊愈。2 周后复诊，各项检查全部正常。

（四）讨论与体会

1. 温通法为什么能治疗寒痹

温通法之所以能治疗寒痹，是由寒痹的病机所决定的。"法从证立"，立法的依据是辨证，辨证必须明理。寒邪凝滞经脉，气血闭阻不通是寒痹的病理机制。"不通则痛"，故寒痹以疼痛较剧烈，且痛有定处为特点，所以又称其为痛痹。《素问·举痛论》指出："寒气客于脉外，则脉寒，脉寒则缩蜷，缩蜷则脉绌急，绌急则外引小络，故卒然而痛，得炅则痛立止"。炅为热的意思，也就是说寒性痛得到温热可以缓解。这是因为热属阳，阳为用，若阳热之气充盛则阴寒之气可以驱除，寒祛凝散，血脉经络畅达，气血调和，诸症自愈。

因为气血喜温而恶寒，寒则凝聚不通，温则流而通之，温阳通络法恰能达到温经散寒、通络止痛的这一治疗机制，故能治疗寒痹证。

2. 温通法为什么对夜间疼痛疗效好

问题的关键在于夜间疼痛的性质为何？夜间为阳气潜藏于里，人体阴气最盛，又加之感受阴寒之邪，故夜间气血涩滞，经脉不通更重于白天，痛亦更著，所以说夜间疼属于阴寒重。欲解其寒凝而止痛，只用散寒法恐力不够，必须温阳方为有效。因为气血得寒则凝而不散，得热则畅行，只有温阳才能通络止痛，故温通法治疗夜间疼痛效佳。

3. 寒性面瘫的演变及其在面瘫中的特殊性、疑难性

我们平时所谈的面瘫多是风寒之邪中络所引起的。这里所说的寒性面瘫是指外感寒邪较重，气血为寒邪痹阻较甚的一类面瘫，治疗起来颇为棘手，故在面瘫病中有其特殊性和疑难性。

上面第三个病案就属此类病症。患者平日素有用冷水洗脸的习惯，因过劳而伤正，卫气虚弱，风寒之邪侵袭面部阳明、少阳之经，使经气流行失畅，气血不和，筋脉肌肉失养，纵缓不收而发病。发病后仍用凉水洗脸，寒邪又乘络脉空虚而入，涩滞经脉，阻滞气血更为严重，演变为寒性面瘫。言其特殊和疑难，是因为患者发病后，先后经过面部浅刺、透刺、拔火罐、内服药及外敷药等多种方法治疗无效。由于求医心切，先后经过四五个地方投医，曾用普通疗法和民间疗法坚持治疗达 4 个月之久，徒劳无获。直到发现病人每日用凉水洗脸，我们才考虑其以受寒因素为主后，采用温通法，火针点刺 5 次就显效，7 次基本痊愈，疗效甚为满意。通过此例病人的治疗，我们体会到：

（1）临证一定要审因论治，人与自然是统一的整体，不能忽视生活习惯的致病因素。

（2）头为诸阳之首，颜面部经络丰富，遇寒则气血涩滞较重，治疗时应注意其生理、病理特点。

（3）火针治疗寒性面瘫见效快，疗效巩固，操作简单，病人无痛苦。

（4）面瘫病人的休息调理很重要，发病后要避风寒，情绪乐观地配合治疗，有利于病情早日痊愈。

4. 温针、火针的操作方法和注意事项

（1）温针灸的操作方法是针刺得气后，将毫针留在适当深度，再将 1 ~ 2cm 长的艾条穿在针柄上施灸。点燃的头向下，使热力通过针身传入体内而达到治疗目的。

灸时注意不要灼伤皮肤，针柄下艾绒要搓紧（艾条端头的艾绒也要按实），防止艾绒脱落。为防止艾绒脱落灼伤皮肤，可先在针上套一不燃烧的纸片保护皮肤。

（2）火针的操作方法：要备酒精灯一盏，粗细不同的特制针具数枚，一般是钨丝制作的（若是不锈钢的针，用一次后报废，不能继续使用）。在烧针时，针头向下，针尖及针身烧红。在烧针加热的同时，除了注意烧针情况，还要兼顾要刺的穴位或部位，以免针刺不准，未达病所，影响疗效。将针烧红后，迅速刺至人体已做常规消毒的部分皮下组织，并即刻敏捷地拔出。一般进出针时间 0.5 ~ 1 秒。出针后用干棉球轻轻揉按针眼，可减少不适之后遗症。

关于施术部位，古人早有记载：人体诸处均可行针，唯面上忌之。我们在临床实践中体会到，面部也可以用火针，但是凡接近五官部位的穴位要注意采用细针，浅刺为宜。此外，因火针刺入后，留下很小的烧伤痕，有时需数天才消退，所以在面部应用火针治疗时，必须取得患者的同意。

在穴位选择方面，据病人的病情、病位，选出适当的穴位或阿是穴，但循经取穴亦经常用。阳经循行部位可用粗针，刺稍深，阴经循行部位尽量少用火针。若必用时，要用细针、浅刺，还应注意避开血管（因为阴面血管分布丰富）。若遇着血管有出血时，应立即压迫止血。

火针针刺的深浅问题，主要根据病情施术，一般新病浅刺，久病深刺。

每次针刺后，局部皮肤会留一小伤痕，第二次行针时应避开原针孔，另刺原针孔周围部位。

火针的注意事项：

（1）患者对火针具有恐惧心理时，应充分做好解释工作，避免病人紧张。

（2）烧针必须通红，操作时必胆大心细，胆怯则针刺不到一定的深度或者针体胶着皮肉不易拔出。

（3）靠近内脏、五官，大血管及肌肉比较薄的部位，应慎重而浅刺。

（4）行火针术，嘱患者保护针眼清洁，最好当日不要洗澡（至少 12 小时之内不洗），勤换衣裤，以防感染。

5. 艾绒在温通法中的作用

《本草经》指出："艾叶，能通十二经……善于温中逐冷，行血中之气，气中之滞。"艾灸具有温经通络，行气活血，祛湿散寒的作用，临床应用范围较广，尤其对慢性虚弱性疾病及风寒湿邪为患的病证更为适宜。现代药理学研究表明，艾叶中含有多种化学成分，能够扩张血管，抑制血小板聚集，增加动脉血流量，加快血液流速，改善营养，有利于病变组织修复和再生，促使炎症吸收和局限化，有利于消炎，增强新陈代谢，从而达到"祛瘀生新，通则不痛"之目的。这一研究成果有力地证实了艾绒的温通作用。

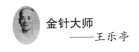

6.火针在温通法中的作用

天地杀厉之气，寒邪最甚，由表入里，侵袭肌肤、经络，阳气先损，宜用温散之法治之。火针治病唯借火力，无邪则温补，有邪则胜寒，所以说火针疗法是祛除寒邪、补益阳气的一种疗法。火主升、主动，具有生化之机，古人讲"火有拔山之力"。盖寒病得火而散者，犹烈日消冰，有寒随温解之义。若年深日久，寒病痼疾，非药物所能除，非艾灸、温针所能速逐邪，需火力迅猛以攻拔之。火针刺激较强，逐寒力大，故在温通法中起着很重要的作用。

（五）小结

1.艾灸、温针与火针疗法是温通法中三个程度不同的治疗手段。

艾灸：火力温和，作用于皮肤表层，具有缓慢的温通逐冷、行气活血的作用，是温通法中刺激程度较轻柔的一种治疗手段。适用于慢性虚弱性疾病及风寒湿痹，患者病位较为表浅的病证更为适宜。

温针：仅使针下温热，热为无形之气，蒸腾而不可燃烧，力量和缓，作用部位在肌肉间，是温通法中刺激程度较重的一种治疗手段。具有温阳通络的作用，适用于治疗病程短、病情重、病位在表里之间的寒性病证。

火针："假火力"以攻拔，火为有形之体，着物即可燎原，力量迅猛，病位在筋骨，是温通法中刺激程度最强烈的一种治疗手段，具有逐寒通痹的作用，适用于病程长、病情重、病位深的寒性痼疾。

2.本文所介绍的三个病例都是较为难治的寒性经络病，虽然临床表现不同，但都是用温通法治愈的，充分体现出"异病同治"这一治则。三个病例的病理机制都是寒凝气血，经脉闭阻，只是因为邪气客阻的部位不同，故临床症状有别。我们审因辨证，据证立法，故均使用温通法而见功。

3. 温通法治疗寒性病，我们体会到它有直达病所、疗效好、疗程短的优点，应推广应用。

4. 艾灸、温针、火针的作用和特点、适应证之相互比较，详见表5-1。

表 5-1   **艾灸、温针、火针比较表**

名称 项目	艾灸	温针	火针
治疗特点	艾火温和	针下温热	火力迅猛
具体作用	温通散寒	温阳通络	逐寒通痹
作用部位	皮表	肌肉	筋骨
刺激程度	较轻	较重	强烈
病所部位	表浅	表里之间	深层
适应证候	慢性虚弱证	病程短、证轻	病程久、证重

四、麻木与疼痛

麻木与疼痛既是两个症状亦是两个证名，常常同时出现或者交替出现。然何谓麻木与疼痛？麻，即是非痛非痒，肌肉如有虫行，按之不止，搔之愈甚；木，不痛不痒，按之不知，掐之不觉，如有木厚之感。其主要病机为气血两虚，经脉失于营养，或气血凝滞，或寒湿痰瘀留于脉络所致。所谓痛，即为身体内外发生一种难以忍受的苦楚；所谓疼，即痛之兼酸者。"不通则痛"作为痛证的基本病理之一由来已久，早在《内经》就有这方面的论

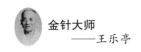

述，如"寒气入经而稽迟，泣而不行……客于脉中则气不通，故卒然而痛"。本文主要以临床所见，对麻木与疼痛的病机及相互转化关系加以讨论。

（一）麻木的病因病机

麻木是肢体或局部感觉减退，甚者感觉丧失的顽固疾患。大抵麻则为轻，而木则为重。麻是肌肤不仁，但尤觉气微流行，木则痛痒不知，真气不能运及。故麻木虽然同称，而程度上却有轻重之分。

本证发病的原因各有不同，有因风伤卫气，寒伤营血，湿伤肌肉，以及气虚不运，或气滞闭着，或营血亏虚，或瘀血湿痰等，都可以形成麻木。但其主要病机则为营卫失畅，气血俱虚。如《内经》说："营气虚则不荣，卫气虚则不用。"是以麻木之病都与营卫气血有关。《诸病源候论·风不仁候》说："风不仁者，由荣气虚，卫气实，风寒入于肌肉，使血气行不宣流，其状搔之皮肤如隔衣是也。"《景岳全书·非风诸证治法》说："非风麻木不仁等证因气血不至，所以不知痛痒。盖气虚则麻，血虚则木。"所以说，麻木多是气血俱虚，营卫失和，经脉失于濡养而致。

（二）"不通则痛"的理论依据

痛是临床最常见的自觉症状之一，也是病证名称。其原因甚广，类型繁多，而痛的病机则是"不通则痛"。金元时期，李东垣在《内经》基础上对痛证病理加以了概括，在《医学发明·泄可去闭葶苈大黄之属》篇明确提出了"痛则不通"的病理学说。同时在治疗上也相应地确立了基本原则——通利之法，即所谓"痛随利减，当通其经络，则病痛去矣"。然不论何种疼痛，因于寒的十常八九，寒邪侵犯人体所造成的疼痛，尽管部位可表可里，可浅可深，可上可下，但是病机可归结为一点，即"寒邪入经而稽迟，泣而不行，客于脉外则血少，客于脉中则气不通，故卒然而痛"。这就是说，寒主收引，主凝滞，易使经脉发生血不荣筋的拘挛现象，妨碍血气的运行而致疼痛。《灵枢·痈疽》说："寒邪客于经络之中，则血泣，血泣则不通。"《素问·调经论》说："血气者，喜温而恶寒，寒则泣不能流，温则消而去之。"总之，疼痛的病机就在于寒邪造成了血气运行障碍。

（三）麻木与疼痛的转化关系

麻木与疼痛二者关系十分密切，可相互转化。麻木是疼痛的发展，疼痛是麻木的好转，两者是疾病的不同程度而已。故临床在治疗麻木过程中出现疼痛是好的现象，而疼痛病在治疗过程中出现麻木则是病情的加重。

疼痛与麻木转化示意图，见图 5-1。

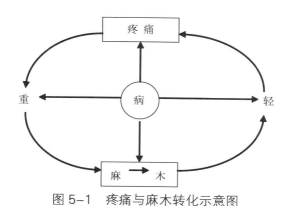

图 5-1　疼痛与麻木转化示意图

（四）益气养血、疏通经络是麻木的治则

由于邪气侵袭或脏腑功能低下，致使阴阳气血亏损，人体脏腑脉络失于温养、濡润而麻木。盖"气虚则麻，血虚则木"，故

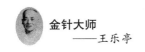
应以益气养血为治疗麻木的基本法则。然而经络循行全身，通达表里，贯穿上下，对人体具有输送气血，发挥营内卫外的重要作用。所以在疏通经络的基础上，经脉才能得到气血的濡养。《灵枢·经脉》说："谷入于胃，脉道以通，血气乃行。"《难经·二十三难》亦说："经脉者，行气血，通阴阳，以荣于身者也。"这说明经脉有输送气血、荣养全身的功能，所以益气养血、疏通经络，两者配伍是治疗麻木的基本法则。

（五）典型病例

例 1：杨某，女，56 岁，农民，初诊日期：1974 年 7 月 29 日。

主诉：上肢麻木已 5 年。

现病史：两上肢始疼痛，渐渐麻胀，日久则麻木不仁，不知冷热，不能干活。体质虚弱，月经已更年，生育十三胎。头晕，目眩，心烦，心悸，纳谷不香，夜寐多梦，屡服中西药治疗无效。

舌象：质淡白，苔白滑。

脉象：沉细无力。

辨证：妇人多产，气血两伤，血虚则筋脉失养，气虚则经络阻滞，以致营卫不调、麻木不仁之候。

立法：益气养血，调和营卫。

取穴：肩髃、肩贞、曲池、手三里、外关、合谷、中渚。

手法：补法，留针 30 分钟。

治疗过程：针刺 2 次后麻木减轻。针刺 5 次后疼痛加重。针刺 7 次后痛减，上臂与前臂麻木皆愈，唯两手仍麻痛未除。再针：曲池、外关、中渚、八邪（补法留针 30 分钟）。

针刺 9 次后，上肢麻木基本痊愈。继续针刺巩固治疗。

针刺 14 次后，上肢麻木痊愈，结束治疗。

【按语】

通过针治 14 次，观察到疼痛与麻木的转化关系。此案妇人多产，气血两虚，屡服补剂无效，今用针刺 14 次收全功，实乃可喜。正因为麻木是风伤卫气，寒伤营血，湿伤肌肉，以及气虚不运，或气滞闭着，或营血亏虚而致。故取穴皆为手三阳之经脉，疏通经气，理气活血，通络和营，更以经外奇穴畅通末梢之经气。经气畅通，通则不痛。气血周流，筋脉得养，故能收功。

例 2：赵某，女，50 岁，职员，初诊日期：1983 年 7 月 19 日。

主诉：双上肢麻木 1 年余。

现病史：去年 4 月曾行子宫卵巢全切术，术后半年出现下肢沉重疼痛。4 个月前又出现上肢麻木，时有疼痛，甚则夜间不能入睡。现在下肢症状已不明显，尤以上肢为甚，且常伴有自汗，目干涩，视力减退，食纳尚可，大便一日行数次，时干时稀。

既往史：曾患肾盂肾炎，子宫肌瘤已切除。

舌象：质淡，边尖红，有齿痕，苔薄白。

脉象：沉细无力。

辨证：气虚血亏，血不荣筋。

立法：益气养血，濡养经络。

取穴：中脘、气海、手三里、外关、八邪、足三里。

手法：补法，留针 30 分钟。

治疗经过：针刺 1 次后麻木减轻，针刺 3 次后感上肢疼痛，而麻木逐渐减轻。针刺 5 次后疼痛减轻，针刺 6 次后痊愈。

【按语】

该患者之病症因行子宫卵巢全切，手术耗伤气血，致使肢体疼痛渐致麻木。血虚心脉失养而致夜不能寐，肝脉失养则视力减退，体质虚弱，卫气不固而致自汗。故取益气养血、濡养经络之法治疗。

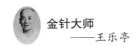

（六）讨论与体会

1.麻木为什么是疼痛的进化，在治疗麻木过程中为什么出现疼痛是好现象？

疼痛为感受寒邪及其他外邪而造成气血瘀阻，血脉虚涩，进一步则不通加重，导致气血两虚，经脉失于濡养而使疼痛转化为麻木。因为血液里含有人体需要的丰富营养物质，由于气的推动，通过经脉的分布运行到全身各个组织中去，进行供给营养的活动。因此，人体内必须经常保持着充足的血液。《灵枢·本脏》篇说："血和则经脉流行，营复阴阳，筋骨劲强，关节清利。"如果血脉虚涩，脉道不通，血脉不充，并且疼痛日久，伤津耗气，均可致血液亏虚。血液偏少了，不仅不足以维持各个组织的营养，就是脉管本身的营养也难以维持。所以疼痛导致的血液虚少，不能营养组织，组织便因营养的缺乏而麻木。故麻木是疼痛的进化。

在针灸治疗麻木过程中，如果出现了疼痛便是病情好转的象征。因为经络具有调和阴阳、运行气血、沟通内外、网络全身、营内卫外的作用，从而使脏腑组织之间保持平衡，内外得到协调。《灵枢·本脏》篇指出："经脉者，所以行血气而营阴阳，濡筋骨，利关节也。"《针灸大成》也指出："经脉十二，络脉十五，外布一身，为血气之道路也。"所以运用针灸治疗，就可达到此目的。《灵枢·九针十二原》篇强调针灸的作用在于"通其经络，调其血气"。这说明了针刺具有调和气血，使气血运行畅通，从而达到濡养全身，保证全身各组织器官的营养供给，为各组织的功能活动提供了必要的物质基础，使麻木恢复知觉而感疼痛，进一步达到脉络通畅，通则不痛的目的。

2."肘臂祛风方"之简介

"肘臂祛风方"为一临床经验配方，对于治疗上肢麻木与疼痛收到较好的疗效。

【取穴】极泉、风池、肩井、中渚。

【加减】

上臂麻痛：加肩髃、肩贞。

前臂麻痛：加五里、曲池、手三里。

腕掌麻痛：加外关、合谷。

手指麻痛：加八邪。

【功用】疏通经络，调和营血，解痹祛风，养血柔筋。

【主治】上肢疼痛，麻木不仁。

【注解】

临床上"肘臂祛风方"主治上肢因受外邪侵袭经络，气血阻结不能畅行，或因妇人多产，筋脉失养，以致麻木不仁。《内经》说："荣气虚则不仁，卫气虚则不用。"麻木就是与卫气营血的关系。麻则轻，木则重。麻木是疼痛的发展，疼痛是麻木的转化过程。麻则肌肤不仁，但觉气微流行；木则痛痒不知，真气不能达及。

3. 麻木是虚证，但也有"虚中夹实"的夹湿情况，故只有临床鉴别准确，方能"虚则补之，实则泄之。"《针灸则》说："麻是气虚，木是湿痰，分为二，虽然亦有气血俱虚，但麻而不木者，亦有虚而感湿者，麻木兼作者。"所以木是夹湿的特征。然夹湿之证往往是由外邪侵袭造成，而表现为湿痹之证。《儒门事亲·痹论》说"此疾之作，多在四时阴雨之时，及三月九月，太阳寒水用事之月……或凝水之地，劳力之人辛苦过度，触冒风雨，寝处浸湿，痹从外入"，从而造成湿邪侵入，使气血运行不畅，引起筋骨肌肉关节等处麻木、疼痛、酸楚、重着，临床常表现为肌肤麻木不仁、活动不便，肢体关节疼痛重着，痛有定处，手足沉重。此是由于湿邪留滞，阻滞气血，经络失和，故肌肤麻木不仁，活动不便。湿为阴邪，重浊黏滞，故疼痛重浊、手足沉重、

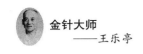

痛有定处。治疗此种虚中夹实之麻木，除用益气养血，还应除湿通络。《张氏医通·痿痹门·痹》说："着痹者，肢体重着不移，疼痛麻木是也。盖气虚则麻，血虚则木。治当利湿为主……更须参以理脾补气之剂，盖土强自能胜湿，气旺自无顽麻也。"故对此种夹湿之麻木，须拟攻补兼施之法方能奏效。

4. 本文讨论的麻木，应与中风前驱症相鉴别。因两者均有麻木之症状，但其表现是不同的。麻木证表现或是全身麻木，或是局部麻木，多见于上肢，包括范围较广。而中风前驱症为拇指及食指麻木，此属中风的先兆。前者血压多属正常，后者均合并高血压病，兼有头晕、头痛、心慌、失眠乏力，渐至麻木，活动不便。此种情况当与麻木证鉴别。中风前驱症的治疗当采用滋阴潜阳，通络息风之法，以防中风发作。

（七）小结

麻木与疼痛是临床常见证候，二者常交替出现，相互转化。然其病机则均为气血亏虚，经络不通，故以针灸治疗，益气养血，疏通经络，可达到调和阴阳、运行气血的目的。使其疗程短，效果好。然而治疗麻木以通为主，补益为辅，必须在经络通畅的基础上，筋脉才能得到濡养，补益才能发挥作用，使麻木治愈，并达到通则不痛的目的。

五、血络与疼痛

血络是指瘀血的络脉。络脉是由经脉分出的网络全身的分支，其循行和分布与经脉大相径庭。《灵枢·经脉》说："诸脉之浮而常见者，皆络脉也。"《灵枢·脉度》说："经脉为里，支而横者为络，络之别者为孙。"明确指出了经脉为里，多深而不可见，络为表，多浅而常见。《灵枢·经脉》说："诸络脉皆不能经大节之间，必行绝道而出，入复合于皮中，其会皆见于外。"说明了络脉不经大节，多循行于经脉不到之处，出入联络，以为流通之用。络脉的作用，为运行气血，渗濡灌注，沟通表里，贯通营卫。络脉有瘀血，其上述功能丧失，必变生诸病。

（一）文献中对血络的记载

《灵枢·血络论》说："黄帝曰：愿闻其奇邪而不在经者。岐伯曰：血络是也。"黄帝说想听你讲一下那种未侵入经脉的奇邪所引起的疾病。岐伯说病邪留滞在络脉，引起络脉瘀血，就是这种病。又说："血脉盛者，坚横以赤，上下无常处，小者如针，大者如筋，即而泻之万全也。"指出如何观察血络，血脉中邪气盛的，血络坚硬，充盈而色红，或上或下，没有固定部位，小的像针，大的像筷子。见到这种情况，就在该处针刺出血，万无一失。清代名医张隐庵说："血络者，外之络脉，孙络见于皮肤之间，气血有留积，则失其外内出入之机。"络脉有瘀血，气血运行不畅，故变生诸病。

血络出现的原因是多方面的，但寒邪侵袭为其主要原因，寒凝气滞，络脉不通，故发生疼痛。《素问·举痛论》说："寒气入经而稽迟，泣而不行，客于脉外则血少，客于脉中则气不通，故卒然而痛。"寒邪侵袭于脉外，则气病影响及血，致使血脉流行不畅而血少，寒邪侵入脉中，则血病影响及气，则脉气不能畅通，所以突然发生疼痛。从证候和病机上讲，血络与疼痛的关系密切。古人讲"不通则痛"，络脉瘀血，不通应痛，但从临床上看血络与疼痛的关系不是相辅相成的。有血络者大部分有疼痛的表现，而疼痛出现的时间不同，有先疼痛而后出现血络者，也有先有血络而后出现疼痛者，还有一部分人有血络而从未出现过疼痛。关于这方面的文献资料报道甚少，本文从古代文献中对血络的认识、血络出现的原因、血络的发病特点、血络与疼痛的关

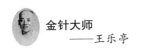

系、血络的治疗、血络与静脉曲张的关系等六个方面对血络与疼痛加以探讨。

（二）血络出现的原因

血络出现的原因，根据临床所见大致有感受寒凉、劳碌、妊娠、外伤等方面。现分别加以说明。

1. 寒凉

有血络的患者，大部分起因为感受寒邪，寒为阴邪。易伤阳气，阳气不足，血脉运行鼓动无力，故血液易瘀阻于脉络。寒性凝滞，寒性收引，寒邪侵袭，气机收敛，牵引作痛。《素问·举痛论》说："寒气客于脉外则脉寒，脉寒则蜷缩，蜷缩则脉绌急，绌急则外引小络，故卒然而痛。"寒邪侵犯脉外，可使经脉受寒，脉寒则血行凝滞，经脉收缩，脉收缩则拘急，与在外的络脉相互牵引，所以突然疼痛。《灵枢·经脉》说："凡诊络脉，脉色青则寒且痛，赤则有热……"寒邪侵袭，络脉气血瘀阻，故色青并且疼痛。从临床所见，出现血络且疼痛者多为感寒，每遇冬季病情加重，故寒凉为血络出现的主要原因。

2. 劳碌

据临床分析，有血络者大部分为体力劳动者，包括家庭妇女在内，以长久站立的职业患者为多，也有一部分脑力劳动者。过度劳累，耗伤气血。《素问·举痛论》说："劳则气耗。"气虚致血脉瘀阻而出现血络者，多伴有少气倦怠、神疲乏力、食欲不振等症。

劳心过度，阴血暗耗，心气不足，血虚经脉失养，血运不畅而出现血络，其常伴有头晕健忘、失眠多梦等症。所以不论是脑力劳动者，还是体力劳动者，过度劳碌，都可造成气血不足，血运不畅而出现血络，其中又以体力劳动者占多数。

3. 妊娠

有的病人是在妊娠后期出现血络，其中一部分为分娩后血络自行消失，也有不能消失的。其原因为妊娠期体内一部分血液要供养给胎儿，加上一些妇女妊娠反应重，呕吐纳差，以致血的生化之源不足，使体内血液供不应求而成血虚。再因随着胎儿的逐渐增大，压迫一些脉络，使气血运行受阻而出现血络。

4. 其他原因

血络出现的原因除感寒凉和劳累、妊娠以外，还有外伤、感受湿邪等因素。跌打损伤，气血瘀阻，久居潮湿之处，或食生冷肥甘，伤及脾胃，湿邪困阻，气机不利，气滞血瘀而出现血络。以上这些致病因素，在临床上是可以见到的。

（三）血络的发病特点

1. 发病年龄

患者出现血络，大多在 40 岁以上，年轻者较少见。《素问·阴阳应象大论》说："年四十而阴气自半也，起居衰矣……"随年龄的增长，人的体质会相对变弱，出现阴阳不调，气血不足，加之劳累过度、耗伤气血，所以易感受外邪，引起血运不畅而出现血络。

2. 血络与四时的关系

《素问·经络篇》说："经有常色，而络无常变也。"是说经脉有固定之色，而络脉是随四时变化的。又说："阴络之色应其经，阳络之色变无常，随四时而行也。"说明了络脉的颜色是随四季气候的寒暖而变化的，没有常色，并把络脉分为阴络及阳络。随四时气候变化颜色的为阳络，阳脉位置表浅，容易见到，比阴络更靠近皮表部位。

《素问·经脉》说："寒多则凝泣，凝泣则青黑，热多则淖泽，淖泽则黄赤，此皆常色，谓之无病。"说明天气寒凉时，则血液

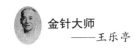

容易凝滞，凝滞就微现青黑色；多热之时，则比较润泽，润泽就成了黄赤色，这些都是正常之色。从血络出现情况看，冬天出现的较多，疼痛也较重，故冬季络脉本身就易凝滞，加之感冬凉之气就更易发病，疼痛较天暖时重，这是冬季有血络患者病情加重的原因之一。

3. 血络与痹证的关系

痹证是由于人体正气虚弱，感受风寒湿等外邪而形成的。以筋骨肌肉关节等处的疼痛、酸楚、麻木为主要特征，常与气候变化有关，以气血运行不畅为主要病理机制。临床上以游走性疼痛为主的痹证称为风痹或行痹，以疼痛为主的称寒痹或痛痹，以沉重、黏滞为显著的称为着痹或湿痹，病久化热的称为热痹。

清代名医张隐庵说："痹者，闭也"，为闭阻不通之意，出现血络为气滞血瘀。血络为一种症候表现，它为痹证的一个体征，在痹证的分类中，以寒痹出现血络最常见，多数病人为久痹后出现血络。《灵枢·寿夭刚柔》说："久痹不去身者，视其血络，尽出其血。"说明久痹病人，其络脉有瘀血，治疗应利其血出，方可祛邪，达病愈之目的，也说明了血络是痹证的一种反应，也是治疗痹证的一个途径。

（四）血络与疼痛

有血络者出现的疼痛，多为刺痛、冷痛。因血络是指气血运行不畅，络脉瘀血，而刺痛为瘀血疼痛的特点。瘀血为有形之邪，其致病多为实证，故因瘀血所致疼痛其性质者多为实证。但以临床所见，患者年龄多四旬以上，多因劳倦体虚，气血不足，又感寒凉、外伤等所致，伴随的其他体征往往虚证多，实证少。如有血络而出现身倦乏力、少气懒言、头晕眼花、失眠健忘、腹胀纳差等气血不足之表现，其证候属性多为虚实夹杂，本虚标实。

如中风后半身不遂的患者，其病机为气虚不能运血，气不能行，血不能荣，气血凝滞，血脉痹阻而引起肢体偏废。其证可见偏枯不用、肢软无力、面色萎黄，下肢可见血络并有疼痛症状、舌胖、质暗，脉虚弱兼涩，证属本虚标实。所以，凡看见有血络者，不能一律论为实证。

血络与疼痛之间有着密切的关系，因血络为瘀阻之脉络，血浓不通，气机不利，不通则痛。血络为痹证的一个体征，又以痹证中寒痹者多见。《灵枢·寿夭刚柔》说："寒痹之为病也，留而不去，时痛而皮不仁。"《灵枢·血络论》说："黄帝曰：愿闻奇邪而不在经者。岐伯曰：血络是也。"病邪留滞在络脉引起络脉瘀血，《内经》讲是奇邪。从理论上讲邪阻络脉，气血瘀阻，理应疼痛。但从临床上分析有血络而疼痛者占多数，也有一部分患者从未出现过疼痛，血络与疼痛出现的时间先后不同，有的出现疼痛而未见血络，现以下列四个方面分析讨论。

1. 先疼痛而后出现血络

一部分患者为先出现疼痛的症状，一年或十几年后出现血络；也有一些患者，血络与疼痛同时出现。先出现疼痛症状的患者，往往开始疼痛不严重，每到冬季病情较重、疼痛明显，以后疼痛逐渐加重，四季皆可发病，下面举例说明之。

例 1：冀某，女，60 岁，干部，初诊日期：1983 年 7 月 19 日。

主诉：双下肢疼痛间断发作 7 年，血络出现 4 年，加重半个月。

现病史：患者 7 年前因受寒出现双下肢疼痛。未做系统治疗，每遇冷疼痛加重，针灸治疗疼痛缓解。4 年前因不慎扭伤，双下肢内侧及后侧出现血络，血络粗细不等，自觉血络逐渐增多，近半个月双膝关节内侧及后侧疼痛，膝关节拘紧，故前来治疗。

现症：双下肢膝关节内侧及后侧疼痛，未见红肿，走路时双膝关节拘紧，双下肢怕冷、恶风，天气变化时疼痛加重，眠可，饮食好，小便调，大便 2 日一行。

既往史：素日身体较好。

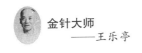

舌象：质淡红，体稍胖，苔薄白。

脉象：弦滑。

检查：（经络检查）足阳明胃经犊鼻穴压痛，足太阴脾经阴陵泉、血海穴压痛，足太阳膀胱经的委中穴压痛，双下肢内侧及后侧有血络，"小者如针，大者如筋"。细者色为紫红，较粗者为青紫。

辨证：感受寒邪，血运不畅，跌打损伤，络脉瘀阻。

立法：活血祛瘀，疏通经脉。

取穴：局部血络点刺放血。针阴陵泉、血海、犊鼻。

手法：取小三棱针用轻巧手法放血，其他留针 30 分钟，使用补法。

治疗经过：经 2 次血络放血，疼痛明显好转，加之针灸治疗，1 个疗程后疼痛基本消失，放血部位血络变浅。

【按语】

清代名医叶天士在《临证指南医案》中明确指出："久痛入络"，而谓病"初在气结在经，久则血伤入络"（《卷四·积聚》）。痹证痛久，由气及血，营卫运行涩滞，络道不通，故出现血络且疼痛。

该患者因感寒邪出现双下肢疼痛，3 年后又因外伤而出现血络，疼痛症状也渐加重，乃为寒邪侵袭，气血不通，跌打损伤，络脉瘀血，故出现疼痛和血络。《灵枢·寿夭刚柔》说："久痹不去身者，视其血络，尽出其血。"该患者经 2 次刺络放血，疼痛明显减轻，放出之血为紫黑色，为血瘀日久之证，可谓"菀陈以除之"。祛其瘀血，疏通经络，加之用针灸调其气机，气机通畅，则血脉流通，故疼痛减轻、血络减少。

2. 先有血络而后出现疼痛

一部分病人血络先出现而后发生疼痛。这些人大多为较年轻时出现血络，一二十年后出现疼痛，其出现血络的原因多为病后体虚、妊娠劳累、感受寒邪等。现举一病例说明。

例2：李某，女，60岁，干部，初诊日期：1983年7月12日。

主诉：双下肢出现血络已30年，双下肢疼痛间断发作有7年。

现病史：患者30年前高烧卧床不起1个月（未明确诊断），病愈后双下肢发现血络，无疼痛，以后血络增多。17年前因下放劳动，过度劳累，故双下肢疼痛、为拘紧痛、遇寒加重，未做系统治疗，近1个月来，腿痛加重，故前来治疗。

现症：双下肢内侧及后侧拘紧痛，无红肿，遇劳或寒则加重，眠好，纳差，二便调。

既往史：无肝炎、结核等病史。

舌象：质淡红，苔薄白。

脉象：沉紧。

检查：经络检查未见异常，双下肢血络较多，分布不均，以膝关节后侧腘窝处及下肢内侧较多，按之有压痛（血络多的部位），细小血络呈红色，较粗的血络为青紫色，皮肤未见溃烂。

辨证：病后体虚，气血不足，劳累感寒，络脉瘀阻。

立法：益气养血，祛瘀通络。

取穴：局部血络点刺放血。针太溪、血海、足三里。

手法：取小三棱针用轻巧手法放血，其他留针30分钟，使用补法。

治疗经过：经4次刺络放血，针后腿疼好转；针治10次后，诸症显效，但血络未见变化。

【按语】

《素问·皮部论》说："邪客于皮则腠理开，开则邪入客于络脉，络脉满则注于经脉，经脉满则入舍于腑脏也。"说明了外邪循经传入的路线为：浮络→络脉→经脉→脏腑。先有血络的患者，往往为外邪侵袭，卫表不固，络脉受阻，因年轻体健，正气

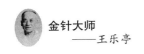

旺盛，所以只引起表浅的浮络瘀血，而未传入络脉，经脉、络脉之气血运行仍为疏通，加之年轻气血旺盛，故表现不出疼痛。但随着年龄的增长，体质相对减弱，加上感受寒邪、劳累过度、妊娠、外伤等因素的刺激而发病，为新感引动痼疾，故发生疼痛。

该患者为重病后，体质虚弱，气虚血运不畅而出现小的络脉瘀阻，因其出现血络时年方 30 岁，为年轻体健，气血旺盛，故邪未循经入里而痛。但随年龄增长，年 52 岁时又因劳累过度而致疼痛。此为气血不足，劳累过度，又感外寒而引起气滞血瘀，络脉瘀阻而痛。

《素问·血气形志》说："凡治病必先去其血，乃去其所苦，伺之所欲，然后泻有余，补不足。"这种治疗，对于邪客络脉而经不病的患者，刺之有急泻邪气，杜绝传变的作用。该患者出现血络的时间长达 30 年，所以针刺 1 次不能明显见效，刺络放血，以除瘀积，气血运行通畅，故疼痛有所缓解。因血络较多，且时间长，故放血 4 次，其血络变化不显；针治 10 次后，临床症状消失，但血络如故。

3. 有血络而不疼痛

血络与疼痛之间关系密切，有血络者多数出现疼痛，只是疼痛出现的时间不同，但也有一部分有血络十年至几十年未发现疼痛者，举例说明之。

例 3：朱某，女，51 岁，会计，初诊日期：1983 年 7 月 7 日。

主诉：双下肢出现血络 25 年，从未发生过疼痛、麻木等感觉。

现病史：患者 25 年前双下肢出现血络，并自觉血络逐年增多，从未出现过双下肢疼痛，患者一直不分季节坚持长跑锻炼，从未有过任何不适感。

既往史：素日身体基本良好。

舌象：质淡红，苔薄白。

脉象：沉滑。

检查：双下肢后侧血络很多，大小粗细不等，分布不均，粗者为青色，中粗者为青紫色，较细者呈紫红色，有的部分联成片，无压痛，双下肢不浮肿。

辨证：湿阻经络，瘀血充脉。

立法：化湿通经，活血祛瘀。

取穴：暂不做治疗，观察对照。因为病人虽然血络严重，但无疼痛，故未刺络放血。

【按语】

《素问·痹论》指出："其不痛不仁者病久入深，荣卫之行涩，经络时疏，故不通"（"不通"，当从《甲乙经》作"不痛"）。痹证不痛而肌肤麻木，是日久病邪深入，营卫运行不流利，以致经络有时空虚故不痛。皮肤失去营养而麻木不仁。《黄帝内经素问白话解》认为，由于邪气久留体内不去，则损伤营卫，营卫的行动虽然迟涩，但因经络之脉依旧疏通，所以不痛。从以上解释可以理解为病久伤营卫，也就是只引起体表浮络的瘀血，但经络之脉依然通畅，所以不发生疼痛，但随着时间的延续和人体质的变化，是否最终也会出现疼痛还有待于进一步观察。

对于这种有血络而不疼痛的病人是否应该给予治疗，还要进一步研究。《灵枢·经脉》说："故诸刺络脉者，必刺其结上，其血者虽无结，急取之以泻其邪而出其血，留之发为痹也。"对于这种病人，可以设想有血络者不治疗最终都会出现疼痛，只是时间的长短不同。如及早的刺络放血，去除络脉中瘀积的血液，祛其邪气，杜绝传变，可防止痹证出现，这个问题要进一步观察以证实。

该患者下肢血络很多，又一直坚持长跑而未发生疼痛，说明其深部的经脉是通畅的。但其血络也有逐渐增多的趋势，所以将来是否会发生疼痛还是个未知数，需时间来证实。

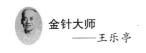

4. 有疼痛而无血络

有疼痛而未见血络的患者临床是不少见的，引起下肢疼痛的原因很多，可因感受寒湿、感受湿热、气滞血瘀、肾亏体虚等引起，老年人以肾亏体虚而出现疼痛者多见，年轻人以跌打挫闪，感受寒湿者多见。临床以腰痛连及下肢痛的为多见。如《杂病源流犀烛·腰脐病源流》说："腰痛，精气虚而邪客病也……肾虚其本也，风寒湿热痰饮、气滞血瘀闪挫其标也，或从标，或从本。贵无失其宜而已。"指出肾虚是发病之本。肾虚精亏，骨髓不充，筋脉失养而出现下肢疼痛。其为虚性的疼痛，寒邪直中经脉，未引起体表络脉的变化，故疼痛而未出现血络。现举例说明之。

例4：王某，女，55岁，会计，初诊日期：1983年6月10日。

主诉：左腿疼痛3月余。

现病史：患者于今年3月感受寒凉，左下肢出现胀痛且有沉重感，遇寒加重，得热则减，曾在某医院给予局部痛点封闭及口服西药治疗，症状一时缓解，未彻底好转，故来我院针灸治疗。

现症：左小腿胀痛加重，屈伸不利，下蹲后站起困难，纳可，眠好，二便调。

既往史：无特殊记载。

舌象：质淡红，苔薄黄。

脉象：沉缓。

检查：（经络检查）膝关节周围的阴陵泉、阳陵泉、犊鼻均有明显压痛，未见血络。

辨证：风寒痹阻，气血不通。

立法：祛风散寒，宣痹通络。

取穴：足太阳膀胱经穴及足阳明胃经穴交替使用。

手法：均取平补平泻法，留针30分钟。

治疗经过：经5次针治后，腿胀明显减轻，仍然屈曲不利。继续治疗20次后，腿疼胀均已消失，膝关节活动已然恢复正常。

但遇有天气变化时仍有反复。无血络者以调气机为主，气机通畅则祛邪有力，故疼痛可以消失。

【按语】

足太阳膀胱经、足阳明胃经皆为治疗下肢疾病的常用配方，对扶正祛邪之作用甚为突出。胃经多气多血，为气血生化之源，膀胱经驱寒胜湿尤为显著，两经交替针刺共奏益气养血、散寒宣痹之功。

（五）血络的治疗

《灵枢·九针十二原》说："凡用针者，虚则实之，满则泄之，菀陈则除之，邪胜则虚之。"指出了用针灸治疗之法则。对于有疼痛而出现血络的患者，可根据病情加以治疗。

1. 疏通经络，气行则血行

对于病情较轻者，其出现血络的时间不长；疼痛不重者，可用针灸治疗，调其气机，疏通经络，气行则血行，以恢复经络的正常机能，血运通畅，故疼痛亦减轻。如患者田某，女，63 岁，患者下肢出现血络 6 年，间断疼痛 4 年。此次双下肢疼痛半个月，故来诊治，经针足阳明胃经、足太阳膀胱经 3 次后，自觉疼痛明显减轻，并发现双下肢血络减少，变浅变细，以前感到血络充盈如将破裂，现血络变软，说明不是所有出现血络的患者，都要刺络放血，以针刺调理气机，使血脉通畅，气行则血行，故血络可以减少变浅，疼痛亦可减轻。

2. 刺络泻血，菀陈则除之

《素问·调经论》说："视其血络，刺其出血。"《素问·三部九候论》说："孙络病者治其孙络血……上实下虚，切而从之，索其结络脉，刺出其血，以见通之。"通过刺络泻血，可使郁结之气血得以疏通，恢复经气的运行，调整阴阳气血，达到治疗之目的。

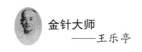

通过刺络放血，使瘀阻于络脉的血得以流通，是谓"菀陈则除之"。经过刺络泻血的患者，其疼痛普遍减轻，放血部位的血络变浅变细，说明其瘀邪已去，络脉流通，故症状减轻。但在刺络泻血时，也要注意人体阴阳气血盛衰的不同、形体强弱的差异、针刺手法等问题，才能不致误治。《灵枢·脉度》说："孙络之盛而有血者疾诛之，盛者泻之，虚者饮药以补之。"说明治疗时应分虚实，不可滥用刺络法。从临床治疗看，刺络泻血与针灸同时并用则疗效更好。

（六）血络与静脉曲张并非相同

血络相当于西医所说的小血管和毛细血管，血络出现疼痛与下肢静脉曲张症状有相同的地方，但两者不属于同一种疾病。

下肢静脉曲张为因长时间的负重或站立所致的下肢浅表静脉扩张、弯曲、伸长，以中年男性发病多。患者常感下肢沉重，紧张，易疲倦，小腿有隐痛，踝部和背部往往有水肿。晚期小腿皮肤呈营养性障碍、萎缩、色素沉着，脱屑、发痒。且常并发下肢慢性溃疡、慢性湿疹、曲张静脉结节破裂或血栓性静脉炎等症。

血络出现疼痛常为刺痛，瘀血的络脉较曲张的静脉细，以毛细血管为多，其症状较静脉曲张轻，无水肿出现，无静脉曲张所出现的并发症，两者之间无关联。如患者傅某，男，70岁，在30年前行大隐静脉切除术，术后20年两下肢出现血络，说明了静脉曲张与血络之间无内在的联系，临床可以区分。

（七）讨论与体会

1.《内经》中首次提出血络的论点，其病因为感寒、劳碌、妊娠等，其病机为络脉不通，气血阻滞，其发病年龄多为40岁以上的患者。

2. 血络与疼痛的关系密切，血络与疼痛出现的先后时间不同，也有两者只居其一的情况。血络为痹证的一个体征，以寒痹出现血络者多见。

3.血络的治疗根据病情及人体正气的盛衰而给予不同的治法，分疏通络脉、调理气机和刺络泻血、除瘀祛邪两方面。

六、讨论极泉穴

极泉穴源于《灵枢》，为手少阴心经之起穴。就其临床应用来说，各种书籍、杂志报道甚少，我们在临床上应用此穴治疗多种疾病均取得较好疗效。

（一）极泉穴的位置

古今各种针灸书籍及医家对极泉穴的位置和定位有过不少记载及论述，综述如下：

《十四经发挥》："在腋下筋间，动脉入胸。"

《针灸甲乙经》："腋下筋间动脉入胸中。"

《医学入门》："腋下筋间动脉入胸处。"

《针灸聚英》："臂内腋下筋间，动脉入胸……针三分灸七壮。"

《中国针灸学讲义》："在腋窝之前端，大胸肌停止部。局部解剖：有大胸肌、第一肋间神经之分枝、腋窝神经、腋窝动脉。"

《中华针灸学》："在臂内腋窝下筋间，动脉应手处。解剖：在大胸筋停止之外侧，与肩胛下筋之间，循腋窝动脉及肩胛动脉，分布内膊皮下神经。"

《实用针灸学》："在腋下筋间动脉，入胸中。解剖：肌肉，在胸大肌外下缘。血管：外侧为腋动脉。神经：有臂内侧皮神经及前臂内侧皮神经、尺神经、正中神经。"

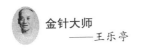
（二）极泉穴的取法

《图考》取此穴：将肩臂举起，在腋窝毛中两筋间，以手按之居筋缝间，即极泉穴也。

《中国针灸学讲义》："手平伸举，按其腋下，当腋窝横纹内侧两筋间有动脉应手处是穴。"

《实用针灸学》："上臂外展平肩，腋窝正中，腋动脉内侧缘。"直刺进针 0.5 ~ 1 寸，施雀啄手法，使触电样针感达手指，反复施术 3 次，即可出针。

（三）主治范围

极泉穴所治疾病颇多，《铜人》《医学入门》《针灸大成》《针灸说约》《循经考穴编》《中国针灸学讲义》《中华针灸学》《近世针灸医学全书》，以及各版本教科书均有所论述，综合如下：

1. 目黄咽干，心痛（心肌炎），干呕烦渴（干呕哕），悲愁不乐，神经衰弱，歇斯底里。

2. 马刀侠瘿（腋下肿、颈淋巴结核），胸部神经痉挛，乳汁分泌不足，狐臭。

3. 胁下满痛（肋间神经痛），臂肘厥寒（肘臂冷痛），四肢不收，肩臂不举，上肢不遂，单瘫。

4. 临床实践中发现，治疗以下病症疗效较为满意。

（1）臂丛神经损伤。

（2）血虚、筋脉失养所致的上肢麻木。

（3）风寒袭络引起的上肢疼痛与麻木。

（四）手少阴心经之起穴

极泉穴为手少阴心经之穴，为手少阴心经脉气所发，故应该首先明确手少阴心经的循行及主治。

《灵枢经·经脉》说:"心手少阴之脉,起于心中,出属心系,下膈络小肠;其支者,从心系上夹咽,系目系;其直者,复从心系却上肺,出腋下,下循臑内后廉,行太阴心主之后,下肘内,循臂内后廉,抵掌后锐骨之端,入掌内后廉,循小指之内出其端。是动则病嗌干心痛,渴而欲饮,是为臂厥。是主心所生病者,目黄胁痛,臑臂内后廉痛厥,掌中热痛。"

语释:手少阴心经脉起于心中,出属于"心系"(心与其他脏器相连系的部位),通过横膈,联络小肠。"心系"向上的脉,夹着食管上行,连系于"目系"(眼球连系于脑的部位);"心系"直行的脉,上行于肺部,再向下出于腋窝部(极泉穴),沿上臂内侧后缘,行于手太阴肺经和手厥阴心包经之后,到达肘窝,沿前臂内侧后缘,至掌后豆骨部,进入掌内,沿小指内侧至末端(少冲),与手太阳小肠经相接。

脏腑经脉病候:本经如发生异常变动时(是动),就会出现咽干、心痛、口渴欲饮等症状,这是"臂厥"的现象。本经所发生的病症为:眼睛发黄,胁肋疼痛,上臂内侧后缘疼痛或厥冷,手心发热。

(五)典型病例

例1:孔某,女,14岁,学生,初诊日期:1976年8月30日。

主诉:左上肢麻痹已月余。

现病史:1个月前因唐山大地震,楼房倒塌,左上肢挤在房顶的预制板夹缝之中,当时神志清醒,家中母亲与弟弟皆已被废墟压死,自己无能力从夹缝中撤出上肢,只觉麻木。10个小时后,父亲从工厂来到废墟,在悲痛而焦急的情况下用手抓住腋窝部位用猛力,从夹缝中拽出左上肢,当即发现手和前臂均不能活动。后随抢救医疗队转移到东北长春治疗,因疗效不好,经他人介绍转本院针灸治疗。

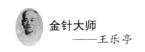

现症：左前臂和手皆麻木不仁，掐之无任何感觉，肌肉明显萎缩，局部发凉，手指只有微弱的活动，不能拿取物品，纳可，二便调，月经正常。

既往史：素体健康。

舌象：质淡红，苔白。

脉象：左细弱，右弦滑。

诊断：臂丛神经损伤（左）。

辨证：外伤经脉，血瘀络阻。

立法：疏通经络，化瘀行气。

取穴：以极泉穴为主；曲池、手三里、外关、后溪、中渚、合谷（左）。

手法：极泉施浅刺雀啄法，感应传至手指。其他穴用补法，留针30分钟。

治疗经过：患者经10次治疗，左上肢麻木已明显见好，腕关节、肘关节均能活动，手指仍无力，活动微弱，寸口脉稍有些力量。针治30次后，左上肢的痛觉、触觉接近正常。针治60次后左手可以拿物、写字、拧洗手巾，做些简单事情，左上肢的皮肤颜色已接近正常，寸口脉与右侧基本相同，萎缩的肌肉已明显恢复，再继续治疗25次巩固疗效。共计治疗85次，治疗6个多月，因需要返回唐山继续上学，所以结束治疗。

【按语】

患者离京后经常来信，5年后随父亲来京出差，到医院专程看望医生，知其左上肢基本正常，只是手比右侧稍小，掌比右侧稍薄。父女对针灸治疗甚为满意。

例2：刘某，女，29岁，干部，初诊日期：1983年6月6日。

主诉：左上肢内侧麻木2天。

现病史：2天前无明显诱因，患者清晨起床后，发现左手尺侧麻木不仁，以手掐之毫无感觉，且手指屈伸不利，不能持重物。遂到某医院就诊，该院诊断为"末梢神经炎"，给予注射维生素 B$_{12}$，口服地巴唑、维生素 E，服药后病情无明显缓解。今日来我院就诊，询问病史，得知病人长期在冷库工作。

现症：左手小指、无名指及中指背侧麻木，掐之不觉，左手背及腕关节尺侧皮肤感觉障碍，中指、无名指、小指屈伸不利，对掌不能，不能持重物，纳可，二便调。

既往史：1977 年曾患急性黄疸性肝炎，经治疗而愈。

舌象：质淡红，苔薄白。

脉象：细滑。

诊断：末梢神经炎。

辨证：寒邪中络，经脉阻滞。

立法：疏通经络，活血行气。

取穴：以极泉穴为主；小海、后溪（左）。

手法：极泉施浅刺雀啄法，感应传至手指。其他穴用补法，留针 30 分钟。

治疗经过：患者经 3 次针灸治疗后，症状明显减轻，左手指活动基本正常，已能对掌，麻木略减，但左手背腕关节尺侧仍有麻木感。经 8 次治疗后，麻木明显减轻，治疗至 15 次时，手指活动完全自如，麻木缓解，临床基本痊愈。

例 3：程某，男，58 岁，工人，初诊日期：1988 年 8 月 18 日。

主诉：右肩臂疼痛 7 天。

现病史：患者 7 天前，晨起突感右肩胛骨边缘疼痛难忍，不能平卧，并逐渐波及整个右上肢，伴麻木感，肘、腕关节处尤甚。曾在某医院就诊，诊断"颈胸神经根炎"。经拔火罐治疗无效。及口服西药布洛芬、消炎痛、肌注度冷丁等，症状仍无好转，今日来我科就诊。

现症：右肩臂剧痛难忍，伴麻木。夜不能寐，心中烦躁，纳呆，二便调。

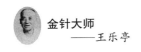

既往史：胃病史 15 年。

舌象：质暗红，苔薄白。

脉象：弦紧。

诊断：颈胸神经根炎。

辨证：风寒袭络，经脉阻滞。

立法：祛风散寒，通络止痛。

取穴：以极泉穴为主；风池、三阳络、二间、三间（右）。

手法：极泉施浅刺雀啄法，感应传至手指。其他穴用补法，留针 30 分钟。

治疗经过：经 2 次针刺治疗后，疼痛减轻，呈阵发性疼痛，但手指仍有麻木感。夜间已经能够入睡。第 3 次治疗后，疼痛基本消失，麻木感减轻，针治 10 次，痛止病愈。

（六）讨论与体会

1. 极泉穴为心经之穴，位于腋窝中，其取穴与临床治疗效果有很大关系。我们在取穴时，多让患者屈肘抬臂，肘与肩平，在腋窝横纹外上方两筋间，直刺进针 0.5 ~ 1 寸，施雀啄法，使触电样针感达手指（有时可达小指，或达四五指端，或达二三指端，有时则五指同时有触电样感觉）。留针 30 分钟后，可出针。

2. 前面所讲肢体有触电样感即中医的循经感传。循经感传是重要的经络现象之一。《黄帝内经》中就已经有了"中气穴，则针游于巷"和"见其乌乌，见其稷稷，从见其飞，不知其谁"这样一些关于循经感传现象的记载。元明时代，针灸疗法有了新的发展，这一时期的《金针赋》《针灸大成》《针灸聚英》和《医学入门》等针灸著作中，对循经感传现象的描述更为生动，并收集和总结了许多驰血运气、飞经走气的方法。

循经感传现象，一向被认为是古人创立经络学说的一个重要依据，历代医家都把掌握和控制循经感传作为提高针刺疗效的一种积极手段。通过临床实践，我们感到极泉穴的感传（即针感传至手指）与否直接关系着治疗效果，患者反映感传疗效很好，而且认为，若无感传则等于没有治疗。所以我们在治疗时，保证每个针刺极泉穴的病人得到感传，以调心经之气，使经脉通达，气血和调，使治疗收到更加满意的效果。

3.痹证的发病机制为素体虚弱，卫阳不固，感受风寒湿邪，流注经络关节，气血运行不畅而为痹证。前面三个病例之中，例二、例三由于工作条件，长期居处寒冷之地，有明显的受寒病史，以致风寒湿邪侵入经络关节，出现疼痛麻木等症。

在痹证的治疗方法上，必须根据外邪侵犯机体的具体情况而决定，有祛风寒、通气血、除湿、清热、补肝肾等法。以上病例均以祛风寒之邪为主，兼以通气血、通脉络。因心主血脉，脉为血之府，是血液通行的隧道，所以《素问·六节脏象论》说："其充在血脉"。《痿论》又说："心主身之血脉"，主宰血脉之运行，濡养全身，为生命活动之中心。又手少阴心经之脉循肩背上肢内侧而行，故取手少阴心经之极泉穴为主治疗本症。

4.以雀啄手法刺极泉穴，对臂丛神经损伤的恢复有积极促进作用，在临床实践中治疗偏瘫、颈椎病、高位截瘫等都有使用价值。例一是外伤性神经损伤，在整个治疗过程中，极泉穴起到了主导作用，此穴是笔者比较常用的穴位之一。

（七）小结

1.本文对于极泉穴的位置、取法、主治范围及临床应用进行了初步探讨。

2.极泉穴为手少阴心经之穴，为手少阴心经脉气所发，它位于腋窝中，取穴时要屈肘抬臂，肘与肩平，在腋窝横纹外上方两

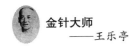

筋间，直刺 0.5 ~ 1 寸，施雀啄法，使触电样针感达手指端。

　　3.极泉穴的临床应用还是较为广泛的，凡臂肘厥寒，四肢不收及上肢麻木、疼痛、酸楚、关节活动不利等均可取极泉穴，特别是对臂丛神经的损伤有积极的治疗作用。

第六章
薪火传承

王乐亭教授的弟子和再传弟子继承他的学术思想和针灸技法，在临床上均有建树，本章收集了他们的临床经验总结共14篇。

针灸治愈失音症的探讨

韩世荫

[**作者介绍**] 韩世荫先生，是金针大师王乐亭教授的第 1 位入室弟子。他于 40 年代初期拜师学习针灸医术，出师后在北京行医，之后调至南京鼓楼医院中医科工作，1953 年 10 月筹建针灸治疗室，任主任医师，曾为江苏省针灸学会理事，发表过多篇论文。

一、文献复习

失音是喉部疾病症状之一。在健康情况下，人的咽、喉部均有发音功能。当喉部发出之音，经过咽、腭、鼻、舌、齿、唇等协同动作而成为正常的语言声音。反之，当咽喉部发生病变时必影响正常的发音。如急性单纯性咽炎，可出现声嘶；软腭麻痹，则说话呈鼻音；咽部脓肿可见语言呈鼻音如鸭鸣等。失音症则多见于喉部疾患，如急性喉炎、喉部脓肿、白喉、喉部结核晚期、内收肌瘫痪，以及功能性失音等。

我国古代医家对咽喉部生理及失音病理和治疗早有专题论述，如《灵枢·忧恚无言》中在对有关咽喉部生理的认识时说："咽喉者，水谷之道也。喉咙者，气之所以上下者也。会厌者，音声之户也。口唇者，音声之扇也。舌者，音声之机也。悬雍垂者，音声之关也。"从以上记载说明我国古代医家早在 2500 多年以前，对于人的发音生理机制和各部发音器官的功能就有认识，与现代生理解剖学基本上是吻合的。

对于失音病因的认识，在该篇中也有明确的记载，如说："人卒然无音者，寒热客于厌，则厌不能发，发不能下，至其开合不

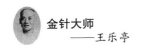

致，故无音。"又谓："夫忧则伤肺，肺伤则无声矣。恚怒伤肝，肝伤则语言不清矣。""盖忧恐忿怒，伤五脏之形，则病五脏而成积。如伤五脏之气，则无音声矣。"这段有关病因的描述，概括了七情六欲，精神因素可导致功能性失音，"如伤五脏之气"也可能产生器质性病变，所谓"寒气客于厌"的外来因素亦能导致本病，基本上概括了失音症的病因。

关于辨证论治方面，该篇归纳有三类：①有音声而语言不清者，当责之心肝。②能语言而无音声者，当责之脾肺。③不能语言而无音声者，此肾气之逆也。从以上三条治疗原则来看，主要按致病所属脏腑分的。第 1 类"有声音而语言不清者，当责之心肝"，从症状来看应不属于失音，似因心肝火胜所致舌强语言不清的中风之症。第 2、3 两类与本症相符，从循经来看，喉部与肺经、肾经、脾经等或从肺系（肺）；或夹舌本，络于横骨，终于会厌（肾）；或夹咽连舌本，散舌下（脾）；或上夹咽（心）。故上述治疗原则，为针刺治疗失音症循经取穴的重要依据。说明古人治疗经验是值得我们重视和发扬的。

我院针灸科根据古代治疗记载，结合临床经验，在 1963 年用针灸治疗 12 例失音症效果良好，兹简介治愈三例供同道参考。

二、治法和取穴

本症处方根据经络循行与病候关系以肾经、肺经、心经为主，配合任脉、脾经等经。主穴：天突、少商、太溪、照海、通里等。辅穴：廉泉、合谷、三阴交等随症加减。每次选用 4～5 穴。手法：邻近穴位多用泻法，远处穴位多用补法，隔日治疗 1 次，每 10 次为一疗程。

三、典型病例介绍

例 1：沈某，女，19 岁，未婚，农民，门诊 63-62281 号。

患者突然失音 8 天，于 1963 年 7 月 8 日来我院五官科检查：咽部及声带正常，诊断：功能性失音。同日转来针灸科治疗，症见：失音，苔白，脉滑，诊为暴喑症。取穴：天突、少商（双）、太溪（双）、照海（双）。上部穴位用泻法，下部穴位用补法。针刺 2 次治疗后失音好转，说话声音可听清。又继续用上穴针刺治疗 3 次，自 7 月 8 日至 15 日共针治 5 次，说话正常，临床治愈。

例 2：高热后失音案

袁某，男，18 岁，门诊 99367 号。

患者因发热 10 天后意识模糊，躁动不安 7 天，在县医院曾服氯化奎宁、氯霉素，体温下降，但仍意识模糊，小便失禁。于 1963 年 10 月 21 日转来我院急诊入院治疗。主要体征：营养较差，意识半清楚，无外伤，瞳孔等大，对光反射存在，唇干，舌苔厚黑，颈软，颈脉不怒张，心律齐，心界不扩大，未闻及杂音，腹软，肝脾未触及。

临床检验：血培养（－），疟原虫（－），外裴反应（－），肥达反应（－），蛔虫（＋＋），钩虫卵少许，肾功能 NPN44mg％，肌酐 1.5mg％，尿酸 3.8mg％，CO_2 结合力 49.7NOL％，大便孵化（－）。

西医诊断：脑型疟疾。

治疗经过：氯霉素、氯化奎宁服用后一周，体温正常，神志清楚，大小便正常。但失音，故于同月 29 日开始用针刺治疗。取穴：少商（双）、通里（双）、照海（双）、天突、廉泉；配穴：合谷（双）、哑门。用平补平泻法，留针 20 分钟。针治 3 次后，失音好转，说话有声，又按以上穴位继续针灸 7 次，说话正常。共计 10 次针刺治疗，取得临床痊愈。

例 3：阴虚失音案

郭某，男，36 岁，干部，门诊 433348 号。

患者失音已 7 个月余，逐渐加重，于 1963 年 4 月 1 日来本院治疗。患者素有头昏、喉干、胸闷、精神不振、腰酸、遗精、肝区痛。西医检查：巩膜无黄染，心肺正常，腹软，肝肋下 2cm，有压痛，脾未触及。肝功能检查全部阴性。诊断：肝肿大。五官科检查：咽喉部无异常，声带不充血、闭合好，诊断：功能性失音。转来我科治疗，查患者面色暗黄，苔白质红，脉细数无力，证属肾阴虚弱，肺经痰热阻滞会厌，致喉干失音。治以补肾清肺化痰热。取主穴：天突、少商（双）、太溪（双）、通里（双）、照海（双）。辅穴：合谷（双）、三阴交（双）、廉泉。隔日针 1 次，针治 6 次后失音好转。对面说话可听清，但语言无力，说几句话后即听不清，仍有头昏、喉干、腰酸、遗精等症。除用以上穴位外，加刺肾俞、命门等补肾穴位继续针治 4 次，总计共 10 次。

第一疗程经以上治疗后，失音有明显好转，头昏、腰酸、疲倦等症状稍有减轻。

第二疗程自 1963 年 4 月 21 日开始针刺治疗，取穴除以上穴位外，并加补中益气健脾和胃穴位。取主穴：天突、少商（双）、中脘、气海、太溪（双）、通里（双）；辅穴：尺泽（双）、百会、合谷（双）、丰隆、足三里（双）、三阴交（双）等随症加减。针刺手法同上。同时配合中药汤剂——玄麦甘桔汤加减。三诊 10剂，并服桑椹子膏及香砂枳术丸等，共针刺治疗 12 次后，对面讲话可听清，精神转佳，腰酸、头昏等症显著好转。

第三疗程针灸处方随症调整。主穴：少商（双）、天突、关元、命门、太溪（双）、通里（双）、照海（双），辅穴：百会、中脘、气海、三阴交（双）、足三里（双）、志室、风府等，并在中脘、气海、足三里穴处加灸法。自 5 月 20 日至 6 月 19 日配合灸法治疗共 11 次，症状完全消失，健康逐渐恢复，回当地后 3个月来信告知情况良好。

四、讨论和体会

1. 病程与疗效有明显关系

上述三例病程越短疗效越好，如第一例病程 8 天，针刺 5 次愈。第二例病程 18 天，针刺 10 次愈。第三例病程 70 天，针刺 33 次愈。故早期治疗甚为重要，延误日久，可能久治不愈。

2. 病因和治疗探讨

本症原因或因高热后伤津，或因余邪郁滞，或因体弱阴虚、阴液亏耗、水不制火、虚火炎上而致喉干失音。故阴虚为本，失音为标。根据急则治标，缓则治本原则，故对急性失音多用泻法，着重治标。如《灵枢·忧恚无言》所说："两泻其血脉，浊气乃辟。"即指金津玉液刺出血。如属慢性则需标本兼顾，补泻兼施，才能全功，如第三例即是。

3. 本症循经取穴探讨

本症循经治疗原则，主要以肺经、肾经、心经、脾经、任脉为主，因为该五经与咽喉部有循行关系。如肺经循行："……上膈属肺，从肺系"肾经循行："……其直者，从肾上贯肝膈、膈入肺中，循喉咙，夹舌本……"心经循行："其支者，从心系上夹咽……"脾经循行："……入腹属脾络胃，上膈，夹咽，连舌本，散舌下"任脉循行："起于中极之下……上毛际，循腹里，上关元，至咽喉……"。《灵枢·忧恚无言》对于循经取穴更为具体，如谓："足之少阴上系于舌，络于横骨，终于会厌，两泻其血脉，浊气乃辟。"又谓："会厌之脉，上络任脉，取之天突，其厌乃发也。"历代治疗失音症的取穴对于《素问》《灵枢》所述治疗原则均有所发挥，积累了更多的经验。如马丹阳十二穴对于心经通里穴主治失音症乃有"欲言声不出……暴瘖面无容，毫针微微刺，方信有神功。"《扁鹊神应针灸玉龙歌》说："喉闭失音并吐血，细寻天突直无偏。"至于少商穴泄肺火，肾经照海穴能导虚火下行，

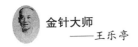

太溪穴有补肾水熄火作用等常用穴位，自不待言。可见，古人循经取穴的经验是宝贵的，值得我们很好地学习和挖掘来为人民健康服务。

针灸治病三要

吴濂清

[**作者介绍**] 吴濂清先生，是金针大师王乐亭教授的第 5 位入室弟子，他于 1949 年初拜师学习针灸医术，出师后考取行医执照，并参加北京中医学会门诊部工作。后调入北京友谊医院工作，任针灸科副主任医师。曾发表针灸专业论文数篇。

针灸治病或有效或无效，成败何在？

首先在于辨证准、病位明，而选穴有所依据。失此取穴，往往有过多或不当之弊。治病必先明脏腑经络，以知病在何脏、何腑、何经，此为辨证配穴之根本。据此再选择对该脏该腑有治疗作用的腧穴，使治疗有的放矢。曾治朱某，女性，44 岁。患尿频、尿急、尿痛、少腹胀痛 2 天，舌苔黄腻，脉象滑数。尿检：白细胞 50～60，红细胞 0～1，蛋白（±），诊为膀胱湿热。先取三阴交，以其为足三阴经之交会穴，肾与膀胱相表里，理论上、临床上都已证明该穴对膀胱疾病有治疗效应。又加膀胱募之中极穴，施以上补下泻手法，针后腹痛立止。2 次治疗后，症状完全消失。尿检："未见异常"。5 天后再复查，尿检仍为"未见异常"。所以，治病必先明病在何脏腑经络，选穴必先明穴位与脏腑的相关效应。马丹阳以 12 个穴位而治疗多种疾病，诚为掌握穴位对脏腑、部位治疗效应的典范。医者治病，必先明此理。

第二是取穴要准。王乐亭老师在世时经常教诲：不明"取三经用一经而必端，取五穴用一穴而必正"之理，是治不好病的！事实正是如此，穴位配方再好而无准确取穴做保证，等于画饼充

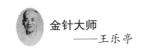

饥。既往对取穴要有真传之说，所谓"真传"，即对穴位的部位（包括体位、特定姿势）、取法、针刺的深度、方向等学有所本，学问扎实、准确。现以太阳穴为例：一般谓眉梢与小眼角之间后1寸，颧弓上陷中。取穴若偏上，必针不深。若在颧弓上缘进针，可刺1～1.5寸。若重复上点进针，但针柄上偏5°～10°，则可针2寸深，针感传满上颌。故所谓"准"是要求对穴位的部位，针刺的深度、方向等要有深入的研究。

第三是明补泻。首先要解决的难点是有无补泻？撇开对补泻的文字争论，让我们从事实进行考察。人有黑白胖瘦、强壮虚弱的不同，针有长短粗细之异，法有疾徐轻重之别，可见针具、体质、手法等方面的差别是客观存在的，为达治疗目的所施行的各种不同补泻手法也相应存在，故补泻之说自可成立。

因此，补泻实际上有两层意思：其一，补、泻是指为达到某种治疗目的进行所谓补或泻。其二，是指为达到某种治疗目的而运用不同的补泻手法。针灸医生必须明白人有强弱不同、病有急慢之分，补泻手法自应有不同之理，以领悟"针灸无功，补泻不清"之言，再以治疗效果为检验补泻手法、理论优劣的尺度，潜心学习，勇于实践，细心观察，摒弃只可意会不可言传之说，自能登堂入室，补泻之妙尽可得矣。

【结论】诊断明，配穴精，取穴准，补泻手法适度，疾病转归如何，自是不言而喻之事。故针灸者当明此治病三要。

浅谈四总穴的治疗原则

张俊英

[**作者介绍**] 张俊英先生，是金针大师王乐亭教授的独子王德福之妻。1949 年结婚后，即随公爹学习针灸医术，是王乐亭教授的第 6 位弟子。1956 年考取医师行医执照，在家挂牌应诊。1959 年参加北京市宣武区广内医院工作，任针灸科主治医师。曾与陈湘生医师共同整理合编《金针王乐亭经验集》，于 2004 年由人民卫生出版社出版，全书 15.7 万字。

"肚腹三里留，腰背委中求，头项寻列缺，面口合谷收。"

这是一首概括性强，启发性好，言简意深，好读易记的针灸歌诀。在临床上起着相当重要而又有效的作用。《针灸大成》《针灸聚英》都将它尽收入书中，据传出于《乾坤生意》，作者何人，未见明确记载，估计最晚也是明朝以前的作品。流传至今，已五百年之久。

一、肚腹三里留

足三里是足阳明胃经之合穴，合穴主治有两种，"合"主逆气而泻，"合"治内腑。说明合穴通六腑，能调节全身功能。足三里穴又叫"下陵""鬼邪"，是胃经的合土。土中真土，为胃之枢纽，后天精华之根也。足三里在膝眼下 3 寸，两筋间，胫骨前缘外侧 1 横指处。足三里穴能升（升补脾气）能降（降胃气）。《灵枢·五邪》讲："补三里以温胃中。"《甲乙经》有："气街，三里，巨虚上下廉，此八穴者，以泻胃中之热也。"《灵枢·五邪》

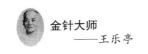

金针大师
——王乐亭

讲："阴阳俱有余，若俱不足，则有寒有热，皆调于三里。"既能治寒证，又能治热证。但在寒热互见时，足三里又有调整作用。足三里主治病症为胃痛，肝病及胃，脾胃不和，食滞吐泻，六腑胀，食不充饥，气乱肠胃，眼病，膝病，狂歌妄言，中风，腰膝重，四肢疾病，颈项肿痛等，并具有保健作用。

【临床应用配穴】

胃痛：加中脘。中脘是胃之募穴。主治中焦受邪，升降失常，气滞而致胃脘痛。有和胃止痛之功。`

腹胀：加天枢。天枢是大肠之募穴，主治呃逆或矢气，大便干燥，腑气不通而致腹胀。有调整胃肠，增加蠕动，改善传导之功。

腹痛：加气海。气海穴是气血之余、呼吸之根、藏精之所、生气之海，是下焦的重要穴位，补之有益脏腑、温下元之功。凡气滞腹痛，尤其脐下痛者，以及妇女月经不调、痛经、虚寒者，可加灸气海。

便秘：加天枢、支沟、阳陵泉。便秘而兼见口苦、咽干、心烦、易怒、胁痛属少阳之气不畅者，可针足三里；天枢调理大肠，配支沟、阳陵泉疏通少阳之气，少阳热清而气通，不犯肠胃，则大肠热清，传导通畅，便秘可解。但此配方对体虚阴亏、津液缺乏、大便干燥而便秘者，是不适宜的。

泄泻：加天枢、三阴交。天枢是大肠募穴，三阴交是肝、脾、肾三条阴经交会之处。

呕吐：配内关、中脘、下脘。内关能宽胸止呕。

痛经：配中极、气海、三阴交。中极能行经定痛，对月经前和行经时腹痛者，止痛效果较好。

膝痛：配阴陵泉、阳陵泉。阴陵泉为脾经之合穴，阳陵泉为筋之会，对筋骨疼痛配合调理肝肾则效果较好。

强壮：灸足三里。"要想安，三里常不干"。足三里壮人之元

阳，补脏腑之亏损，风寒气之积聚，皆得温之化之。有升清化浊
之功，导痰行滞之力。秦承祖说："诸病皆治之。"

二、腰背委中求

委中是足太阳膀胱经之合穴，位于腘窝部，所入为合，因
本经多血，故能用放血治疗诸疾。委中穴因属从背腰而来的两
支膀胱经脉在腘窝的会合处，所以它是治疗腰背疾患的要穴。
《灵枢·终始》讲："病在腰者取之腘。"委中穴别名"血郄""中
郄""委中央"。禁灸。功能清血泄热，舒筋通络，祛风湿，利腰
膝。

【临床应用配穴】

背痛：配大椎、肝俞。

腰痛：配命门、腰阳关、肾俞、大肠俞、昆仑。

闪腰岔气：配人中。

腿痛：配秩边、承山。

膝腘痛：配阴陵泉、阳陵泉。

下肢酸沉：配足三里、三阴交。

中暑腹痛：刺委中出血。

痔疮疼痛：配长强、承山。

丹毒：配膈俞、曲池、血海。

腿肚转筋：配承山。有散寒通络之功。

三、头项寻列缺

列缺为手太阴肺经穴，别名"童玄""腕劳"；又是肺经之络
穴，别走阳明，八脉交会穴之一，通于任脉。有宣肺祛风，疏通
经络之作用。

【临床应用配穴】

偏头痛：配太阳、率谷。

371

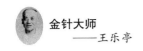

前额痛：配上星、攒竹、头维。

咽痛：配少商、商阳。

鼻塞：配上星、迎香、合谷、风池。

喘：配肺俞、风门。或因寒，或因热，肺气上逆，肃降失常而喘息。

失音：配廉泉、照海。列缺配照海为八脉交会之穴，列缺是肺经穴与任脉相通。

列缺治咳嗽：加尺泽、肺俞、天突。尺泽是肺经之合穴。能降肺气，以复肃降，气不逆则咳止。

项强：配大椎、风池、大杼。大椎穴是督脉穴，督主一身之阳，大椎是手三阳、足三阳与督脉之会。纯阳主表，凡外感六淫之邪在表者，皆能速解。风池穴是足少阳胆经穴，位于颞颥后发际陷中，内部中间为延髓，禁深刺，是手足少阳、阳维之会，为临床常用之穴。有祛风解表，疏邪清热，明目，利机关之效。大杼穴是足太阳膀胱经之穴，在第一胸椎下，陶道旁开 1.5 寸，是手足太阳、少阳之会，督脉之别络，是骨会。有祛风邪，解表热，舒筋脉，调关节的作用。

后头痛：配风池、印堂、太溪。后头疼多属肾气不足，则髓海空虚，或因久痛、气血耗损，可取足少阴肾之原穴太溪补肾。印堂穴，位于两眉中之陷中，为经脉奇穴，可治头痛、失眠。

手腕痛：配合谷、阳溪。三穴都是局部取穴。有散寒，行气，通络，止痛之功。

肺开窍于鼻，肺气不利则鼻塞不通，列缺尚有清利肺气、通窍之功。

四、面口合谷收

合谷是大肠的原穴，别名虎口，位于手大指次指间。孕妇不宜针合谷。合谷是临床常用之大穴，有清热解表、疏散风邪、清泄肺气、通降胃肠的作用。

【临床应用配穴】

面肿：配水沟。水沟是督脉穴，位于鼻柱下，别名人中、鬼宫，是手足阳明、督脉之会。有苏厥逆、清神志、祛风邪、消内热之效，能调阴阳逆气。

目赤：配攒竹、丝竹空，或点刺出血。攒竹是膀胱经之穴位，位于眉头陷中，别名始光、夜光、光明等。禁灸，有祛风明目之功。丝竹空是手少阳三焦经穴，别名目髎，禁灸。有散风，止痛，清火，泄热，通调三焦气机之效。

牙痛：配承浆、地仓、颊车。承浆是任脉经穴，有调阴阳气机，疏散口齿面目风邪的作用。地仓是足阳明胃经穴，位于夹口旁开四分，又名胃维，是手阳明、阳跷之会。有祛风邪，通气滞，利机关作用。颊车是足阳明胃经穴，位于耳垂前，后下0.8寸。有开关通络，祛风调气作用。

腹痛：配天枢、气海。天枢是足阳明胃经穴，别名谷门、朴之等，是大肠之募穴。募是脏腑经气汇聚于胸腹的腧穴，位于夹脐两旁2寸。有疏调大肠，扶土化湿，和营调经，理气消滞作用。气海穴是任脉经之穴，位于脐下1.5寸。有调气益元，培肾补虚，和营血，理经滞，温下焦，祛湿浊作用。

合谷与四关："四关即手之合谷，足之太冲穴"。合谷为大肠经之原穴，太冲为肝经之原穴，合谷位于手歧骨间，太冲位于足歧骨间。合谷属阳主气，而太冲属阴主血，是两者同中之异。两者位居歧骨间，如同重要关隘，有开关节以搜风理痹，行气血，以通经行瘀，亦有涤痰泻火之功，能疗癫、狂、痛及小儿急惊风症。

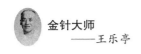
金针大师
——王乐亭

论 气 血

陈湘生

[作者介绍] 陈湘生先生，是金针大师王乐亭教授的第 10 位入室弟子。他于上世纪 50 年代初期拜师学习针灸医术，出师后考取医师行医执照，并挂牌开业行医。1959 年参加北京市宣武区广内医院菜市口门诊部工作，任针灸科主治医师。曾与张俊英医师共同整理合编《金针王乐亭经验集》，于 2004 年由人民卫生出版社出版，全书 15.7 万字。

人人都知道练气功是达生延命、保健延年的一种绝妙养生术。勤习此道的人们也都熟练地传述着怎样调息运气，务使阴阳贯通，气血和谐，炼精化气，练气化神，炼神还虚等最高原则。但气血究竟是怎样生成的？为什么练气功主要是炼气血精神，怎样炼才合乎科学要求。我想这些重要环节，不应该知其然而不知其所以然。也就是练气功，首先要明白这个机制，然后才能把气功练好。我不揣愚昧作如下探讨，希望读者多加指正。

一、气血是怎样生成的

《灵枢·本脏》说："人之血气精神者，所以奉生而周于性命者也。"这句话，已然明确指出：人体的成长和性命的生存，完全依靠气血的养护。我们人类生下来，既有形体的组织，又有精神的活动。形体如同房舍，维护着气血精神的安全存在。气血精神如环无端地营育着形体发育和健康。只有这样，神形相抱，专气若一，才能和自然长期适应，才能与阴阳变化相得益彰。刘河间说："形者生之舍也，气者生之元也，神者生之制也。形以气冲，气耗形病；神依气立，气合神存。"《太平御览·玄示经》讲："夫形体者，特生之具也，非所以生生也。生生乃以素朴为体，以气为元，以神为形，此乃生之宫廷也。"由此看来，形和神一时也离不开气血的濡养，哪部分丢掉气血，哪部分就丧失了精神的活动，呈现出死亡。所以珍重养生的人们爱护气血，应如至宝。

1. 什么是气血

气血在人体上如此珍贵，它到底是什么性质的东西？中医学在术语上所谈的血，每统指精髓、津液、血脉、诸阴而言。例如：温热病，伤阴神昏的症状，明是邪热已灼及脑髓，但在术语上还是说"邪热入营"。用"营"字来代表血分。至于气分呢？也不是专指着呼吸上的吐纳之气。明代张介宾说："气之在上者为宗气，气之在中者为中气，气之在下者为元阴元阳之气。气之在脾者为充气，气之在胃者为胃气，气之在外者为营卫之气。"我们通过这样的启发，还可以多认识些气。如气在腑者为腑气、在脏者为脏气，膀胱气化之气为水气，胃脘所出之气为谷气，阴气所化为精气。总体来看，无非都是气。分而言之，则血中所行者为荣气，肾间所蕴者为真元之气，为肾间动气。气之在阴在阳，迥乎不同。所以练习气功者，对气血的本质应有一定的认识。

2. 气与血的关系

把气和血相对来看，气主动，属阳，是走而不守的东西。血主静，属阴，是守而不走的实物。气每无形，血却有形，这是两个绝对不同的东西。若从表面上臆测，它们似乎各有生源，各司其事，是两种在生活上必不可少的条件，很容易误认为是练气功而不是练血功，而漠视了守一真理在人体内起着异曲同工的作用。它们相互之间"气以血为基，血以气为帅"。血本属静，得气以行；气本主动，得血以济。《灵枢·营卫生会》说："血之与

375

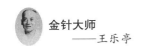
气，异名同类焉"。一言以蔽之，是精化气，气生神，所以气血是同源的。

3. 对精神气血在生理上的探讨

《灵枢·经脉》说："人始生，先成精，精成而脑髓生，骨为干，脉为营，筋为刚，肉为墙，皮肤坚而毛发长，谷入于胃，脉道以通，气血乃行。"具体说明了人生的开始是孕育在母体之中，禀受父母之精结合而成。在这个基础之上，又禀受母体的气血养育，依次生成脑髓、骨、脉、筋肉、皮毛等，从而发育为健全的胎儿。待胎儿出生以后，必须摄取食物营养全身，维持机体生命活动，生长发育。所以说，谷入于胃，脉道以通，血气乃行。显然人的身体形成，先天奉养于后天，先天父母之精，是形体成就的根本。由于精藏于肾，中医学就把这种气称之肾气。肾气的充足或是贫乏在人的生长、衰老过程中起着决定性作用。因此，保养肾气，是养生学术中一个根本问题。

肾主藏精，为一身的根本，已如上述。但肾气对全身的密切关系，究竟如何？有必要再进一步探讨。《难经·八难》说："所谓生气之原者，谓十二经之根本也，谓肾间动气也，此五脏六腑之本，十二经脉之根，呼吸之门，三焦之原，一名守邪之神。"《难经·三十六难》说："命门者，诸神精之所舍，原气之所系也。"由此看来，藏之精一面是肾中的元阴，一面是肾中的元阳。有元阴之至精，而后生脑髓、延髓、脊髓，为一身砥柱。有元阳之生气，而后脾胃才有动力司化，心肝才有掌握橐籥。

更主要的是，元阴与元阳结合起来，精能化气，有了足够的精气，才能有充裕的神智和多能的技巧。所以张介宾说："精藏于肾，肾通于脑。"《素问·灵兰秘典论》说："肾者，作强之官，伎巧出焉。"练习气功为什么要练气、练元，就是要取得养正气蓄至精，使生气绵绵不息的效果。

4.气血的生成

通过以上所谈，对人体先天元阴元阳和精气神可以有初步
的认识和概念。至于血液和诸气，如宗气、中气、胃气、荣卫之
气是如何生成的，我们也要了解。《灵枢·决气》说："何谓气？
岐伯曰：上焦开发，宣五谷味，熏肤，充身，泽毛，若雾露之
溉，是谓气……何谓血？岐伯曰：中焦受气取汁，变化而赤，是
谓血。"《灵枢·刺节真邪》说："真气者，所受于天，与谷气并而
充身者也。"从这两段经文可知，后天之气血生成于水谷，水谷
入胃，通过胃脘的腐熟，把水谷之精溢出来，转贮于脾，脾家又
把精气化分为阴阳，上输入肺，结聚成云。肺部又从鼻吸入天空
的空气，空气是冷气，水谷上蒸是热气，热气遇到冷气，便成雨
露，沛然而泽，洒陈于六腑，通调水道。在这个过程中，很显然
阴阳是相倚的，气血是合流的。为什么？水谷本是实物，属阴，
经过腐熟，而游溢精气，这种气，就是胃气，这种气也就是水谷
所化的阳气。谷精之气，转入于脾，然后源源不断地分化清浊，
清的是阳，浊的是阴，充满全身以为荣养。所以说，脾者为充气
谷气，上升于肺，结合成云，又得天空之气化，而为雨。这两气
相合，我们称它为宗气。宗气的意思是代表综合天空之阳气和谷
气上升为云的阴气，雨露已布。中焦得气，又分清浊，清以化
营，浊以化卫。《素问·痹论》说："荣者，水谷之精气也，和调
于五脏，洒陈于六腑，乃能入于脉也。"故循脉上下，贯五脏络
六腑也。卫者水谷之悍气，其气悍疾滑利，不能入于脉也，故循
皮肤之中、分肉之间，熏于肓膜，散于胸膜。我们将中焦所得之
气分行在脉道里的叫营气，行在脉道外面的叫卫气。营气又聚其
精华，经心变化而为血。《灵枢·邪客》说："营气者，泌其津液，
注之于脉，化以为血，以荣四末，内注五脏六腑，以应刻数焉。
卫气者，出其悍气之慓疾，而先行于四末分肉皮肤之间而不休者
也。"人体有了气血的保护，对外抵御大自然中的风、寒、暑、

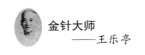

湿、燥、火六淫之邪；内可蓄精气，奉养先天，养脏腑，濡筋骨，利关节，温分肉，充皮肤，司开合，泽毫毛。所以说，气血精神是生而周于性命的至宝。

二、神明的生成和意智所生

1. 神明和意智的生成

《灵枢·本神》说："故生之来谓之精，两精相搏谓之神。"《灵枢·决气》说："两神相搏，合而成形，常先生身，是谓精。"应该从两个方面来认识，一种是先天所赋予的精神，一种是后天自身所化的精神。我们生身之本，本于先天父母所生。父母本身都各自有精有神，也就是有各自的气和血。对照起来看，父属阳，母属阴，阴阳相交，自然是阴阳两精相搏，而赋予胎儿元机动能，同时阴阳两种相交构成胎儿的形体。因此，生之来，既有形体又有功能。神形合一，才是生之理。既生之后，还是要两精相搏和两神相搏，才能安度生长、衰老的过程，尽天年百岁之寿而去。为什么？人的形体有肾以精蓄髓，充满脑脊，为一身之砥柱，已如上文第三节所述。但元阴元阳相结合，又产生至清至精的精气，上达于脑。此外，还有后天水谷之精，布散周身，中焦得气，取汁变化而赤的血液，一面奉养先天、生生不息，一面把至清至精的血气上交于脑，遂产生无穷智慧和意志。应该说，这就是先天的精气与后天的谷精转化的血气，两精相搏所生之神也。

2. 心为君主之官，神明出焉

《素问·灵兰秘典论》说："心者为，君主之官，神明出焉。"这句话从字面上解释就是：心主宰全身的精神活动，神明出在心脏。仅按字义，不循医理去解释经文，就会出现两歧的意思。《素问·六节藏象论》讲："天食人以五气，地食人以五味。五气入鼻，藏于心肺，上使五色修明，音声能彰。五味入口，藏于肠胃，味有所藏，以养五气，气和而生，津液相成，神乃自生。"
《灵枢·天年》说："血气已和，荣卫已通，五脏已成，神气舍心，
魂魄毕具，乃成为人。"这段经文，说明后天的真气是水谷之精
气与天地之大气综合而成。这种真气布泽全身，荣卫气血得以充
盈，而后上有明华之色泽，洪亮之声音，内富津液之濡养，冲和
而生气。心主血脉，主动，属火，谷精经心变化而赤为血，营养
全身，川流不息。肾主藏精，主静，属水，精足则髓满，最精最
清的精气上通于脑，与气血相交，遂产生无穷的智慧。精气与气
血相交合，正是心肾相交，水火既济，动静结合，则动中有静，
静中有动。两相对照，无疑是心属阳、肾属阴，血属阳、精属
阴，阴阳相贯，则阴中有阳，阳中有阴。《素问·解精微论》说：
"夫水之精为志，火之精为神。"中医学认为，动则生阳，静则生
阴，神明主一切功能和智慧，应当以动为主，所以说"心者为，
君主之官，神明出焉"。是以心之动，为神明之主宰，领导着气
血；动静结合，阴阳互相贯通，不使妄行妄动。故不耗散其真，
是养正气蓄至精的一个主要方法。

三、结论

通过以上研究，可以得到这样一个结论，就是人的形体和
神一时一刻也离不开。气血的运行和濡养，气血的生成，在先天
方面有元阴的精，而后才生髓、生脑；也要有元阳的命，而后才
有动、有化。我们就把这元阴、元阳认为先天之本，统称之谓元
气。也就是说，有了先天的元阳之气，生命才有舍藏，同时也给
后天养育的机构具备了充分的条件，这就叫先天、后天。因此，
先天元阴之精，以及所生之髓海都属血；先天之阳、命门的动气，
以及所系的肠胃蠕动、心脏活动、肺叶呼吸等活动力量都属气。
我们把这些认识称作先天的气血。

至于后天，一方面是水谷之精，一方面是天地大气。水谷在

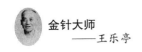
胃叫胃气，谷精入脾称之为充气。与天地之气综合于肺的，我们称为宗气；中焦所得之气，取汁经心变化而赤的，我们称之为中气；清以化营、行于脉中，浊以化卫、行于分肉的，我们称之为荣卫之气。此所谓"胃为后天之本，水谷之海"。气血之源，在变化过程中，实质上又加上自然界的氧气，遂使水谷之精，分化津液和血液，布满周身，濡养脏腑，肾得以藏精蓄髓，形神得以发育生长，这就是后天养先天。所有诸气统称之为气，所有津液统称之为血，也就是后天的气血。

先天的精和后天的血，都是有形的物质。后天之血来自水谷，先天之精禀自父母。为何水谷可以养先天之精气呢？《素问·阴阳应象大论》说："阳为气，阴为味，味归形，形归气，气归精，精归化，精食气，形食味，化生精，气生形，味伤形，气伤精，精化为气，气伤于味。"这段经文足以说明器质化生的源头和过程。至于精本身，通过元阴元阳的化生，精气上通于脑。血也阴阳化分清浊，上交于脑。

于是两精相搏，合而生神，神明所出，智慧无穷，这就是意识的由来。《灵枢·营卫生会》说："人生有两死而无两生。"《太平御览·养生论》说："神在则人，神去则尸。"如此俱见，神形必须合一，气血必须与神形相抱，这就是中医学对人体形神、气血的统一认识。

附带总结一点：我们在临床，常听到治疗神衰的医生讲，这种病是"心肾不交，水火不济"。又说治疗这种病一定要"水火相济，心肾相交"。大家都习以为常，认为这些话是很正确的。但心肾到底怎样相交，水火如何既济，从没有人具体说明，至今是个谜。我这样认为：肾藏精，属水为阴，是"天一之水"。心主神，属火为阳，是"地二之火"。两个最精最清之气，相交于脑，而产生神明，便是水火既济，心肾相交。如果不知持满，不时御神，饮酒入室，以欲竭其精，因而有损元阴元阳。或不节饮食，或久病气血贫乏，都能出现失眠、健忘、心悸、怔忡等神衰病候。究竟是伤血、还是伤精，是伤肾、还是伤心，应该从根本上先有认识，然后治法才能准确。此为同病异治之窍要。若仅知心肾不交，水火不济，是知当然而不知其所以然，那怎能算治病必求于本呢？

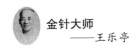

瘫痿针治十一法

于汇川　韩福如　钮韵铎

[**作者介绍**] 于汇川先生，是金针大师王乐亭教授在北京中医医院针灸科工作期间所收的弟子。1959 年，医院党委为贯彻卫生部《关于继承老中医学术经验的紧急通知》精神，给名老中医配备助手和徒弟，当时于汇川已经 37 岁，在针灸科工作多年，专业方面已然有相当基础，经上级领导的安排，拜王乐亭为师，在王氏学术继承人中，有"大师兄"之称。1988 年被医院评为主任医师。曾参加《金针王乐亭》的编写工作，于 1984 年由北京出版社出版，全书 19.4 万字。

瘫痿系指肢体或某一部分组织、器官活动失用的一种证候。内因、外因、不内外因均能导致本病。内因所致瘫痿，起病缓慢，不内外因所致者急速，外因所致者先有形症，继而现之。有关痿证的记载出自《内经》，如《素问·痿论》篇就有五脏使人痿之说；有筋、皮、肉、骨、脉痿的成因；并责之于"肺热叶焦，则皮毛虚弱急薄，著则生痿躄也"。并且指出其病均由情志失调、房事过度，以及湿、热所伤而起。临床所见之症以肺热熏灼、肝肾亏虚，以及湿热浸淫之因居多。如《素问·生气通天论》说："湿热不攘，大筋缝短，小筋弛长，缝短为拘，弛长为痿。"《内经》的这些论述不包括外伤致痿。外伤痿者多见腰段，其主要病机为督脉损伤。因督脉循行贯脊，总督一身之阳。伤之则经气不畅，带脉不引，气血阻隔，筋脉失去濡养则发瘫痿之证也。

一、瘫痪针治方案，通过临床实践的发展过程

王乐亭教授自 1956 年开始对瘫痪之疑难症，着手探讨针灸之疗效。但当时多以内伤及六淫或婴儿瘫致病者多；亦有一些因外伤，或药物、矿物、煤气中毒后遗症而致瘫的患者。此后，外伤患者求治者渐增，因果不同，治法亦随之改进。先遵《内经》"治痿者独取阳明"，以及《医宗金鉴》"五痿皆因肺热生，阳明无病不能成"之论，都是内外因所生之病，未论及外伤，所以仅用阳明经及膀胱经两经腧穴进行治疗。后因病人因果各异，二经之穴不够全面，疗效亦不显著，而采用多种经脉之腧穴并用，经过实践再实践、认识再认识的过程，逐渐创立了瘫痪针治方案的规律性认识。

二、"治瘫十一法"的形成与演变

自 1965 年以来，针灸科门诊病种相对集中，在王乐亭老师所接诊的病人中，每天都有一些下肢截瘫的患者。当时针刺的穴位基本上只有前、后两组配方，交替应用，隔日治疗 1 次，留针 30 分钟。按此方法治疗，还是有一定的治疗效果。

1. "治瘫六法"的产生和发展

经过一段时间的治瘫实践发现，下肢截瘫患者有二便功能不能控制、腰胯无力、下肢肌肉萎缩、肌张力过高、脾胃消化差、体质虚弱等一系列复杂的症候群，只靠两组治疗方案是不够的。所以王老经过研究、探讨，提出新"治瘫六法"的治疗方案。治瘫六法是在两组配方的基础上加入"督脉穴""华佗夹脊""膀胱经背俞穴""任脉和胃经的腹部腧穴"。这一新的治疗措施，取得了进一步的临床效果，增强了截瘫病人的治疗信心。

1969 年初，由全国各地来京的截瘫病人明显增多，"截瘫病医疗组"成立后，加强了专业内涵，在外伤性截瘫治疗过程中体

会到，弛缓型瘫痪比痉挛型瘫痪疗效相对好一些。痉挛型的病例肌张力过高，严重影响下肢运动，给功能锻炼带来相当的困难，所以当务之急是如何解决截瘫病人的痉挛现象。经过反复思考，提出选用胆经的腧穴，主要目的是疏导少阳，调和气血，通利关节。因为胆经与肝经相表里，王老认为肝主筋，而胆主节。筋脉关节滑利强健，则行动灵活，功能矫健。足少阳胆经又与带脉交会，带脉系于命门，横贯腹中，神阙如束腰带。诸经皆联属于带脉而受其约束，且能络于督脉而助其贯通上下。所以将"足少阳胆经"亦选入方案，组成"治瘫七法"。

2. "治瘫七法"在治疗下肢截瘫病中起到了积极作用

"治瘫七法"是治疗痿证的主要配穴，无论内因致病或外伤引起的瘫痿，均用此法进行治疗。它是整体调治的基本方针，是循经取穴的大配方，又是阴阳表里相配的组合。七组之中共取九条经脉，每套配方之中除第五套外（任脉），皆是以阳经穴位为主，阴经穴位为辅。

数年临床所见，绝大部分为外伤患者，十之八九为胸腰段损伤引起的下肢瘫痿，所以应用此七套方案进行治疗后，病情基本能够好转，但对于颈椎高位截瘫效果不够理想，尚需进一步探讨。

早期患者，皆以七法依次循环针刺，隔日1次，每周3次为宜。每次一法，留针30分钟，5个月为一疗程。当进入第三疗程后，则按病情选用其中对症的配穴，不必七法皆用，则疗效更强。后以督脉、膀胱经、胃经较多用，出现痉挛的瘫痪以胆经为多用，软瘫以阳明胃经为多用，饮食不佳的配老十针（即上、中、下脘、气海、天枢、内关、足三里），身体虚弱的配以五脏俞、膈俞、夹脊穴与督脉穴交换使用。临床体会：一般胸、腰椎损伤引起下肢截瘫的恢复期治疗用第二法夹脊术，第四法足太阳膀胱经和第六法足阳明胃经效果较佳；凡气血损伤、体质虚弱的截瘫患者，第三法五脏俞、膈俞，第五法的任脉、足阳明胃经是不可少的；不论损伤位置高低、疗程长短，第一法督脉十三针是基础的配方，切不可忽略。总之，观其病情，灵活运用，随证配穴。

3."治瘫十一法"是比较完善的有效治疗方案

截瘫病医疗组自从成立后，先后收治了几百例外伤性截瘫患者，所应用的治疗措施仍然是以针灸为主体的综合治疗方法。"治瘫七法"确实有效，但仍然有不完善之处。最大的不足是：①治疗高位截瘫没有上肢配穴，缺乏针治方案；②下肢的肌张力过高的痉挛仍然解决得不好。在王老的带动下，群策群力，想办法，终于在1975年的实践中找出了新途径。将"治瘫七法"，再增补"足三阴经"以滋补肝肾，缓痉息风；"手三阳经"以疏通经络，强健肘臂；"手三阴经"以调气活血，柔筋缓痉；"手足十二针"以调和营卫，益气养血，疏导全身经络。从而组成比较完善的、整体的、有效的治疗脑和脊髓病变所引起的病理性、外伤性的各种瘫痪病症的基本针治方案，故称为"瘫痪针治十一法"，简称"治瘫十一法"，开始有效地为病人服务。

三、"治瘫十一法"的组成、功效及方解

1. 第一方案取督脉经

【功效】疏导督脉，通调诸阳，补脑益髓，兴阳壮骨，阳气通畅，则能营养四末。

【取穴】百会、风府、大椎、陶道、身柱、神道、至阳、筋缩、脊中、悬枢、命门、腰阳关、腰俞、长强。

【方解】督脉为手足三阳之会，故称总督诸阳，为阳脉之海。督脉由尾骶上行脊里入络脑，主全身运动机能，它是内因瘫痪或是外伤性截瘫的主要根源，外则统摄诸阳，内则沟通脏腑精气，取之令阴平阳秘，气血调畅，经气贯通，振奋运动机能，一切脑

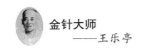

脊疾患皆宜之。

百会，为头气之街、诸阳之会，配风府为脑海；大椎、陶道宣通诸阳，且通利胸椎；身柱为气俞，能疏通督脉之气血；神道，为脏俞，能通调五脏之气，补充髓海的经气以解除瘫痪；至阳为肺海，补益肺气，调理中州；筋缩、脊中舒解筋急，善治脊强不得俯仰，并增强运动能力；悬枢主兴奋腰脊强直，坐卧屈伸不利，且能调理三焦，兼治水谷不化；命门可补相火以壮阳，擅治肾虚、腰痛、小便频及遗尿；腰阳关，补肾健腰，通络和营；腰俞，能治腰软无力；长强，一名营俞，为督脉络穴，别走任脉，为足少阴、少阳之会。《内经》说："营在骶也，补脊髓之虚损，壮督脉之经络，以利二便。"

【加减】颈椎疾患取哑门，下肢强直挛缩选涌泉。哑门以疏调该部的经气，取涌泉滋肾水而荣筋。

2. 第二方案取华佗夹脊

【功效】补益督脉之根蒂，通调脏腑之气血，逐瘀化滞，以利下行。

【取穴】由胸椎第2椎下缘两侧旁开3分，隔一椎对刺，一直针至16椎（即第4腰椎），一侧8针共16针。

【方解】华佗夹脊术乃汉代名医华佗所创立，本方从华佗夹脊术简化、改良而来，华佗夹脊术之原是自胸椎1至腰椎5（即大杼旁3分至17椎下旁5分），每椎下旁开各一针，二侧共34针，临床操作较为复杂，故精简其半，而效不减。夹脊穴能资助督脉之力。凡一切脏腑虚损、髓海空虚、气血不足之证，有增益之功，且能调和阴阳，疏通经脉，是脑脊疾患必取之法。

3. 第三方案取足太阳膀胱经背部脏腑俞穴

【功效】调节外在的脏腑经络之精气输转于内，促进脏腑应有的功能输转于外，充盈气血，强健五脏，贯通濡养下肢，兼理二便。

【取穴】肺俞、心俞、膈俞、肝俞、脾俞、肾俞、大肠俞。

【方解】膀胱经背部脏腑的俞穴与督脉有着密切的联系，手足三阳经皆与督脉相会合，尤其是足太阳膀胱经背部俞穴，都在督脉两侧，其脏腑的经脉与督脉经相互沟通。选用膀胱经背俞以疏通气血，营养筋骨肌肉，通调二便。肺俞，补肺气下降以济肾，润养宗筋；心俞，一名背俞，为太阳之会，心主血而藏神，有养血安神之功；膈俞，《难经》称之血会，统治血病，补血虚泻血热，故有活血化瘀之功；肝俞，肝藏血而荣筋，凡属大筋软短、小筋弛长是其专责；脾俞，脾统血主肌肉，用来统血充养肌肉；肾俞，肾藏精主骨，以补肾益精强骨，肾主二阴司开合，且能通调二便；大肠俞，主津液，是大便秘结或失禁之枢纽，主脊强不得俯仰，为腰骶之关键。

4. 第四方案取足太阳膀胱经腰骶以下的腧穴

【功效】疏调膀胱经气，促使气血通畅，补肾阴，理二便，强筋壮骨。

【取穴】上髎、次髎、中髎、下髎、环跳、承扶、殷门、委中、承山、昆仑、涌泉（肾）。

【方解】增强腰骶，调节洲都，通达阳脉，舒筋利节，且配合足少阴肾经井穴，乃肾与膀胱相表里，阴生于阳，阳根于阴，阴阳互相辅助、相互佐使。

八髎，主治大小便不利或失禁，以及坐卧腰骶无力之疾；环跳，为足少阳胆经穴，位居髀枢，为下肢运动枢纽，用来为治瘫痿之要穴；承扶，一名肉郄，又称阴关和殷门，以起尻臀肌肉无力之助，兼强腰脊调善二便；委中、承山，以疗肉痿筋急；昆仑，主腰尻，增进强健步履之功；涌泉，一名地冲，肾经井穴，肾主二便开合，滋补肾水填精，对三阴所患之病适当其冲，且阴阳二气之根皆从下而上，故诸穴为起瘫疗痿，调理二便必用之穴。

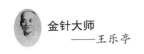
5. 第五方案取任脉和足阳明胃经

【功效】补先天之真元，调后天生化之本，以补中益气、固肾培源、和胃疏肝、启痿调营。

【取穴】巨阙、中脘、下脘、气海、关元、中极（一名玉泉）、梁门、天枢、水道、章门（肝）。

【方解】任脉为手足三阴之会，统摄一身之阴，为诸阴经脉之海，心募、胃募、脾募、大小肠募、膀胱募均属任脉范畴，故取任脉诸募，配以胃经诸穴，能助脾胃化生气血。此脉由玉泉上行腹里，贯脐至胸中而散，主生化之本，气血之源，增强脏腑，润养宗筋，束骨而利机关。巨阙，心之募，能调心火下降以通肾，使水火既济，又火生土而健脾胃；中脘，正在胃中，为六腑之会，主消纳水谷，运化精微，下润宗筋；下脘，补助脾胃，充盈四肢；气海，为生气之海，能补真元不足，脏气虚急，凡属气病是其职权；关元，小肠募，正在胞中，又为血海，《素问·气穴论》"下纪者，关元也"，为足三阴、任脉之会，补阴血、养筋骨之要穴，有调二便之机能，约束水道而利机关；中极，又名玉泉，膀胱募，主气化而利小便；天枢，大肠募，足少阴、冲脉之会，主肠胃运化，调节大肠功能；梁门，胃经穴，补其能助胃消化水谷，增进饮食；水道，以通调下焦，助气化而利水府；章门，脾募，五脏之会，带脉所起，消化水谷，运化精微，补五脏之衰弱，增带脉之功能，收引气血下行，强健下肢，有启瘫痿之力。

6. 第六方案取足阳明胃经

【功效】健脾和胃，运化精微，调补气血，荣养宗筋，疏导阳明，壮骨健步。

【取穴】气街、髀关、伏兔、犊鼻、足三里、上巨虚、下巨虚、解溪、陷谷、内庭、三阴交（脾）。

【方解】足阳明胃经为五脏六腑之海，又为水谷之海，运化精微，润养宗筋，宗筋主束骨而利机关。若阳明有虚、宗筋失养

388

而弛缓，两足痿躄不用，故前贤有"治痿独取阳明"之说。

人之动作，依靠筋骨劲强，关节灵利，其关键皆主宗筋，阳明实则宗筋润，虚则宗筋纵，纵则不能延引带脉而成痿躄，故当以阳明治之，此在临床实为重要。

气街，一名气冲，是阳明之正脉，冲脉所起，为宗筋之会，补养宗筋、强健筋骨关节；髀关主胯髀关节痿软，不能抬举屈伸；伏兔为肾气之街，大脉络之会，补肾精而益脊髓，强筋壮骨；犊鼻在膝髌下，胻骨上，通利关节，增强膝力；足三里是足阳明之枢纽，调运气血，养脉肉，濡筋骨；上巨虚为上廉，是手阳明之下合穴，能调大肠之津液以助下肢运动机能；下巨虚为下廉，是手太阳之下合穴，能充实腿足痿软之力；解溪为足阳明之经穴，属火，能补胃虚，主足脉无力，不能屈伸；陷谷为足阳明输穴，内庭为足阳明荥穴，补其荥、调其输，有其特殊疗效，配脾经之三阴交，用阴阳表里相助，有气血双补之功。

7. 第七方案取足少阳胆经

【功效】疏导少阳，调和气血，通利关节。

【取穴】带脉、居髎、风市、阳陵泉、阳交、光明、悬钟、丘墟、足临泣、侠溪、太冲（肝）。

【方解】足少阳胆经与足厥阴肝经相表里，肝主筋，胆主节，筋节强健动作灵活，且足少阳胆经、带脉二脉相交会，带脉系于命门，横贯腹中神阙，如束腰带，诸经皆联属于带脉而受其约束，络于督脉，使之贯通上下能起瘫痪。

带脉，束诸经支别之脉，使之收引气血下行；居髎为足少阳、阳跷之会，主胯腰无力，不能坐起转侧；风市有祛风湿而强壮下肢之功；阳陵泉为筋之会，筋是人的动作关键，筋病则不能行，补助筋节劲强，有强健步履的目的；阳交又命别阳，阳维之郄，能维护阳气下行，以滋养腿足无力；光明为胆经络

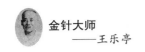

穴，别走肝经，有强筋壮节之功；悬钟又名绝骨，为髓之会，乃为足三阳之大络，补益精髓，有兴阳健步之功；丘墟，主痿厥、坐不能起；足临泣为胆之输穴，调引气血下行，凡是虚损劳伤行动无力、手足麻痹、颤掉拘挛等症，皆有特效；侠溪为胆经荥穴，治瘫消肿壮趾力；太冲，肝经原穴，补能养肝阴生肝血，泻能降肝阳平肝气，肝胆表里，互助协调，故为治疗下肢之关键。

8. 第八方案取足三阴经

【功效】滋阴养血，荣筋壮骨，补肾柔肝，健脾通络，调理二便。

【取穴】气冲（胃）、阴廉、箕门、阴陵泉、三阴交、照海、太冲。

【方解】肝肾阴虚，血不荣筋，二便失调，下肢拘急，屈伸不能。

气冲，足阳明胃经穴（上已解）；阴廉，肝经穴，肝主筋络阴器，治小便不利，益肝阴，柔筋活络；太冲，滋阴以平肝潜阳；箕门，脾之穴，主小便不通；阴陵泉，脾之合穴，导利水道，以通调二便；三阴交，足太阴少阴厥阴之会，有益脾养肝补肾之功；照海，肾经穴，补肾而壮水，以生血。故此配方可调理肝、脾、肾三经，具有强肌、荣筋、壮骨、调理二便之功能。

9. 第九方案取手三阳经

【功效】疏通经络，调和荣卫，活血化瘀，强健肘臂。

【取穴】肩髃、肩贞、曲池、三阳络、合谷、阳池、中渚、郄门（心包）。

【方解】阳明为多气多血之经，配三焦经穴调气，引血流行，配以心包经郄门以调和血脉，对上肢活动不利者宜之。

肩髃属大肠经穴，能通经活络，调和气血，通利关节；肩贞有疏风、活血、散结之作用。曲池、合谷以宣气行血，气血和调

390

则肢体健；三阳络、阳池、中渚为手少阳三焦经穴，取以利气、活血祛瘀通络之作用；郗门为心包经穴以调和血脉。用此配方具有活血理气，通达经脉，气血充盈，方能筋肉丰满，动作力强。

10. 第十方案取手三阴经

【功效】调气活血，养血安神，育阴缓痉。

【取穴】腋缝、侠白、尺泽、间使、通里、神门、大陵、支沟（三焦）。

【方解】肺主气，心主血脉，肺气充足，血脉和调，疾病自愈。上肢拘急可取尺泽、侠白，为肺经之穴，可理肺气，气畅则血行；间使为心包络穴，有定志利膈舒气之功；通里为心经之络穴，通手太阳经，主治四肢沉重不举。神门为心经之输、原穴，大陵为心包经之输穴、原穴，二穴皆主体重节痛，清神志，安心神；支沟，可疏通三焦气机，助三焦气化，利三焦之水道。故此配方具有益气养血，育阴缓痉，健强运动功能之作用。

11. 第十一方案取手足十二针

【功效】通经活络，调和营卫，益气养血，为整体调治的法则。

【取穴】曲池、内关、合谷、阳陵泉、足三里、三阴交。

【方解】采用手不过肘、足不过膝的五输穴，是从整体调节，促进全身及脏腑的阴阳平衡，气血通畅，而达到治愈疾病的目的。曲池为大肠经合穴，走而不守，擅能宣气行血，凡气血阻滞之病，皆能舒畅而调和之；合谷为大肠经原穴，开关通窍，疏通经气；内关为心包络穴，手心主之络，别走少阳，八脉交会穴之一，通于阴维脉，气道壅塞、血滞不行以通之；阳陵泉，胆之合穴，筋之会，大有舒筋利节之效；足三里，胃经合穴，胃之枢纽，胃为后天之本，五脏六腑之海，能壮一身之元阳，补脏腑之虚损，调运气血、通达经脉、中兴肠胃以润宗筋，充肌肉、濡筋

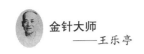
骨；三阴交，肝、脾、肾三脏之交会穴，其在补脾之中，兼补肝阴、肾阳，独有气血双补之功。

四、瘫痿病例介绍

例1：张某，男，3岁。初诊日期：1956年9月。

【**主诉**】右下肢不能站立已4天。

【**病史**】于4天前突然高烧39.4℃，呕吐、大便稀，去某医院急诊，注射青霉素及服西药，次日体温38℃，继抗生素治疗3日后烧退，即发现右下肢不能动、不会站，又去该院复诊做腰椎穿刺检查，诊断为"小儿麻痹症"。

【**现症**】右下肢不能举动站立，腱反射消失，食欲不振，大便正常，小便黄，精神萎靡，面色黄，呼吸正常，语言声低，苔薄黄，舌质淡红，脉沉细。

【**既往史**】两岁时出过麻疹。

【**辨证**】肺热外感，灼伤经络，气血阻滞，发为痿症。

【**治则**】调和气血，通经活络，濡养筋脉。

【**治疗经过**】

第一疗程：选足阳明胃经、足少阳胆经穴，针治12次后，右下肢已能伸屈，但动作缓慢。

第二疗程：选督脉、足阳明胃经加风市、阳陵泉、绝骨。针治24次后，右下肢伸屈较灵活，可搀扶而走。但足腕软力弱，肌肉松弛，纳可便调。

第三疗程：选胆经、膀胱经下肢穴，足阳明胃经穴，针治36次后，右下肢能自行站立走路，步态稍有瘫拐，右下肢肌肉渐丰满。

第四疗程：选膀胱经、足阳明经加阳陵泉、风市、绝骨，针治48次后，双下肢走路基本对称，有时点脚、发软，症情基本恢复正常。为巩固疗效，改手足十二针，对刺一疗程停诊。此例

1 个月（12 次）为一疗程，共治疗半年，临床获愈。

例 2：王某，男，27 岁，东北鹤岗煤矿消防队工人。初诊日期：1956 年 8 月。

【**主诉**】煤气中毒后四肢瘫半年。

【**病史**】该矿单位护理员代诉，6 个月前因矿井下着火，患者在救火中因煤气中毒而昏迷，口吐白沫，小便失禁，急送矿医院急救，醒后四肢瘫软，不能活动，失语，神志昏迷，大小便失禁，治疗后四肢渐略活动，不能行走且肌肉松弛。诊时四肢痿软稍能活动，但不会屈伸，手指拘急，不能翻身起坐，手足发凉伴有失语，所下大便干结（定时灌肠），小便失禁，纳食一般。

【**现症**】面色白，呼吸均匀，二目斜视，表情呆板，苔薄白，舌质淡红，脉弦。血压 120 ／ 80mmHg。

【**治疗经过**】

第一疗程：取督脉、胃经、手足十二针，加百会、人中、中脘、气海、关元。治一疗程后，四肢可以屈伸，能翻身靠坐，二便能够控制，可说简单字，神志渐清楚。

第二疗程：督脉、膀胱经下肢穴、胃经，加肩髃、曲池、合谷、中脘、关元、阳陵泉。治疗后，四肢活动渐灵活，手指能屈伸，可以靠墙站立片刻。

第三疗程：督脉、膀胱经下肢穴、胃经、手足十二针，加人中、中脘、关元、中极、阳陵泉。治疗后，患者在护理员保护下可以架拐站走，大小便能随意，能持小匙吃饭，可说简单话，但吐字缓慢，神志清楚，二目斜视。

第四疗程：膀胱经背俞（五脏俞、膈俞）、胃经、手足十二针、中脘、关元、阳陵泉、带脉。治疗后查：扶单拐能站立，二便能自理，说话较清，神志基本恢复。

第五疗程取穴同上，针后可以弃拐，缓慢独立行走，上肢手指能屈伸持物，手指仍发僵板。

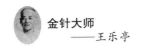
第六疗程拟任脉和胃经、手足十二针，慢慢能独立行走，说话亦渐流利，可以定时排便。两年后得一子很壮，目前只是手指活动有时欠灵活，说话及回答尚准确，临床观察症已基本获愈。

例3：谭某，女，35岁。初诊日期：1959年10月6日。

【**主诉**】双下肢痿症月余。

【**病史**】产后二日发烧37.5℃，次日发现双下肢无力，麻木不仁，服药无效，逐渐加剧。

【**现症**】卧床起坐不利，双下肢不能抬举，足踝无力，皮肤感觉迟钝，膝下发凉，纳谷无味，夜眠不安，多梦胸闷，声低息弱，面色萎黄、体瘦，大便3日一次且干燥，小便失禁，产后恶露未净。舌苔薄白，质淡，脉沉细无力。

本症为产后气血亏虚，脾阳不运，筋脉失养所致，法以调补气血，健脾温肾。

【**治疗过程**】

第一疗程：独取阳明加中脘、气海，灸关元，隔日1次。一疗程毕，足腕可以屈伸，大小便渐复。

第二疗程：督脉、足太阳膀胱经，加肾俞、大肠俞，针后扶桌椅能站立或行数步，大便能控制。

第三疗程：上穴加阳明经，继灸关元、气海，针后自己扶双拐能走，大小便可自理，胸闷已除。

第四疗程：取膀胱经、胃经，继灸关元，加肾俞、阳陵泉，针后扶单拐能走。

第五疗程：仍以上穴治之，针后慢慢行动渐有力，二便自理，症已获愈停针，继灸关元五百壮，每日七壮。

此患者12次为一疗程，半年临床获愈。

例4：程某，男，20岁，建筑公司工人。初诊日期：1972年11月4日。

【**主诉**】四肢瘫痪1年。

【病史】1971 年 12 月因在高空作业不慎摔下，昏迷约半小时，醒后急送某医院急救，X 线平片颈 6 压缩性骨折、无明显脱位。颈部痛，不能活动，四肢不会动。该院检查：胸 5 平面以下感觉消失，腹壁、提睾、肛门、膝及跟腱反射消失，经治 1 年转来我院。

【现证】卧床尚能翻身靠坐，双上肢活动差，不能高举，手指拘急，肌肉萎缩，下肢肌紧张，膝及跟腱反射亢进，扶双拐能站，但发颤，二便失禁。面色黄白，呼吸均匀，语言正常，苔薄白，舌质淡，脉沉细，血压 120/80mmHg。

【治疗过程】

第一疗程：选用胆经，加肩髃、曲池、内关、合谷，一疗程后运动功能有进步，下肢痉挛无改变，小便有时能控制。

第二疗程：选 1、4、6、7 组，加中脘、气海、关元、肾俞依次针之，针后查双上肢可以举动，夹拐可走数步，但需护理员保护，痛觉平面有所下移。

第三疗程：选 4、6、7 组，加肩髃、曲池、内关、合谷、中脘、关元。针后扶拐自走，可以持勺吃饭，小便反射性膀胱，大便定时排，下肢痉挛减。

第四疗程：选 1、4、6 组，加腋缝、尺泽、内关、合谷透劳宫、带脉，针后架一拐已能走，痉挛大有缓解，大便基本自理，小便反射性膀胱。

第五疗程：选 4、6、7 组，加曲池、内关、合谷、中脘、气海、关元、肾俞。针后能扶单拐自走，上肢可以高举，痉挛缓解，大便可控制，小便反射性膀胱，症情逐渐好转。

例 5：葛某，男，31 岁。初诊日期：1968 年 11 月 6 日。

【主诉】双下肢截瘫 6 个月。

【病史】被汽车压伤腰部，当时昏迷，急送医院抢救，X 线平片所见右肩胛骨粉碎性骨折，右肋骨骨折，腰椎压缩性骨折，

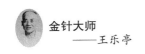

醒后双下肢功能丧失，二便失常，有尿潴留，未曾手术，卧硬铺及中西药治疗，骨折愈合。

【现症】神志清，卧床能翻身靠坐，双下肢全瘫，肌肉萎缩无力，腹壁、肛门反射消失，腰肌疼痛，触觉胸椎 12 以下消失，尿潴留，大便不能自解，需灌肠，三日一行。饮食差，眠欠安，面色黄，苔薄白、舌质淡红，脉沉细，血压 120 ／ 80mmHg。尾骶部褥疮 3 cm×20cm。

【治疗过程】

第一疗程：七个方案依次选用，一疗程后扶双拐能靠墙站立（需护理员推膝），自己可坐。

第二疗程：1、2、4、6 组配穴，加肾俞、大肠俞、中脘、气海、关元。针后患者扶双拐在护理员保护下能走数步，反射性膀胱，大便定时排，褥疮面愈合。

第三疗程：选 4、6、7 组，加关元、中极、肾俞，针后扶单拐可自走，小便反射性膀胱，大便可自解，腰以上恢复知觉，肌肉仍萎缩。

第四疗程：选穴同上。针后活动较灵活，能扶单拐自走，小便能控制但急迫，大便自排，稀时出现失禁。

第五疗程：选 1、4、6 组加气海、关元、命门、肾俞。针后扶单拐能自由行走，二便基本自理，腰以下知觉渐恢复。

第六疗程：选 4、6 组加中脘、气海。针后可以自由行走，二便自理，为了巩固疗效则继针两月，临床获愈而恢复工作。

例 6：董某，男，39 岁，干部。初诊日期：1969 年 6 月 23 日。

【主诉】双下肢截瘫近 2 个月。

【病史】1969 年 4 月 29 日在矿井下施工，突然塌方，砸伤腰部，当时昏迷，双下肢失用，急诊入院。X 线检查第 4 腰椎压缩性骨折。第 2、3 腰椎横突骨折，第 12 肋骨折，神经科检查马尾神经大部分损伤。查两下肢神经反射和肌张力消失，大便失禁，尿潴留。

【现症】双下肢全瘫，不能起坐翻身，肌肉萎缩，左下肢比右下肢差 2cm，大便失禁，小便潴留需导尿。面色黄，体稍胖，精神不振，息粗，语低沉，苔白，脉细弦。体温 37.6℃，血压 136/80mmHg，血红蛋白 10.6g，白细胞 6.4×10^9/L。

【治疗过程】

第一疗程：七组依次针之。针后扶双拐可以走数步，大便自解，已拔除导尿管。

第二疗程：1、2 组合用及 4、5、6 组依次针之。针后扶单拐能走数步。大便自理，小便急迫。

第三疗程：4 组加肾俞、大肠俞、气海、关元、曲骨。针后二便功能恢复，自己能走五里路，生活基本自理，临床获愈，返回工作单位参加生产。1971 年春季来院复查，恢复良好。

五、讨论与体会

1. 抓住致瘫关键，治瘫首取督脉

先师王乐亭教授十多年来治疗各种瘫痪疾病，特别是脊髓损伤的外伤性截瘫。最突出的成就是通过对脊髓的病理、生理和截瘫病人的临床表现和症候群的分析，认识到截瘫病是由于"督脉的损伤"，从而创立了"治瘫首取督脉"的原则与方法，丰富了传统的"治痿独取阳明"的观点。因此，治疗截瘫病抓住调治督脉这个关键所在，才能突出重点而取得疗效。

2. 坚持整体观念，开阔治疗思路

截瘫的病情重，病程长，恢复比较困难。有的病例因脊髓或马尾神经损伤严重，甚至有横断者，确实很难恢复。所以，针灸治疗并非"一针一得"所能胜任，而是要以治督为中心，并针对全身的十二条经络、奇经八脉，以及其所连属的脏腑等，也就是调动全身的机能因素，再配合病人适当而刻苦的功能锻炼，才

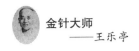
有可能治好损伤，恢复和改善机体的机能状态，恢复生活自理能力。所以，治疗截瘫应着眼于整体，开阔思路，围绕督脉采取"全方位"战术，进行全面治疗，应当说"治瘫十一法"是经过临床验证、行之有效的治疗方案。

3. 重视病损特异，不忘辨证施治

督脉损伤的部位有高低之别，损伤的程度有轻重之分，其临床表现与一般瘫痪有所差异。在治疗方案的选择与安排方面，王老始终坚持因人而异，根据具体病例的临床特点，着眼于整体，重视局部。局部与整体相结合，采取分阶段而又相应妥当的针刺方案，充分体现了中医辨证施治的诊疗特点。并且在治疗的全过程中始终坚持以针灸治疗为主体，同时不排除中药、按摩、功能锻炼的协同作用，主张积极的综合治疗，一切从病人出发。所以能在 10 年的时间里，应用"治瘫十一法"系统观察治疗 500 例外伤性截瘫，并取得了可喜的成绩，使一些截瘫病人生活可以自理，有的重返工作岗位。

针刺治疗中风偏瘫的体会

韩福如　韩喜刚

[**作者介绍**] 韩福如先生，是金针大师王乐亭教授在北京中医医院针灸科工作期间所收的弟子。1963 年 2 月，医院党委为继承中医学遗产，为第二批 15 位著名老中医配备 26 名徒弟。韩福如是其中之一，拜师王乐亭。多年来一直跟随老师佐诊、学习与工作，深得教诲，提高很快。1997 年由医院定为主任医师。曾担任《金针王乐亭》的主要编写者，该书于 1984 年由北京出版社出版，全书 19.4 万字。

中风，是以猝然昏仆，不省人事，伴有口眼歪斜、语言不利、半身不遂，或未曾昏仆而以㖞僻不遂为主症的疾病。有关中风的记载始于《内经》，如大厥、薄厥及偏枯、风痱等。后世医家也多有所论述，在唐、宋以前多以"外风"学说为主。《金匮要略》以邪中浅深、病情轻重而分为中络中经、中腑中脏。唐、宋以后，则以"内风"立论，并且众说纷纭，各言其一而又各持己见。因此，对其病因病机及分类分型很难统一。概括起来，本病多因虚、火、风、痰、气、血而致。由外邪侵袭而引发者称为外风，或称真中风（真中）；无外邪侵袭而发病者称为内风，或称类中风（类中）。王乐亭老师基本上遵照《金匮要略》的分类方法，并结合针灸门诊的具体情况，将中风大致分为三类：①中脏腑，主要见有神志病候，突然昏仆、不省人事，且有闭证、脱证之分，醒后遗留偏瘫等症，抢救方法也有不同。②中经络，无神昏见症，而突然发病；或者是神昏苏醒后，只有手足麻木、肌

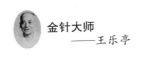
肤不仁、半身不遂、语言不利、口眼歪斜、口角流涎等症。③后遗症，一般病程较长，恢复缓慢。

现代医学统称为"脑血管病"，临床包括脑溢血、蛛网膜下腔出血、脑血栓形成、脑栓塞等。所谓中风偏瘫是指脑血管病后遗症而言，此类后遗症是针灸门诊的主要病种之一，现选典型病案8例，并加以讨论。

一、病案介绍

病例1：脑血栓形成，第二次发病

赵某，女，65岁。初诊日期：1965年10月6日。

两年前曾发脑血栓形成而致左侧半身不遂，经长时间针刺治疗，肢体活动明显恢复。今天下午突然神志昏迷，不能言语，右侧肢体麻木不仁，失去活动能力。高血压病史已多年，平素性情急躁，纳食尚可，夜寐能安，大便秘结不畅，小便正常。舌象无法察看，脉象弦滑。

【辨证】血亏肝热，虚风内动，发为中风。

【治法】平肝息风，补益气血，通经活络。

【处方】先刺手十二井出血，再针百会、人中；手足十二针方。

【手法】泻法，留针30分钟。每日针治1次。

【治疗经过】经针刺治疗4次，神志清醒，语言逐渐恢复，搀扶能行动，大便已解。继针百会、人中、手足十二针方4次，肢体活动恢复正常。

病例2：中风前驱症，危象

李某，男，70岁。初诊日期：1959年春季。

素有高血压病史（血压经常在200／120mmHg以上），夜间突然头晕、目眩尤甚，脸麻，手足发凉，心慌意乱，胸闷气短，伏枕不能动。患者体胖，肩宽项短，左关脉弦实，尺沉伏，右关脉弱而无根。血压 220 / 130mmHg。

【辨证】肾阴亏损，肝阳上亢，欲发卒中。

【治法】平肝降逆，宁心安神，引血下行。

【处方】先用三棱针刺百会、四神聪出血，再刺手十二井出血，继刺手足十二针。

【手法】泻法。

【治疗经过】针后病情稳定，卒中未发。

病例 3：短暂性脑缺血发作

郑某，男，65 岁。初诊日期：1977 年 10 月 17 日。

病人于 5 天前早晨 6 点起床时，发现左侧半身活动失灵，左侧面部及上肢麻木，下肢软弱，不能行走；视物模糊不清，口流涎水，语言不清；头痛如割，夜间为重；食欲尚可；大便干燥，3 ~ 4 日未解；夜尿频数。舌质红，苔微黄，脉弦细数。曾服中药，疗效不显。

【辨证】阴虚肝旺，肝风内动。

【治法】养阴平肝，镇肝息风。

【处方】手足十二针方：曲池、合谷、内关、阳陵泉、足三里、三阴交，加风府、百会。

【手法】先补后泻。补其健侧，泻其患侧。每周针治 3 次。

【治疗经过】经针治 3 次，头痛减轻，大便通畅，已能搀扶行走。手足浮肿，舌质正常，脉弦滑。血压 140 / 80 ~ 170 ~ 100mmHg。按原方隔日 1 次，再针 7 次，左侧上下肢活动已恢复，步履有力，浮肿消失。以后经随访，不但生活自理，而且能承担一般家务劳动。

病例 4：脑出血后遗症

候某，男，60 岁。初诊日期：1976 年 8 月 7 日。

左侧半身不遂已 7 月余。患侧臂痛挛急，仅能抬至胸部，手指不能屈伸，下肢走路困难，需要别人搀扶。食纳正常，二便自调。血压 160 / 90mmHg。舌质淡，苔白润，脉沉细。

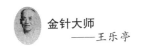

【辨证】气血两虚，筋脉失养。

【治法】补益气血，舒筋活络。

【处方】十二透穴方：肩髃透臂臑、腋缝透胛缝、曲池透少海、外关透内关、阳池透大陵、合谷透劳宫、环跳透风市、阳关透曲泉、阳陵泉透阴陵泉、绝骨透三阴交、丘墟透申脉、太冲透涌泉。

【手法】先补后泻。留针30分钟，每周针治3次。

【治疗经过】经针刺治疗5次，上肢疼痛未作，挛急缓解，下肢力量增加，抬腿较前有进步。舌苔薄白，脉弦细。血压150／90mmHg。继用前方针刺治疗10次，能够扶拐杖在室内行走，手指屈伸也有所恢复，能够用力持物。又继续针治10次，不用扶拐能行数十米，上肢能抬至平肩，手能持物料理一般生活。

病例5：脑血栓形成

张某，男，51岁。初诊日期：1977年9月27日。

病人素有高血压史，左半身不遂已4月余。今年5月因外感引起头晕、头痛，继而左侧肢体活动不灵活，次日起床时，左侧半身瘫痪，经某医院检查，诊为脑血栓形成，血压190／110mmHg。服西药后病情逐渐好转。来诊时，左鼻唇沟变浅，舌体向左歪斜，左上肢可抬至胸前，手指不能自如屈伸。左下肢强直，当时能扶拐行走数米，每逢天气变化时则患侧关节疼痛。胃纳正常，睡眠好，二便自调。舌苔白，脉弦滑。血压140／100mmHg。

【辨证】肾阴虚亏，气血失调，经络阻滞，筋脉失养。

【治法】滋阴养血，疏风活血，通经活络，疏利关节。

【处方】纠偏方：肩髃、曲池、外关、中渚、合谷、环跳、阳陵泉、足三里、绝骨、太冲；加下关、禾髎、迎香、廉泉。

【手法】补法。留针30分钟。

【治疗经过】隔日针刺 1 次，经过 3 次治疗，鼻唇沟已复正，舌体已不歪斜，下肢自感轻松，上肢功能活动较前好转。按上方隔日连续针刺 15 次，于 12 月 2 日来诊时，上肢已能抬至平肩；除食指外，手指均能屈伸；下肢步履自如，偶尔有时抽筋。苔薄白，脉弦滑。再按原方加承山，针刺 8 次后，经随访已痊愈。

病例 6：重度脑出血，昏迷危证

张某，男，65 岁。会诊日期：1975 年 8 月。

家属代述：患者于 15 天前午饭后外出，突然昏倒，不省人事，当即送往医院。次日出现呃逆、二便失禁等症。经本市数家医院会诊并针灸数次无效。患者呈嗜睡状态，唤之眼睑勉强微动，不能睁眼，呼吸气粗，喉中痰鸣，呃逆不止，右侧上下肢废用，鼻饲饮食。患者面色黄，舌质红，苔黄腻，脉弦滑。血压 160 ／ 90mmHg。

【辨证】肝风内动，胃气上逆。

【治法】镇肝息风，降逆和胃。

【处方】百会、神庭、人中、天突、膻中、巨阙、气海；手足十二针方：曲池、合谷、内关、阳陵泉、足三里、三阴交。

【手法】泻法。留针 50 分钟。

【治疗经过】第一次针后，在行针术中呃逆已见减少，起针时呃逆即止。次日二诊时家属代述：昨日患者逐渐清醒，已能睁眼，呃逆偶尔发作。继用上方针治，三日后，家属告知，呃逆已止，神志已清醒。

病例 7：蛛网膜下腔出血

白某，女，46 岁。初诊日期：1964 年 7 月 30 日。

病人素有头晕头痛病史，四天前因生气突然昏倒，即送医院急诊。次日苏醒，呈嗜睡状，唤之能睁眼，口角向右侧歪斜、流涎，右腮部瘫软，不能言语，右侧半身不遂，手不能握物。大便四日未解，小便失禁，由家属抬来就诊。患者面色黄，喉中有痰

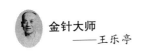

声，舌质绛，苔黄腻，脉弦滑。血压 110 / 90mmHg。

【辨证】肝阳亢盛，痰火交结，发为中风。

【治法】开窍醒神，平肝降逆，化痰息风。

【处方】金津、玉液放血；针百会、人中、手足十二针（曲池、合谷、内关、阳陵泉、足三里、三阴交），加通里。

【手法】泻法。留针 30 分钟，隔日针治 1 次。

【治疗经过】经针刺治疗 6 次后，神志逐渐清醒，已能进食，右臂略微可动，右腿能抬高少许，舌苔渐退，脉见柔和之象。继以通经活络，濡养筋脉为法，方用手足十二针，加右侧地仓、廉泉，再针治 9 次，口已复正，能简单叙述病情。右上肢可以前后摆动；二便自调，语言低微气弱，肢体仍感沉重，右下肢发僵如故，舌苔薄白，脉细弦。证属邪气渐去而正气已衰，治宜调和脏腑，大补真元，加用五脏俞加膈俞方。继针刺 8 次，语言清楚，肢体活动自如。患者病程已两月，体力较差，仍感疲乏，治以调补中州，增强化源，改用老十针方，经治 5 次，基本痊愈。停诊观察，一月后追访，情况良好。

病例 8：脑血栓形成

刘某，女，49 岁。初诊日期：1977 年 6 月 12 日。

病人因母亲去世，精神创伤，疲劳过度，两天前突然发生右侧半身不遂，语言不利，但神志尚清醒。曾服中药、西药疗效不明显。现症见右半身不遂，步履困难，需人搀扶，下肢松软无力，不能抬举，上肢松弛，运动功能丧失。性情急躁、爱哭，不思饮食，腹胀胸闷，气短、心悸、失眠、健忘，面色萎黄，大便数日未行，小便尚调，舌质淡，苔薄白，脉细弦微数。

【辨证】气血不足，肝郁化火，脉络阻滞，筋脉失养。

【治法】补益气血，解郁清热，舒筋活血。

【处方】手足十二针方加中脘、天枢。

【手法】补阴经穴，泻阳经穴。留针 30 分钟，每周针治 3

次。

【治疗经过】针刺治疗 3 次后，患侧上下肢感觉有力，大便正常，余症无明显改变。仍按前法，改用五脏俞加膈俞方，与手足十二针方交替使用，又针刺治疗 10 次。于 7 月 19 日来诊时，由家属搀扶步入诊室，右下肢已能抬步，但仍觉无力，上肢已能高举平脐，手指勉强能屈伸。精神情绪较好，已思饮食，胸闷腹胀减轻。少寐多梦，二便自调，舌质淡，脉细弦，血压 140／80mmHg。按上法又连续针刺 10 次，于 8 月 20 日来诊时，患者已能扶拐步行来诊室，自述感觉周身有力，患侧下肢已能随意活动，上肢活动正常。舌苔薄白，脉弦滑。再用手足十二针方加中脘针刺治疗 10 次。9 月 23 日来诊时，患者自己由家中步行来医院门诊，已能料理一般家务。

二、病例讨论

中风，相当于西医的脑血管意外。临床一般可分为中脏腑、中经络与中风后遗症三种证类，本文所选典型病例，即分属上述三种证类。

例 1：证属血亏肝热，虚风内动，再次发生中风。治以平肝息风，补益气血，通经活络。由于病情较急，突然神昏，急以平肝息风、醒神开窍，故先刺十二井放血，再针百会、人中醒脑明神，用手足十二针方通经活络，调气和血。经针刺治疗 4 次，神志已清，诸症好转；继针刺百会、人中，同时采用手足十二针方，又针治 4 次，右侧肢体活动恢复正常，诸症消失。

例 2：证属肾阴亏损，肝阳上亢，欲发卒中之势，故急刺百会、四神聪出血，再刺手十二井出血，醒神开窍，以缓解血气并上之势。由于处治及时，故未发生卒中，继用手足十二针方，通经活络，调气活血而收功。

例 3：证属阴虚肝旺，肝风内动。治以养阴平肝，镇肝息风。

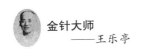

使用手足十二针方，滋阴潜阳疏通经络；加风府、百会祛风通经，醒脑明神。经针治 3 次，症状减轻。按原方又针治 7 次，诸症消失。

例 4：证属气血两虚，筋脉失荣。治以补养气血，舒筋活络。方用十二透穴，施以先补后泻手法，取其通经活络、舒筋利节之功。经针刺治疗 5 次，上肢疼痛未作，挛急缓解，下肢较以前有力。继前方又针刺治疗 10 次，能扶拐行走，手指功能有所恢复；再针治 10 次，上下肢功能活动基本恢复。

例 5：证属肾气虚亏，气血失调，经络阻滞，筋脉失养。治以滋阴养血，疏风活血，通经活络，荣养筋脉。方用纠偏方（经验方）加减，以调和阴阳气血，疏风通经，舒筋利节；加下关、禾髎、迎香、廉泉以牵正利舌。经针刺治疗 3 次，鼻唇沟复正，舌体已不歪斜，关节疼痛消失，上下肢活动较前好转；再针刺治疗 15 次后，其步履自如。因偶尔有抽筋现象，故加承山以舒筋缓急。经随访已告痊愈。

例 6：证属肝火内动，且为初患中风之实证。由于肝阳亢盛，木邪乘土，脾胃气机失和，历时三周，不能进食，脾胃虚弱，清气不升，浊气不降，以致呃逆频发不止。患者由于呃逆频作，遂针刺而不止。所以，在王乐亭老师会诊时，根据"急则治其标，缓则治其本"的原则，先用百会、神庭、人中、天突、膻中、巨阙、气海以醒脑明神，舒气降逆。起针后呃逆即止，神志逐渐清醒。继用上方再针刺治疗 1 次，呃逆未作，神志清醒。而后再用手足十二针方通经活络，调气和血以缓治其本，效果比较理想。

例 7：证属肝阳亢盛，痰火交结，发为中风。施以金津、玉液放血，以利舌本；加针百会、人中醒脑明神；手足十二针方通经活络，调气和血；再加通里，为手少阴心经穴，功能开窍醒神。经针刺治疗 6 次后，神志逐渐清醒，已能进食。继用手足十二针加地仓通经活络，祛风牵正；加廉泉以利舌本。针刺治疗 9 次，口喝已纠正，能简单叙述病情，诸症有所减轻，本虚之象已显，治宜调和脏腑、大补真元，故用五脏俞加膈俞方，以调补五脏、益气和血。针刺治疗 8 次后，语言清楚，肢体活动自如。最后用老十针调中健脾，理气和血以善其后，再经针刺治疗 5 次，基本痊愈。

例 8：证属气血不足，肝郁化火，脉络阻滞，筋脉失养。治以补益气血，解郁清热，舒筋活血。方用手足十二针加中脘、天枢通经活络，益气和血，调和胃肠。经针刺治疗 3 次，患侧上下肢感觉有力，仍以手足十二针方与五脏俞加膈俞交替施用，以调补五脏，益气和血。再针刺治疗 10 次后，搀扶已能行走，余症均减。按上方又针治 20 次，患者能料理家务，并能自行来诊。

从以上 8 例的治疗情况来看，充分说明王乐亭老师所拟定的"中风十三治"方案，完全符合临床实际，并能取得良好的疗效。

三、几点体会

通过多年的临床实践，深刻体会到先师王乐亭教授在治疗中风偏瘫，即对脑血管病后遗症的规律性认识是相当完整而有实用价值，其突出体会有三点：

1. "治风先治（经）气，气行风自息"

对于中风的治疗，首先重视经气的通顺，不论有无外风或是单纯内风所致，详审其病机，均由于内外风邪与痰、热、湿、瘀相搏结阻于经络，经络不通利则肌肉筋脉失养，以致萎废不用。所以，均应以治理经气为主，实际就是通经活络。经气不通又可分为虚实两类。实者宜通，虚者宜充。中风初期实证居多，后期则虚证屡见。所以，基本观点着眼于调理气血，舒通经络。"气为血之帅，气行则血行"，针刺治气通经，是其主要功能，经气舒畅则血脉得通，血脉通则筋肉得养，关节滑利。表面上看起来似乎与"治风先治血，血行风自灭"有些矛盾。但从针刺这一特

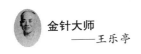
殊治疗手段来看，针刺之后首先要求得气，得气的目的即在于治气，并通过补泻手法引动经气畅行，以气帅血，气行血活则风自息灭。所以，"治风先治气，气行风自息"，是在针灸这一特定的治疗手段的前提下，对于"治风先治血，血行风自灭"的发挥和补充。

2.气血脏腑调，牵正与纠偏

从针刺治疗中风的全部方案来看，比较重视气血、脏腑机能的调整。例如手足十二针法、督脉十三针法、治背俞法、老十针法、治任脉法、治六腑俞法、刺募法等，而且各有侧重。在治疗时又以手足十二针为首选方，适用于各种类型的患者，并要求健侧患侧同治。从学术观点上立足于整体，同时对局部病损也给予足够的重视。例如牵正法、纠偏法的应用，也都是在于通达面部和患肢的气血经络，使之肌肉筋脉得以濡养而恢复其功能。

3.整体机能观，阴阳肾元固

由于中风的发病年龄多为 40 岁以上，肾气已衰、阴虚阳亢为其发病的主要病机。所以，在调理整体机能的前提下，应当突出对于肾元的固护。医生应要求患者注意摄生、忌房事等，同时在治疗施术时也极其注意对于整体阴阳的平调，也就是对于肾阴、肾阳的固护，这是要点之一。

四、结论

治疗中风偏瘫，不论中脏腑、中经络，留有的后遗症大致相同，所以针刺治法也没有大的区别，只是病情有轻重之差。中风偏瘫的症候群是半身不遂，言语不利，口眼歪斜，口角流涎，吞咽困难或发呛，有的还留有意识障碍以及精神症状。总之，中风病经过抢救后，对所留有的后遗症，必须抓紧时间给予积极治疗，根据辨证、辨经、辨病的施治原则，结合调经气、行瘀血、通脉络之要点进行全方位的调理论治。尽快改善脑部血液循环，增强脑部之畅通，正所谓："血无气不行，气无血不升，气行则血行，气滞则血瘀。"因此，除活血化瘀外，尚需扶正补气以加强推动经气运行的能力，改变瘫痪肢体的功能活动，争取得到康复。

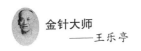

针刺能否促进脊髓再生

——两例截瘫病人的远期疗效观察

钮韵铎　钮雪梅

[**作者介绍**] 钮韵铎先生，是金针大师王乐亭教授在北京中医医院针灸科工作期间所收的弟子。1964年初，因其老师魏舒和患癌症，不能继续教授，根据"师徒自愿，领导批准"的原则，另做安排，故拜王乐亭为师，是王老所收的最后一名徒弟，亦称"关门弟子"。遂侍诊左右，潜心钻研，追随老师20年，深得真传。1993年晋升为主任医师。曾与高益民教授合编《外伤性截瘫防治手册》，于1972年由人民卫生出版社出版，全书10.7万字。个人专著《金针再传》于1994年由科学技术文献出版社出版，全书36万字。发表学术论文30余篇。

在21世纪的今天，由于工业和交通的高度发展，外伤事故发生率不断增长，脊髓损伤的病例也不断增多。多年来，医学界一直认为，人的脊髓损伤后不能再生，因此对于这些病例只是采取消极的治疗方法。病人发生截瘫后即陷入悲惨境地，特别是脊髓严重损伤的患者，很少能有再恢复功能的希望，即使医疗、护理技术的不断提高及康复的功能锻炼，也仍然不能从根本上解决问题。

笔者从1969年开始就投入外伤性截瘫的治疗与研究，系统观察了外伤性截瘫500例，取得了一定的疗效。但经认真分析不难看出，对于不完全损伤的病例其疗效略感乐观，而脊髓严重损伤的病例很难取得令人满意的效果。

笔者在 500 例资料中选择两例脊髓圆锥部横断性损伤的典型病例，经过相当时间的以针刺为主的综合性治疗，其截瘫情况有明显改变。让我们以"透过现象看实质"的观察方法来分析判断针刺对脊髓的再生，有无促进作用。

兹介绍两例外伤性截瘫病人的治疗全过程，包括诊断依据、手术记录、X 光照片、针刺治疗方案、讨论与体会、远期疗效观察和随访情况。

一、典型病例

病例 1：张某，女，受伤时年龄 18 岁，中学生。初诊日期：1975 年 11 月 8 日。

【病程】2 个月。

【受伤史】1975 年 9 月 7 日上午 9 时左右，在田间劳动时被自动步枪击中右侧肋下，当即不能站立，双下肢失去知觉，不能活动，以致两下肢截瘫。

致伤暴力：直接暴力。

受伤时的体位：蹲位。

骨损伤程度及部位：第 1 腰椎椎管内有子弹头嵌入。腰 1、腰 2 椎棘突和椎弓有粉碎骨折。

伤后处理情况：在大港油田医院急救处理。

搬运情况：合理。

手术日期：1975 年 9 月 7 日在大港油田医院手术。

手术名称：减压取弹头。

手术所见：脊髓横断有约 1cm 之缺损、硬膜亦有缺损、无法缝合。

曾经治疗和效果：伤后 3 小时手术，术后对症西药、抗感染、卧硬板床，治疗 2 个月未见明显恢复。

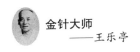
【体检】体质虚弱、心（－）、肺（－）、肝（－）、脾（－），有尿路感染。

【一般检查】

面色：青黄；营养状况：差；

患肢皮肤色泽粗暗、下肢浮肿、两足发凉、两下肢无汗。血压 134 / 82mmHg。

神经系统：颅神经未发现异常。

【舌脉】舌质淡红，苔白，脉沉细。

【诊断】

（1）脊柱损伤：腰 1 火器伤、外伤性截瘫。

（2）脊髓损伤：脊髓火器贯通伤，脊髓圆椎部完全横断。

（3）外伤性截瘫四等一级，截瘫指数为 6。

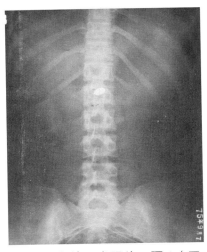

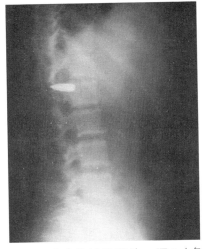

图 1　手术前 X 光照片，腰 1（正位）弹头嵌入腰 1 椎管内。

图 2　手术前 X 光照片，腰 1（侧位）弹头嵌入腰 1 椎管内。

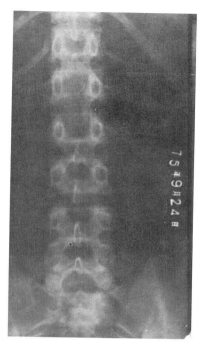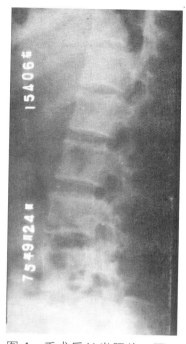

图3　手术后 X 光照片，腰 1
（正位）。

图4　手术后 X 光照片，腰 1
（侧位）。

【初诊日期】：1975 年 11 月 8 日。

伤后 2 个月来截瘫组治疗，术后感觉障碍平面略有下降，双下肢肌肉萎缩，呈弛缓型瘫痪。

检查感觉障碍平面：痛觉 T11；触觉（左）T12（右）L1；腹直肌、腰方肌各 2 级；髂腰肌、股四头肌等下肢肌力皆为 0 级。大便不能控制，小便尿潴留，留置导尿管排尿，不能站立，不能行走。

【治疗小结】：1978 年 6 月 5 日。

经过 2 年半的综合治疗，能扶双拐悬空站立，使用双拐 65 分钟可以行走 500 米以上，反射性膀胱建立，大便每日自排一

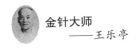
次，感觉障碍平面明显下降。痛觉（左）L1（右）L3；触觉（左）L2（右）L4；腹直肌、腰方肌皆 5 级；髂腰肌（左）3（右）4 级；内收肌（左）2（右）3 级；臀中小肌（左）2（右）3 级；股四头肌（左）2（右）4 级；腘绳肌（左）1（右）3 级。在整个治疗过程中一直没出现合并症。

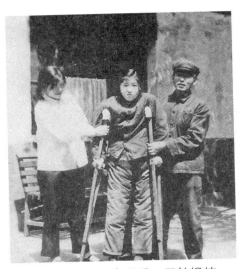

图 5　治疗 7 个月后，开始锻炼。

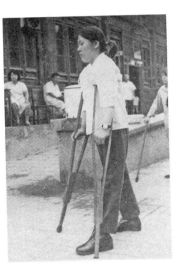

图 6　治疗 2 年半时，练习行走，65 分钟可以走 500 米以上。

【随访】：1990 年 3 月 25 日（实际年龄 33 岁，受伤年限 14 年 6 个月）。

病人伤后 2 个月开始综合治疗。1978 年 12 月因左膝关节外伤性滑膜炎而中断治疗，5 个月之后又继续治疗至 1984 年 12 月，先后共治疗 8 年半。

（1）神经系统检查：腹壁反射：腹横肌、腹斜肌、腹直肌反射皆（++）；浅反射：疼觉（左）L2（右）L4；触觉（左）L2（右）

L4。膝腱、跟腱反射、肛门反射皆消失。病理反射皆未引出。

（2）运动系统检查：腹直肌、腰方肌、髂腰肌各5级。内收肌（左）4（右）5级；臀中小肌（左）3（右）5级；股四头肌（左）3（右）5级；腘绳肌（左）2（右）3级。臀大肌、胫前肌、腓肠肌皆为0级。

（3）随意性膀胱，肛门无感觉，有便意，定时排便或随意排便，月经正常，无褥疮，无泌尿系感染。

（4）能翻身，能自坐，能做完整的床上运动，能扶双拐站立，使用双拐可以练习行走1000米。

（5）1986年2月结婚，1987年1月生一女孩健康。

（6）磁共振扫描报告：1988年12月20日在北京神经外科研究所检查。

图像显示：T12、L1平面，见脊髓中断，上下失却连续性，代之以比脊髓信号低的异常信号。邻近蛛网膜下腔信号亦不均匀，其上脊髓变细，余未见异常改变。

印象：T12–L1段（椎体计数）脊髓截断，软化并有蛛网膜下腔黏连，系外伤后改变。

【远期随访】：2005年6月25日（实际年龄48岁，受伤年限29年9个月）。

经过8年半的以针刺为主的综合治疗，下肢的感觉与运动功能得到了明显的恢复。

（1）复查：神经系统检查、运动系统检查，皆与1990年情况大致持平，无明显改变。

（2）膀胱功能，可以随意排尿，尿意急；排便能随意控制，肛门仍无感觉。月经提前、量少，性生活平淡，无褥疮，近几年有泌尿系感染，经常发作。

（3）2004年4月，双肩发生肩周炎，左侧重，右侧轻，由于肩痛所以影响扶拐练习行走。

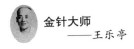
2004年6月，左小腿腓骨骨折，所以一年来没有下地进行功能锻炼。

（4）MR检查报告：2005年6月21日在天津市大港油田职工总医院检查。

图像显示：腰椎生理曲度消失，T12–L3椎间盘T2W1上信号减低，L1–2椎间盘后凸，压迫蛛网膜下腔前缘，右侧椎间孔区受压变窄，横轴位显示L1–2椎间盘偏右后凸出，右侧神经根受压变窄，L1椎体水平可见脊髓圆锥不连续，蛛网膜下腔连续通畅。

印象：①腰1椎体水平脊髓圆锥不完全横断。

②腰1–2椎间盘后突出。

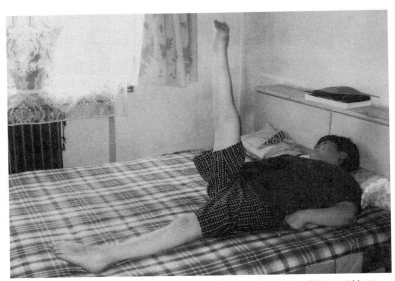

伤后近30年，两下肢活动情况尚好，扶双拐可以练习行走1000米，右腿直立照片。左腿因伤暂无法拍照。

【提示与思考】

（1）手术所见脊髓已横断有约1cm之缺损，况且火器伤之弹头嵌入腰 1 椎管内,据军方介绍弹头射入人体时可以产生 300℃高温,使弹道和局部造成重度灼伤,从而增加了局部创伤的严重程度。

（2）1988 年核磁共振扫描称:"T12、L1 平面见脊髓中断,上下失去连续性,代之以比脊髓信号低的异常信号",试想这种低的异常信号是什么?

（3）2005 年 MR 检查报告:"腰 1 椎体水平脊髓圆锥不完全横断"经手术证实诊断非常清楚的脊髓横断病例,伤后 30 年转化为不完全性横断,显然脊髓已经得到部分修复性的改变,能否理解为脊髓产生再生的现象。

病例 2:齐某,男,受伤时年龄 29 岁,机关干部。初诊日期:1975 年 6 月 29 日。

【病程】3 年 10 个月。

【受伤史】1971 年 8 月 8 日上午 10 点多,因汽车高速行驶,轮胎爆破,汽车失去平衡,翻了两个跟头,加力档顶到左侧腰部而致两下肢瘫痪。

致伤暴力:直接暴力。

受伤时的体位:坐位。

骨损伤程度及部位:腰 1、2 完全侧方脱位（腰 2 左侧错位）,腰 2 棘突骨折。

伤后处理情况:在内蒙锡盟医院急救处理。

搬运情况:不合理。

手术日期:1971 年 8 月 10 日在北京军区总院手术。

手术名称:切开复位、椎板减压、钢板内固定。

手术所见:脊髓圆锥部完全断裂;马尾神经如"拔毛"样撕脱;脊管内空虚;脊髓断裂上端之硬膜见不到;脊髓神经无法吻合修复。

曾经治疗和效果:伤后 46 小时手术,住院 1 年半对症治疗。术后 10 个月开始床上活动右下肢,并进行针灸治疗、穴位注射。

体检:情况良好,心（－）、肺（－）、肝（－）、脾（－）、左肾

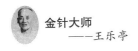

因结石巨大而行左肾切除。

【一般检查】

面色：黄；营养状况：良好。

患肢皮肤色泽粗糙、下肢温度发凉且无汗。血压118/74mmhg。

神经系统：颅神经未发现异常。

【舌脉】 舌质淡红，舌苔薄白，脉弦滑。

【诊断】

（1）脊柱损伤：腰1、2骨折脱位，合并完全截瘫。

（2）脊髓损伤：脊髓圆锥部完全断裂，脊管内无脊髓连续性。

（3）外伤性截瘫四等一级。截瘫指数为6。

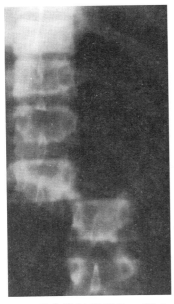

图8　手术前X光照片，腰1、2骨折脱位（正位）。

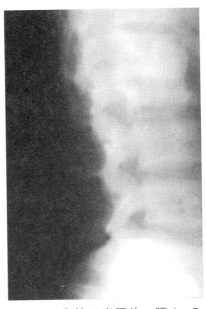

图9　手术前X光照片，腰1、2骨折脱位（侧位）。

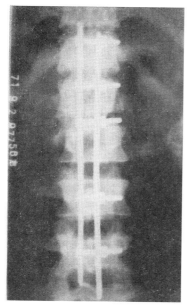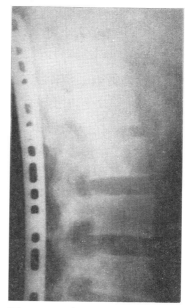

图 10　手术后 X 光照片行切开　　图 11　手术后 X 光照片行切
　　　　复位椎板减压钢板内固　　　　　　开复位椎板减压钢板
　　　　定（正位）。　　　　　　　　　　内固定（侧位）。

【术后观察日期】：1971 年 11 月 10 日

手术后 3 个月入住病房，术后感觉障碍平面稍有改变，病人
情况为两下肢弛缓型瘫痪。

（1）神经系统检查：感觉障碍平面：痛觉（左）T11（右）
T12；触觉（左）T12（右）L1；腹壁反射：上、中皆（++）、下（−）；
膝腱、跟腱反射、肛门反射、提睾反射皆消失；病理反射皆未引
出。

（2）运动系统检查：腹直肌 2 级，腰方肌 1 级，其余下肢肌
力皆 0 级。

（3）膀胱功能：尿潴留，插导尿管定时排尿，肛门无感觉，
不能自行排便，需要灌油或用手掏便；泌尿系经常感染，无褥疮。

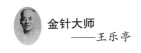

（4）医生要求病人严格卧床，所以不能翻身不能坐，没有进行任何功能训练。

【初诊日期】：1975 年 6 月 29 日

术后 5 个月开始床上活动，10 个月后右腿能活动，1 年后下地锻炼。1974 年因左肾结石巨大而进行左肾摘除手术，故针灸治疗不规范。虽然已经练习扶站，使用双拐可以行走 20 米，但为了能系统治疗，故转截瘫组接受综合治疗。

【治疗小结】：1978 年 5 月 10 日

经过 3 年的综合治疗，以针刺为主，配合活血化瘀通络的中药及刻苦的功能锻炼，促使大部分肌力都有明显恢复。

（1）神经系统检查：感觉障碍平面：痛觉（左）L2（右）L3；触觉（左）L4（右）L5；腹壁反射：上、中、下皆（++）；膝腱、跟腱反射皆消失；提睾反射、肛门反射皆（+）；病理反射皆未引出；位置觉（+）。

（2）运动系统检查：下肢肌肉萎缩（+）；腹直肌、腰方肌、髂腰肌、内收肌、臀中小肌、股四头肌皆 5 级；臀大肌（左）3（右）4 级；腘绳肌（左）1（右）2 级；胫前肌、腓肠肌皆 0 级。

（3）随意性膀胱，肛门有感觉，随意排便、性功能恢复可以自主勃起，而且能排精；没有泌尿系感染，无褥疮合并症。

（4）能翻身、能自坐、能扶单棍站立，可以做床上运动，可以使用双拐 50 分钟行走 800 米。

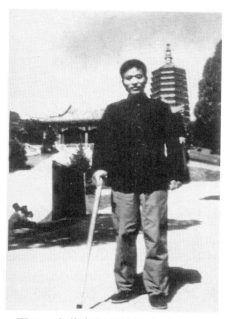

图 8　在截瘫组系统综合治疗后的锻炼照片。

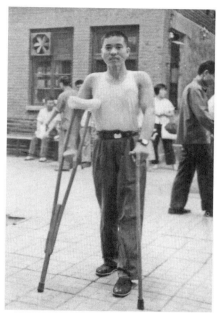

图 9　在截瘫组系统综合治疗后的锻炼照片。

【随访】：1990 年 6 月 14 日（实际年龄 48 岁，受伤年限 18 年 10 个月）

（1）经截瘫组系统进行综合治疗（1975.6—1979.11）共计 4 年半。经神经系统检查、运动系统检查，各方面情况大致与 1979 年 5 月 10 日治疗小结记录相同。

（2）病人以功能锻炼为主，可以使用双拐连续行走 2 公里。

（3）肌肉萎缩（＋），未发生褥疮，但有泌尿系感染发生。性功能尚好，随意性膀胱，肛门有知觉，可以随意排便。

【远期随访】：2005 年 6 月 23 日（实际年龄 63 岁，受伤年限 33 年 10 个月）

（1）病人伤后 46 小时切开复位，椎板减压，钢板内固定。

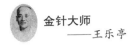

经过 4 年半的以针刺为主的综合治疗，两下肢的感觉与运动功能得到了明显的恢复。特别是病人的刻苦功能锻炼和那种坚持不懈的精神，是对治疗工作最好的支持。

（2）复查神经系统、运动系统，基本维持 1990 年 6 月 14 日情况无明显改变。膀胱随意，排便自理、无褥疮，有泌尿系感染，一般情况良好。

（3）2003 年 5 月 5 日（非典期间）右腓骨两处骨折，严重影响功能锻炼，现在骨折愈合，只在室内双拐练习行走，进行功能锻炼。

（4）2001 年 5 月 31 日 X 光照片复查，骨科情况良好，惟有钢板略有倾斜。

（5）因为病人脊柱有钢板固定，所以不可以做 MR 检查。

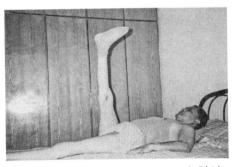 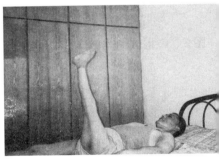

图 14　伤后 34 年（2005.6.23）随访时拍照两下肢活动情况。上图为右腿直腿抬高。　　图 15　伤后 34 年（2005.6.23）随访时拍照两下肢活动情况。上图为左腿直腿抬高。

二、针刺治疗方案

（一）针刺配方

1 组：督脉方

【取穴】百会、风府、大椎、陶道、身柱、神道、至阳、筋缩、脊中、悬枢、命门、腰阳关、长强。

【功效】疏通督脉,补脑健髓。

2 组:足太阳膀胱经配肾经

【取穴】八髎、环跳(胆)、承扶、殷门、委中、承山、昆仑、涌泉(肾)。

【功效】调节州都,强筋健步。

3 组:足阳明胃经配脾经

【取穴】气冲、髀关、伏兔、犊鼻、足三里、上巨虚、下巨虚、解溪、陷谷、内庭、三阴交(脾)。

【功效】调胃健脾,养血荣筋。

(二)疗程安排

一般隔日针刺 1 次,每周治疗 3 次,每次应用一组,轮流交替使用,留针 30 分钟,每半年为 1 个疗程,治疗 5 个月,停诊休息一个月,停诊期间给病人复查、会诊后,再制定下一疗程的治疗方案。

(三)针刺手法

手法刺激的强弱:对于外伤性截瘫病人一般以粗针强刺激为主,因为手法轻,针较细,则刺激量小,达不到应有的传导感应。凡体质较瘦弱而且感应较好的患者,应采取轻手法为适宜。一般截瘫患者在感觉障碍平面以上的穴位,应施中等刺激手法,针刺不宜过深,手法不宜过强,在感觉障碍平面附近的穴位应强刺激,在无感觉的区域应深刺、强刺。

三、讨论与体会

(一)关于脊髓能否再生的文献综述

1. 关于人的脊髓再生问题的研究,最早的资料报道是 1890 年,文章认为脊髓轴索再生从不同的脊髓部位都可以有神经纤维的生长,但由于脊髓损伤后所产生的神经胶质形成了瘢痕组

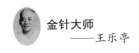
织，从而阻断了脊髓断裂后近端与远端的相互沟通，使再生的神经纤维消失在致密的神经胶质瘢痕之中，也就是损伤部位以上的脊髓下行纤维和损伤部位以下的脊髓上行纤维均被神经胶质膜所阻断，从而形成瘢痕组织。脊髓严重损伤后，由于临床疗效差，无功能恢复，所以被否定了脊髓再生的可能性，使多数学者都接受了脊髓不能再生的见解，因而几十年来放弃了对这个问题的研究。

2. 关于动物试验，100多年以来各国学者做过大量的动物试验，试验对象包括幼鼠、成年猫、兔、狗、小牛等。大部分试验结果表明，哺乳类动物的脊髓在损伤后，可以有再生能力。笔者在上世纪70年代曾经对六条狗进行脊柱损伤试验，也观察到脊髓可以再生的现象。

3. 近几十年来，治疗脊髓损伤的指导思想是以不能再生为出发点。因此，只是采取消极的态度，即使有一些人主张损伤后早期做手术，但由于未能充分创造脊髓再生的条件，因此效果不佳。

（二）创造"脊髓再生"的必要条件

1. 脊髓损伤后若有手术指征者应尽快早期手术，彻底减除椎管内的游离骨片和损伤的软组织对脊髓的压迫，清除神经通路的障碍。

2. 将不稳定的椎体进行内固定，为脊髓的日后恢复创造良好的环境。

3. 清除和防止脊髓损伤后及修复过程的局部瘀血与水肿，使其瘀血和水肿得到彻底内消和吸收。

4. 采取积极有效的治疗措施，防止神经胶质膜的形成，促进脊髓的修复与畅通。

（三）典型病例取得疗效的重要因素

1. 两例患者在受伤后，分别在3小时和46小时进行脊髓探查减压和减压内固定手术，其手术措施合理、方法得当，并赢得了最佳手术时间，为脊髓的修复和畅通创造了良好的条件，为日后的综合治疗奠定了有利的基础。

2. 术后两例患者都曾在不同的阶段，在较长的时间内，服用大剂量的活血化瘀药（鹿角片、自然铜、土鳖虫、红花、骨碎补、三七等），从而促进了脊髓损伤处瘀血和水肿的充分内消和吸收，达到了椎管内再次减压的目的。及时应用活血化瘀药物，可以抑制神经胶质膜所形成的、阻断脊髓沟通的瘢痕组织生长，这种方法叫做"药物对椎管内减压"。

3. 通过 2 ～ 3 年的针刺治疗，重点取补脑通髓的督脉十三针，督脉者循行贯脊，统帅全身阳气，手足三阳经与之交会。脊髓损伤后，其气血、经气运行不畅，甚至阻滞不通，疏通督脉可以畅通气血、调理经络，使阳气上行、下达，沟通"阳脉之海"，荣养四肢百脉。针刺取穴除以督脉为重点外，再配合足太阳膀胱经和足阳明胃经是治疗胸腰段损伤的基本法则。《内经》有"治痿独取阳明"的说法，因为阳明者，五脏六腑之海，主润宗筋，胃受纳水谷，为气血之源，胃气充则气血足，周身肌肉，筋骨均能得到滋养。以上三条经脉乃为一主二辅，共同达到疏通督脉、调理膀胱、补肾和胃健脾、养血荣筋作用，从而使脊髓圆椎部横断性损伤的截瘫病人，经过长时间的治疗取得可喜的疗效。

（四）通过病例的疗效，看脊髓是否有再生的实质

1. 感觉障碍平面的下降：感觉的检查对于脊髓损伤的定位关系甚为密切，因为每一个脊髓的节段和它发出的脊神经都分别支配着机体一定区域的肌肉运动和皮肤感觉。当节段性损伤时，其机能障碍可见于受损节段范围内，因而根据病人感觉障碍的区域，同样可以推测出脊髓损伤的部位。感觉障碍平面的下降，是脊髓损伤后逐渐得到修复和畅通的过程与标志。

2.肌力的恢复与产生随意的自主运动：随意运动是大脑皮质运动的冲动传导到肌肉引起骨骼肌收缩的结果。随意运动的神经通路由两个神经元构成，中枢神经元从中央前回皮层细胞发出的纤维，终止于脊髓前角细胞，周围神经元即脊髓前角细胞，它们发出的纤维，经周围神经而到达肌肉。如果皮质到肌肉去的通路，任何一部分被中断，则随意运动的冲动不可能传导到肌肉，相应的肌肉也就瘫痪。换句话说：瘫痪的肌肉恢复了肌力，产生了运动，也说明了曾一度中断了的脊髓通路重新产生了上下沟通的功能。

3.感觉和运动是验证脊髓修复的重要依据：以上两例脊髓圆锥部横断的患者，在感觉和运动方面都取得了可喜的变化，能否说见到脊髓有所修复、有所再生的现象。

4.以上两个病例，等待将来从解剖角度来证实其脊髓再生的真实情况，当然现在是不可能做出最后的明确结论。

5.以上两例脊髓完全横断的病历总结，能否反映出针刺对脊髓的再生起到了促进作用。

（五）对外伤性截瘫治疗方案的新启发

1.早期的合理手术为脊髓再生与修复创造出必要的通路。

2.术后及时使用"药物对椎管内减压"的方法是防止产生神经胶质对脊髓再生的阻断和避免椎管内粘连，以及控制瘢痕组织的形成所采取的积极措施。

3.以针刺为主的综合治疗对脊髓损伤之截瘫病人的康复有积极的促进作用。

（本文被收录在由北京中医药大学主办、北京中医药大学针灸学院承办的"2005年国际针灸技法及临床应用学术研讨会"的论文集中，并参加大会交流。）

韩世荫针法灸法经验简介

董　丽

[**作者介绍**] 董丽，女，韩世荫弟子，是金针大师王乐亭教授的再传弟子。现在江苏省扬州市第四人民医院针灸科工作。

韩世荫为江苏省著名针灸专家，原江苏省针灸学会理事，主任医师。少时师从北京针灸名家——金针王乐亭学习针灸，后从事针灸临床40余年，对针法灸法颇有研究。笔者随师工作学习10余年，耳濡目染，亲聆教诲，受益良多，现简介如下。

一、进针

破皮轻快准，进肌徐而缓，重视押手。

韩老把进针手法分为两个部分：一为透过皮层，又称破皮；二为进入肌层，简称进肌。破皮要求轻而快，进肌要求徐而缓，即古人所述"针入贵速，既入徐进"（《流注指微赋》），同时特别强调左手的押手作用：既可以稳住针身，刺准穴位；又可以减轻进针时的疼痛；同时还能调整经气，提高疗效。他常说"知其针者信其左，不知其针者信其右"（《针灸大成》）。其具体操作方法是：左手重切穴位，并用拇食指夹持针身，固定针的方向，针尖轻轻接触拟针穴位的皮肤，右手持针，拇指轻快向前一推，其动作较小；同时左手协同向下，使针尖透过皮层稍停而后右手再慢慢将针插进一定深度。如遇阻力，则将针稍作捻转，边捻边进，进捻结合。用此法进针可明显减轻进针时的刺痛。

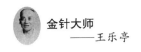
二、行针

行针手法徐缓柔，但以得气为度。

韩老在临证时常教诲，得气是针刺取效的关键，是补泻的基础。《灵枢·九针十二原》说："刺之要，气至而有效。"怎样才能得气？一要靠医者取穴准确，手法得当；二要看患者的体质及对针刺的感应。对未得气者，当采用手法催气、行气。韩老的行气手法徐缓、轻柔，以得气为度，不追求大刺激量，不强求患者强烈的针感反应。他认为，疾病的发生，大多符合"邪之所凑，其气必虚"，虚证或本虚标实证在临床较常见，尤其是慢性病，故刺激手法宜轻，刺激量适中，以调节失衡之经络，使针刺成为一个良性刺激，同时也有利于患者接受。

三、灸法

《灵枢·官能》说："针所不为，灸之所宜。"《本草从新》更有对于艾灸作用的详述，"艾叶苦辛生温熟热，纯阳之性，能回垂绝之阳，通十二经，走三阴，理气血，逐寒湿，暖子宫……，以之灸火，能透诸经而除百病。"韩老在几十年的临床实践中，很好地验证了这一点。他注重灸法，善用灸法，温针灸、艾卷灸、隔物灸、温灸器灸，甚至直接灸等均能恰当地使用，范围涉及颈肩、腰腿、关节痛、胃痛、腹泻、面瘫、面肌痉挛、小儿遗尿、妇女痛经、男子前列腺病等内外妇儿诸多病症。其不仅对虚证、寒证普遍运用，对一些热证亦能掌握时机，巧妙运用。如围灸法治疗带状疱疹，灸背俞穴治疗糖尿病，温灸器灸治疗中风后遗症等等，起到针所不及之疗效。此外，对临床一些急性病症，同样使用灸法，如落枕、腰扭伤等，看似急性发作，实际大多由于患者在不经意时就已感受了风寒之邪，此时若遇一些外界因素，如用力不当，睡姿不好，则诱发起病，故治疗时针灸并用，温通经络，缓急止痛，标本兼顾，疗效较单纯针刺明显提高。

韩世荫主任从事临床工作 40 余年，积累了丰富的临床经验，此篇仅以针法灸法为题作一简介，供同道参考。

（本文曾发表于《山西中医》2002 年第 18 卷第 5 期，39-39 页。）

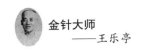

钮韵铎 "通督健脑法" 治疗小儿脑瘫经验

钮雪松

[**作者介绍**] 钮雪松医师，男，生于 1974 年。1995 年毕业于北京中医药大学。之后，调入北京市公安医院针灸科工作。是金针大师王乐亭教授的再传弟子，2005 年转到金针研究学会海运仓中医门诊部，任内分泌综合治疗组主任，主治医师。师承"金针世家"钮韵铎教授，系统学习金针流派，针药结合，主攻内分泌相关病症。曾参加《金针再传》一书的整理。

脑瘫即小儿脑性瘫痪，是一种非进行性的脑损伤引起的运动发育落后和运动姿态异常的综合征，属于脑损伤的后遗症，是致残儿童的主要疾病之一。

近年来，由于产科技术的发展，本来很难成活的婴儿经过积极有效地抢救，避免了夭折，使新生儿的成活率显著提高，同时也必然保留了一些曾在产前、产时受过有害因素的影响，或使尚未发育成熟的"脑"已然受到伤害的婴儿存活。据多方面资料显示，目前我国脑瘫病儿比 50 年前明显增多，每年有近 5 万名患儿严重致残。

脑瘫的致病因素：妊娠初期感染，母体接受放射治疗、早产、难产、窒息缺氧、严重新生儿黄疸，以及母亲怀孕期间使用某些药物。母亲患有糖尿病，严重营养不良，烟酒过度等均能伤害婴儿脑细胞的正常发育，而发为脑性瘫痪。

现代医学认为，脑损伤后，其病变主要累及大脑皮层锥体内系以及脊髓等。脑瘫的主要临床症状，一般表现为患儿智力低下，语言不能，中枢性运动功能障碍，肢体瘫痪或动作畸形，不同程度地影响听力、视力、咀嚼，部分患儿常并发癫痫。多数脑瘫患儿长大之后，轻者表现为扭转性痉挛，重者生活不能自理，成为终身残疾。

笔者认为早发现、早治疗对脑瘫患儿十分重要，这直接关系着患儿的成长、病情的转化，以及残疾的轻重。实践证明，脑瘫患儿的治疗关键与要害是"脑"，脑髓若能康复则瘫痪的肢体有可能重建功能。正如前贤所讲："脑伤则体残，脑康则体安。"

笔者的父亲钮韵铎教授从事治瘫工作数十载，经过对小儿脑瘫多年的深入研究和临床实践，创立了"通督健脑法"治疗体系，即通过针刺督脉，来疏通髓海，重建神明。对于改善脑瘫患儿的整体，恢复肢体运动功能障碍，缩小与同龄健康儿童的差距，有较好的治疗效果。现将"通督健脑法"治疗小儿脑瘫的理论依据和临床运用在此做一讨论。

一、中医学对脑的认识

中医认为，脑为奇恒之腑，位于颅内，由髓汇集而成。

1. 脑为髓之海

早在两千年前，《内经》中已对脑的解剖位置、生理功能有所记载。如"脑为髓之海，其输上封其盖，下在风府。"又如"诸髓者皆属于脑，故上至脑，下至尾骶，皆精髓升降之道路。"髓有骨髓和脊髓之分，脊髓上通于脑，脑为髓聚而成，所以脑又称为"髓海"。至于脑的作用已粗略地见于《灵枢·大惑论》说："五脏六腑之精气，皆上注于目而为之精……筋骨血气之精而与脉并为系，上属于脑，后出于项中。"至明清时代，对脑的生理功能又有进一步的认识。《医宗金鉴》说："头为诸阳之首，位居至高，内涵脑髓，脑为元神之府，以统全身者也。"后来王清任

431

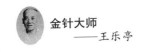

《医林改错》又在前人论述的基础上，进一步发挥："灵机记性在脑者，因饮食生气血，长肌肉，精汁之清者，化而为髓，由脊骨上行入脑，名曰脑髓。盛脑髓者，名曰髓海……"王氏所谓灵机，即指思维与感觉而言。他把记忆、视、听、嗅、言等感官功能统归于脑。

综合前人所述，脑具有主神明（即精神及思维活动）及主动（运动）的生理功能。

2. 脏腑之精微补益脑髓

前人虽然对脑的生理、病理有一定的认识，但在中医脏腑学说中，把有关脑的生理病理又分别归属于五脏。《内经》说："肾不生，则髓不能满。"又说："五谷精微，和合而为膏者，内渗于骨空，补益脑髓。"同时古代医家还认为脑髓是由肾精所化生的。肾之精气盈满，人的记性就强，骨健身壮。如果肾之真阴亏虚，真阳不足，脑髓失其温养，人的记性就迟钝，骨软无力。人之脑髓虽禀于先天肾气，但其养益之源，却是依靠后天饮食所化生之精微。正如《内经》所说："谷入气满，淖泽注于骨，骨属屈伸泄泽，补益脑髓。"可见，脑髓的生成维持脑的生理功能，有赖于五脏六腑的健旺及供养，尤其与脾肾的关系更为密切，而脑的功能正常与否也会直接影响五脏六腑及整体。如《灵枢·海论》说："髓海有余，则轻劲多力……髓海不足，则脑转耳鸣，胫痠眩冒，目无所见，懈怠安卧。"又如脑受到过度刺激或损害，也能导致五脏的损伤。

3. 肾藏精，精生髓

肾藏精，主发育与生殖，精是构成人体的基本物质，也是人体各种机能活动的物质基础，故《素问·金匮真言论》说："夫精者，身之本也。"精能化气，肾精所化之气称为"肾气"。肾的精气盛衰，关系到生殖与生长发育的能力。肾主骨，生髓，肾主藏精，而精能生髓，髓居于骨中，骨赖髓以充养，故肾精充足，则骨髓的生化有源，骨骼得到髓的充养滋润而坚固有力。如果肾精虚少，骨髓的化源不足，不能营养骨骼，便会出现骨骼脆弱无力，甚至发育不良，所以小儿囟门迟闭、骨软无力，常是由先天之精不足所致。中医所讲的肾，不仅指生殖泌尿系统的机能，更重要的是包括了内分泌的许多重要机能。由于激素的体液调节不仅影响钾、钠、钙等电解质和酸碱平衡，而且深刻地影响神经系统和循环系统的机能状态。因此，中医所谓"肾"的病变会出现收引拘紧，骨髓不养筋脉而致四肢萎软无力一类症状是不难理解的。

二、疏通督脉的临床意义

1. 督脉的生理功能

督脉是十四经脉中重要的经脉。它的生理作用主要有以下三条：

（1）督帅阳气："督"有"都"及"总合"之意，督脉循行腰背正中，上达头间。手足三阳经都与之交会。全身阳经经气皆会于此脉，故督脉为"阳脉之海"，总督全身之阳气。滑伯仁在《难经本义》所指出的"督之为言都也，为阳脉之海，所以都纲乎阳脉也"。

（2）统摄真气：肾为先天之本，性命始生之门，无气之根。左肾属水藏真阴，右肾属火藏真阳，中间为命门，维系一身之元气。督脉循行自下而上，"贯脊属肾"，别络自上而下，"循膂络肾"，上下循行，络属两肾，中系命门。故督脉统摄着人体之元气，与生长发育息息相关。李时珍说："元气之所生，真息之所由起。"正是指此而言。

（3）人体生命活动的中枢：《灵枢·经脉》说："人始生，先成精，精成而脑髓生。"肾藏精，主骨生髓，脑髓、脊髓均源于肾精。督脉不仅与生殖之肾相络属，更直接入于脑中。脑为

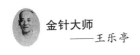

"智慧之所在"，是人体生命活动的中枢。故督脉经气的盛衰，直接支配或调节着人体的精神及功能活动，有统帅人体生命活动中枢的功能。

2. 督脉的病理表现

"有诸内必形诸外"，督脉的病理是其生理功能失调的直接反应。

（1）中风诸证：《灵枢·经脉》："督脉之别……实则脊强，虚则头重，高摇之。"又"督脉为病，脊强反折。"实证多见于小儿惊风，妇人产后发痉，中风，破伤风，暑痉等。偏虚者见于大脑发育不全，脑积水，风湿性舞蹈病等病症。

（2）神志病，癫痫，精神分裂症，神经衰弱、抑郁症等疾病。

（3）瘫痪之候，脑血管病，脊髓损伤之外伤或病理性瘫痪，以及痿躄等症。

（4）肾脏疾患，肾虚，女子不孕，遗尿，癃闭等症。

三、脑瘫的病因病机

脑性瘫痪是西医病名，属于中医学"五迟、五软"的范畴，虽然它们的名称和提法不同，但都是小儿生长发育障碍引起的脑功能方面的损害。其发病原因与胎禀不足及后天失养有关。临床上五迟以发育迟缓为特征、五软以痿软无力为主症。两者虽然均为生长发育障碍所致的疾患，而且证候又往往互为并见，但其病理尚有肝肾不足及脾肾气虚之分，因而辨证中论述亦不尽相同。在中医学许多文献中记载肾、脑与小儿生长发育的关系，并对五迟、五软做过明确的阐述。早在《诸病源候论》中便有"小儿生，自变蒸至于能语，随日数血脉骨节备成，其髋骨成即能行，骨是髓之所养，若禀生血气不足者，即髓不充强，故其骨不即成，而数岁不能行也"的论述。

1. 五软的病因病机

五软证是指头项、口、手、足、肌肉痿软无力而言。本证在宋代之前，多与五迟并论，如谓"长大不行，行则脚软"即有迟缓及痿软之意。明代《婴童百问》最早提出五软之称，并且指出临床以肌软无力为特征。《古今医统》说："五软证名曰胎怯，良由父精不足，母血气衰而得，有因母血气弱而孕者，有受胎而母多疾者。或其父母贪色，体气虚弱，或年纪已迈，而复见子，有日月不足而生者，或服堕胎之剂不去而竟成胎者，耗伤真气及其降生之后，精气不充，筋骨痿弱，肌肉虚瘦，神色昏愦，致使头、项、手、足、身体软弱，名为五软。"而后天哺育失宜，气血虚弱，更促使本证的发生和发展。

肾藏精，主骨生髓，为先天之本。肾亏则精乏，骨弱，髓不充，发育迟缓。脾为后天之本，生化之源，主肌肉、四肢、口唇，脾亏失养，气虚血少，阳气不足，故四肢痿软无力、肌肉松弛，致使临证出现头软不举，口软不食，手软不握，足软不立，肌软无力。甚者血不养神，引起神情呆滞、反应迟钝等软弱症状。

2. 五迟的病因病机

五迟之因，乃先天胎禀不足，肝肾亏损，后天失养，气血虚弱所致。《医宗金鉴》指出："小儿五迟之证，多因父母气血虚弱，先天有亏，致儿生下筋骨软弱，行步艰难，齿不速长，坐不能稳。此皆肾气不足之故。"肾者主骨，为生长之本，齿为骨之余，髓之所养，肝主筋，筋束骨，而运动枢利。若肝肾之气亏，则骨弱筋痿，故见立迟、行迟、齿迟之症。语言为智慧的一种表现，为心所主，心气不足，则智力不发达，而语言迟缓；发为血之余，肾之苗，肾气不充，血虚失养，故见发迟。血气不充，则髓不满骨，故软弱不能行。

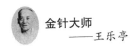
3. 临床资料中所见到的病因

（1）先天禀赋不足

①父母体质虚弱，或有传染性疾病，病毒性疾病，当母体受孕之际，病毒之邪同时侵害胚胎。

②妊娠期间，胎儿在宫体内受到疾病和药物的干扰。例如母体患较严重的病毒性感冒，慢性病长时期服用药物，妊娠中毒症；未到分娩时过早应用宫缩药，以及流产者的保胎药等均能伤及胎儿。

③由于跌打损伤等外伤影响胎儿正常发育。

④早产的婴儿体质虚弱，易并发肺炎、硬皮病、高烧等症。

（2）分娩时的产伤

①臀位难产或产程过长造成婴儿窒息性缺氧。缺氧时间越长，脑细胞损伤越严重。

②婴儿羊水、宫体内胎屎吸入呼吸道，或脐带绕颈而影响呼吸，均能造成严重缺氧。

③剖腹产或解决难产的器械伤（产钳、吸引器）造成颅脑损伤、颅内出血等发生。

（3）出生后患病

①婴儿核黄疸综合征是造成脑瘫的主要病因之一。

②病毒性疾病，如感冒、肺炎、脑炎、高烧等。

③感染性疾病，如脐带感染、皮肤裂伤、口腔溃疡，以及惊吓、血锌低、原因不明的脑萎缩等。

④中毒性脑病。

四、脑瘫的辨证分型及论治

1. 脾肾两亏型

主症：头项软弱倾斜不能抬举，口软唇薄，咀齿无力，常有流涎；手软下垂，不能推举；足软迟缓，不能站立；肌肉松弛，活动无力；唇淡苔少，脉沉无力，指纹淡青。

治法：补肾健脾。

取穴：通督健脑法加刺胃、膀胱经穴。

2. 气血虚弱型

主症：肢体软弱，四肢关节柔软，神情呆滞，智力迟钝，面色苍白，四末不温；口开不合，舌伸口外，食少不化，唇白无苔；脉沉无力，指纹淡红。

治法：益气养血。

取穴：通督健脑法加刺胃、大肠经穴。

3. 肝肾不足型

主症：筋脉挛急，发育迟缓。坐起、站立、行走、生齿、语言均明显迟于正常同龄小儿，甚至四五岁者尚不能行走，亦有十岁者，行而不稳。平素活动甚少，故喜多卧，但夜寐不安宁，面色不华，神倦无力，食少，便秘。舌苔薄白，脉沉细，指纹淡紫。

治法：培补肝肾。

取穴：通督健脑法加刺膀胱、胆经穴。

4. 心血不足型

主症：智力不全，神情呆滞，不哭不闹，数岁不语，言语不清晰，肌肤苍白，发稀萎黄，食少，便秘。无苔，脉迟无力，指纹淡红。

治法：补心养血。

取穴：通督健脑法加刺胃、小肠经穴。

五、通督健脑法的配方与加刺规律

1. 通督健脑法

通督健脑法是治疗五软、五迟的主要基本配方，根据"督脉生病治督脉，治在骨上"的理论来探讨治疗小儿脑性瘫痪。督脉

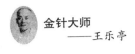

可调节全身诸阳经之经气，为体内阳气的恢复起到了促进作用，它的功能和主治有着治疗脑、脊髓、神志和肾脏方面疾病的特殊功效。因此，针刺督脉以达到疏通督脉、调和阴阳、补脑益髓、镇惊安神之目的。

【配方】

腰俞、腰阳关、命门、悬枢、脊中、中枢、筋缩、至阳、灵台、神道、身柱、陶道、大椎、百会。

【刺法】

（1）由下向上顺序刺之。

（2）4岁以下患儿点刺不留针。

（3）4岁以上患儿留针30分钟。

2. 加刺规律

（1）胃经加刺穴：髀关、梁丘、足三里、解溪、三阴交（脾）。

（2）膀胱经加刺穴：肾俞、承扶、委中、昆仑、涌泉（肾）。

（3）胆经加刺穴：环跳、风市、阳陵泉、悬钟、太冲（肝）。

（4）大肠经加刺穴：肩髃、臂臑、曲池、外关（三焦）、鱼际（肺）。

（5）小肠经加刺穴：肩贞、小海、支正、后溪、神门（心）。

3. 随症加刺穴

（1）舌缓不能言：哑门（督）刺之。

（2）盗汗不止：阴郄（心）泻之。

（3）舌纵涎下：阴谷（肾）针灸之。

（4）癫痫发作：针间使（心包）、后溪（小肠）。

（5）斜视不分内外：臂臑（大肠）刺之。

六、典型病例

例1. 硬瘫

孙某，男，2岁半，原籍西藏，初诊日期：1992年1月5日。

主诉:(其母代述)出生 2 个月时患肺炎, 导致脑瘫。现已 2 岁半仍然坐不稳, 不会站, 不能走路。

现病史:头胎、足月、顺产, 出生第 6 天患核黄疸综合征, 住院治疗黄疸消退。患儿两个月时患病毒性肺炎, 造成窒息缺氧, 病势十分严重, 导致脑瘫。父母抱着患儿四处求医, 未能收效, 遂从西藏赶到北京求治。

现症:智力低下, 颈软头项不能挺直。腰脊无力不能独立坐稳, 上肢可以挥动, 双手握力较小。两下肢不能站立, 但能活动, 两腿的肌张力偏高。简单语言, 口流涎, 夜寐不安, 纳少, 便秘结二三日解。

舌象:质淡红, 苔薄白。

脉象:沉细。

检查:神志清, 意识差, 不合作, 眼球无目的地活动, 对光线有反应。听力、视力皆正常。头向左前方倾斜, 脊柱未见畸形。双上肢有主动活动, 双下肢主要肌力约有 2 级, 但肌张力较高, 呈痉挛状。

诊断:脑萎缩(核磁检查确诊)。

辨证:肝肾不足, 髓海空虚。

立法:通督健脑, 培补肝肾。

取穴:通督健脑法加刺膀胱、胆经穴。

手法:点刺(重手法)。

治疗经过:患儿针治 5 次后, 双腿肌张力明显降低, 下肢痉挛好转。针治 10 次后, 寐安, 纳增, 便调。针治 20 次之后, 坐稳且能自己扶站。针治 30 次后, 患儿已能爬行。针治 40 次后, 孩子已基本能独立行走。针治 80 次后, 患儿可以任意独立行走。每周治疗 3 次, 共诊治 7 个月后, 智力明显提高, 语言较前好转, 结束治疗, 全家满意而归。

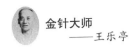

金针大师
——王乐亭

例 2. 软瘫

冯某，女，5 岁，原籍四川，初诊日期：1990 年 6 月 10 日。

主诉：（其母代述）出生时因产程过长，导致脑瘫；1 岁时两腿仍不会站。现已 5 岁，仍然不会走路，不会说话。

现病史：头胎、足月、难产，因产程过长，胎盘之脐带缠绕于颈部，婴儿窒息，严重缺氧，经抢救脱险。患儿 1 岁时仍然不会爬，不会坐，不会站。现已 5 岁，依然不会走路，不会说话。虽经多方求治，但效果不明显，遂赴北京诊治。

现症：智力低下，上肢活动尚可，两下肢软弱无力，肌张力不高，不会说话，两眼内斜视。夜寐安稳，纳可，大便每日解。

舌象：质淡红，苔薄白。

脉象：沉而无力。

检查：神志清，意识合作，听力、视力皆好，两眼内斜视，肢体肌肉萎缩，四肢有自主运动，但肌力较差，手足发凉，两足下垂。

诊断：大脑发育不全（CT）。

辨证：脾肾两亏，髓海不足。

立法：通督健脑，补肾健脾。

取穴：通督健脑法加刺胃、膀胱经穴。

手法：取补法，留针 30 分钟。

治疗经过：患儿针治 3 次后，精神显著好转。针治第 15 次后，在家长搀扶下开始练习行走。针治 50 次之后，患儿智力已经明显提高，并能在院子里来回行走 10 多米。针治 70 次后，可以独立行走 30 米，但患儿胆量小，必须有家长紧跟在后面，以产生安全感。治疗 85 次后，可以在室内、室外、街上等处独立行走超出 200 米以外。智力明显提高，并能说简单的语言。每周治疗 3 次，共诊治 8 个月，结束治疗，返回四川。1992 年 12 月，患儿家长来北京出差，顺便看望医生时讲，患儿已上小学，运动

440

功能无问题，但学习成绩稍差，说话仍不流利。

七、讨论与体会

1. 在临床资料统计病因时发现，分娩时窒息缺氧占发病率的第一位，其次是婴儿核黄疸综合征、早产、难产、产伤颅内出血等以上五类占总数的80%以上。更值得注意的是，婴儿核黄疸综合征所致脑瘫的病例，没有一例是使用中药退黄的患儿。

2. 脑瘫患儿之症候表现是比较复杂的，其病症的根源皆在于脑。所以辨认、审视每个症状，切不可简单地从局部考虑，应当从整体论之，方能准确，否则徒劳，贻误病情。例如：两腿挛缩不是筋短；膝后翻不是下肢无力；大便秘结绝不是单一的实热。诸如此类，医家不可不识。

3. 瘫痿之候的治疗，应重点取阳经穴刺之。本文主取督脉，再分别选配胃、大肠、膀胱、小肠、胆等皆属阳经。但在配穴中又有涌泉、太冲、三阴交、鱼际、神门等少量阴经穴。体现其治疗大法是"以阳为主，以阴为辅"，同时也反映出"阳主动"的理论指导着脑瘫的临床治疗。

4. 疗程与疗效：10年来，作者共观察治疗810例脑瘫患儿，均为治满一个疗程以上者。一般3个月为1个疗程，针治次数不少于35次。脑瘫的疗效标准是很难确定的，目前尚未见到理想的疗效判定方法。经过多年的临床体会，认为2～6岁的患儿为最佳治疗年龄，年龄越大，其疗效也相对越差。一般若能坚持治疗2～3个疗程者，其疗效也相对满意。

5. 脑瘫患儿在治疗过程中，其家长很少能安心依靠单一的针刺疗法，往往寻求多种方法治疗。例如：中药、按摩、穴位药物注射、药物外敷、西药、气功、点穴、理疗、康复训练等。各种疗法都分别有自己的特色和效应，从而启发我们治疗脑瘫必须走综合治疗的道路。若能将疗效比较好的方法结合起来，相互取长

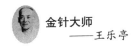
补短，真正做到相辅相成，则临床疗效必然会再提高，否则各种疗法在事实上都被病家选择为暂短的阶段性治疗，既不利于系统的病例观察，同时患儿的最佳治疗年龄也容易被贻误，往往趋向不良的转归，使原本可治之症成为终身痼疾。

　　（本文曾发表于《中国临床医生》2011年第39卷第4期，70-72页。）

"腰痛十针"的临床应用及体会

赵建宏　赵元辰

[作者介绍] 赵建宏医师，男，生于 1955 年。1983 年毕业于北京中医学院分院，毕业后留校任教，曾随针灸名家钮韵铎教授学习金针流派技艺多年，是金针大师王乐亭教授再传弟子。之后，调入北京市中医管理局，任医政处处长、主任医师，曾发表多篇论文，1994 年曾协助整理《金针再传》一书，近期协助编写《金针大师——王乐亭》。

著名老中医王乐亭教授的临床经验方之一"腰痛十针"在我们临床实际应用中取得了很好的疗效，很多腰痛患者经此方治疗后病症得以缓解和治愈。"腰痛十针"配方简练、严谨、疗效高，值得我们认真探讨和研究。

【组方】命门、肾俞、腰阳关、大肠俞、环跳、委中。

【功能】补肾强腰，疏通经脉。

【主治】肾虚腰痛、风寒腰痛

【配方剖析】

命　门：补肾助阳 ┐
肾　俞：滋补肝肾 ├ 补肾壮腰 ┐
腰阳关：补肾固精 ┘　　　　　├ 补肾强腰
大肠俞：通腑活络 ┐　　　　　 疏通经脉
环　跳：疏通经络 ├ 通络和营 ┘
委　中：强腰健步 ┘

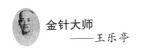
一、"腰痛十针"功能主治的探讨

腰痛为临床常见病和多发病。它以腰痛为主要表现而临床分型不同。《景岳全书·腰痛》讲："盖此证有表里虚实寒热之异。"《素问·刺腰痛》指出："足太阳脉令人腰痛，引项脊尻背如重状……少阳令人腰痛，如以针刺其皮中，循循然不可以俯仰……"阐述了太阳、阳明、少阳、太阴、厥阴、少阴各条经脉均可致腰痛，且症状治法各有不同。但万变不离其宗，治病必求于本。《素问·脉要精微论》指出："腰者，肾之府。转摇不能，肾将惫矣。"腰为肾之府，腰背内属于肾，外络诸经。腰痛症与肾脏功能失调息息相关。无论寒湿温热外袭，瘀血痰积内阻，肾亏体虚，七情内伤，跌仆闪挫，外受六淫，皆可致肾脏亏损，筋脉失养或经气不畅，血脉不周，引腰痛而发。

《景岳全书·腰痛》说："腰痛之虚证，十居八九，但察其既无表邪，又无湿热，而或以年衰，或以劳苦，或以酒色斫丧，或七情忧郁所致者，则悉属真阴虚证。"肾为先天之本，藏精主水，主骨生髓，为真阴真阳所在，宜实不宜虚，宜藏不宜泄。腰痛者必肾精虚而邪客之，故肾虚为本，虚证为多。其表现腰背疼痛、酸楚，悠悠戚戚，缠绵难愈，屡发不已。王老积多年临床经验组成"腰痛十针"之验方，以补肾强腰为其根本，擅长治疗肾虚腰痛，广用于临床。组方以膀胱经、督脉为主。腰为肾府，肾与膀胱相表里。膀胱经过腰脊，其经筋夹腰上脊，"是动则病……脊痛，腰似折""是主筋所生病者……项、背、腰、尻、腘、腨、脚皆痛。"取膀胱经脉以内补于肾、固精壮阳，外通经络、强健腰脊。督脉行腰脊正中"贯脊属肾"，督帅阳气。取其脉以宣导阳气，驱散外邪，补髓益肾，强腰壮骨。故两经脉乃治疗肾虚腰痛之主脉也。

二、穴解

命门：此穴为督脉脉气所发。功能培元补肾，强健腰膝。主治脊强腰痛，阳痿遗精，泄泻带下。《玉龙歌》说："肾败腰虚小便频，夜间起止苦劳神，命门若得金针助，肾俞艾灸起遭迍。"

肾俞：此为足太阳膀胱经穴，肾的背俞穴。能壮元阳，补腰肾，祛水湿，充耳目。主治：虚劳羸瘦，耳鸣，肾亏，水脏久冷，肾虚腰痛。《外台秘要》讲："主腰痛不可俯仰反侧……风头痛如破，足寒如水……腹鼓大，寒中洞泻，食不化，骨寒热，引背不得息。"《玉龙歌》说："肾弱腰痛不可当，施为行止甚非常，若知肾俞二穴处，艾火频加体自康。"

腰阳关：为督脉经穴。能调血室，固精宫，祛寒湿，强腰膝。主治月经不调，阳痿遗精，腰骶疼痛，下肢痿痹。《甲乙经》讲："膝外廉痛，不可屈伸，胫痹不仁，阳关主之。"

大肠俞：为足太阳膀胱经穴，大肠的背俞穴。能通腑气，化湿滞。主治脊强不得俯仰，腰痛，肠鸣，腹中胀气。《千金翼方》讲："大肠俞主风，腹中雷鸣，大肠灌沸，肠泄痢，食不消化。少腹绞痛，腰脊痛强，大小便，难不能饮食。"

环跳：为足少阳胆经与足太阳膀胱经的交会穴。胆经病候主骨所生病者，膀胱经病候主筋所生病者。故环跳功能祛风寒，强筋骨。主治：冷风湿痹不仁，风疹遍身，半身不遂，腰胯痛，膝不得转侧伸缩。《甲乙经》讲："腰胁相引痛急，髀筋瘈胫，肱痛不可屈伸，痹不仁，环跳主之。"

委中：为足太阳膀胱经合穴。能强腰膝，舒筋脉，止吐泻，清血毒。主治：膝痛遗溺，腰重不举，小腹坠，髀枢痛，满体风痹，伤寒四肢热。《玉龙歌》说："更有委中之一穴，腰间诸疾任君攻。"《四总穴》讲："腰背委中求。"

以上十穴相配共奏补肾强腰、通经活络之效，治疗肾虚腰

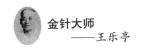

金针大师
　　——王乐亭

痛；又兼除湿蠲痹，温阳散寒而治风寒腰痛。

三、病例分析

病例 1：谢某，男，80 岁，初诊日期：1982 年 12 月 20 日。

【**主诉**】腰痛。

【**现病史**】腰痛隐隐，酸楚，坠胀，波及骶部。缠绵月余不愈，曾有闪腰史，腰部弯曲活动困难，行走疼痛。

【**舌象**】舌质淡红，苔薄白。

【**脉象**】沉缓。

【**辨证**】耄耋之年，肾精早惫，络脉空虚，发为腰痛。

【**立法**】补肾强腰，通络止痛。

【**处方**】腰痛十针。

【**手法**】补法。

【**疗效**】一诊后腰痛减缓，酸坠减轻，活动度增加；四诊后腰痛基本痊愈，仅尾骶部有重坠感。为巩固疗效，继针治 4 次，共针治 8 次获临床痊愈。

【**体会**】《素问·上古天真论》指出："男子七八肝气衰，筋不能动，天癸竭，精少，肾脏衰，形体皆极。"患者年过八旬，身体虽健，天癸必绝，肾气已虚，精血虚少，气血不荣，经脉不畅，故腰脊不举、疼痛隐隐、重坠酸胀、活动减弱。虽偶有闪腰，伤及肾腑，必内连于脏，仍为肾之经气瘀阻，循行不周而致腰痛缠绵不愈。病本于肾虚，取"腰痛十针"以强腰补肾，疏通经络，助周身气血运行而使病愈。

病例 2：孙某，男，58 岁，初诊日期：1982 年 12 月 19 日。

【**主诉**】腰痛剧烈，活动不能。

【**现病史**】昨日因抬重物闪腰而致腰痛剧烈不能弯曲，行走不便，仰卧、咳嗽、用力均牵引腰痛。

【**既往史**】4 年前，患者患腰肌劳损，脑动脉供血不足，常发腰部隐痛，遇阴寒之候为甚。

【检查】患者椎骨正常，脊椎无凹陷，突起腰肌紧张，不敢做任何活动。

【舌象】舌质稍暗，苔白。

【脉象】细弦。

【诊断】急性腰扭伤。

【辨证】肾虚腰损，血脉不畅为本。外伤肾府，气血瘀滞为标。

【立法】急则治标，活血化瘀，疏通经脉，活络止痛。

【处方】人中、养老、环跳。

【手法】强刺激，泻法。

1982年12月21日（二诊）：腰痛较昨日明显缓解，但仍活动不便，腰部隐痛。

【立法】缓则治本，补肾强腰，通经活络。

【处方】腰痛十针。

【手法】补法。

1982年12月24日（三诊）：患者腰痛已愈，转侧自由。继针1次，巩固疗效而结束治疗。

【体会】本例为虚实夹杂证。患者患脑动脉供血不足，腰肌劳损4年余，且年事较高，肾精虚损，脉络不畅，筋脉失养。故腰部隐痛多发，舌质暗，脉细。外伤闪腰，损及腰脊，气血瘀阻，而致疼痛难忍。急则治标，活血通络、缓解疼痛为第一法。又治病求本，第二诊即以"腰痛十针"治疗，以达到强腰补肾的目的。经三诊使腰痛获愈。这是正确运用中医辨证，标本兼顾地使用"腰痛十针"而获效的验证。

病例3：李某，男，61岁，初诊日期：1982年12月20日。

【主诉】腰腿痛。

【现病史】患者腰腿痛2年余，近1月来，因乘火车受凉，腰痛加重，左腿疼痛，膝以下麻木，腰腿发凉。患者腰弯曲度减

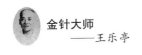
金针大师
　　——王乐亭

小，抬腿困难，行走四五步即需休息片刻。曾于三所医院针治，因无效而来我院。

【**舌象**】舌淡红，苔薄白。

【**脉象**】脉弦，尺脉弱。

【**辨证**】肾虚感寒，脉络瘀阻。

【**立法**】补肾强腰，祛风散寒，通络止痛。

【**处方**】腰痛十针加灸。

【**手法**】平补平泻。

【**治疗经过**】一诊后，腰腿疼痛减轻，腰弯曲度增加，腿能抬高，行走较轻松。三诊后，腰腿疼痛渐愈，腰弯曲自如，双腿行走正常。膝下麻木感仍未消失。五诊时，患者他症均愈，膝下麻木感未除，因急事离京而中断治疗。

【**体会**】此患者为沈阳某厂驻京办事人员，常年生活在外，往来于北京、沈阳。年老而过劳，必伤于肾，故肾气虚、腰腿不健而常有不适。1个月前乘车来京受凉，肾虚而寒邪外侵，闭阻经脉，腰腿疼痛加重，步履艰难。此肾阳虚为本，寒邪外袭为标。治以标本同治，选"腰痛十针"加灸，意在补肾强腰，又可温阳散寒。针治5次，病人即基本痊愈。这说明"腰痛十针"不仅可用于健腰脊，而且加灸后亦能驱散寒邪、温经通络，对于治疗风寒所致的腰、腿疼痛十分有效。

四、小结

　　"腰痛十针"适用于肾虚腰痛、风寒腰痛。其功能可"补肾强腰，疏通经脉"。我们在临床治疗中，肾虚腰痛较为常用，且肾阳虚者加灸、风寒偏盛者加灸，每每取得很好的疗效。

针刺治疗膝关节痛的体会

王　霞

[**作者介绍**] 王霞医师，女，生于 1975 年。是金针大师王乐亭教授再传弟子。自学中医多年，师承于针灸名家钮韵铎教授和王桂菊老中医，擅长针刺治疗甲状腺疾病、乳腺疾病及临床常见病症。并书写"针刺治疗膝关节痛的体会""针刺治疗肩周炎的体会"等文章。

膝关节痛是指膝部疼痛、肿胀，影响正常活动的临床表现。历代医籍多列入痹症、鹤膝风、历节风等予以讨论。《素问·脉要精微论》指出："膝者筋之府，屈伸不能，行则偻俯，筋将惫矣。"《证治汇解·腰膝门》说："鹤膝风乃调摄失宜，亏损足三阴经，风邪乘虚而入以致肌肉日瘦，内热食减，肢体挛痛，久则膝大而腿细，如鹤之膝，故名之。"现代医学认为：膝关节肿痛有可能为风湿性关节炎、类风湿性关节炎。在门诊的医疗过程中，还经常发现由于运动不当所致的创伤性滑囊炎，以及更年期过后的膝关节退行性病变，经常膝痛。她们往往下肢带着疼痛或跛行，再行远路而容易发生膝肿痛。综合归纳来说：膝痛常由湿邪久居，气血痹阻而致，或从寒化，或从热化而为痹痛。又有膝部运动、负重、外伤、劳损，每致气血瘀滞、热毒侵袭；或肝肾不足，气血亏损，筋骨受损，经脉失养，从而形成症情较为复杂的膝关节痛。现举三例临床资料进行探讨。

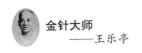

一、医案介绍

病例 1：风湿性关节炎

患者，男，52 岁，2009 年 6 月 29 日初诊，机关干部。

双膝关节疼痛已 3 年，近一周来加重。患者三年前开始两膝关节疼痛，每逢气候变化则疼痛加重，右腿比左腿重。经第六医院诊断为风湿性关节炎。服西药后自觉症状缓解，但效果不稳定，时好时痛。一周前突然发现右膝关节肿大，因膝痛而行走不便，并感觉右下肢小腿肌肉萎缩，膝关节发凉，腰脊酸痛。纳可眠安，大小便正常。舌质紫暗，舌苔白厚，舌体胀大、有齿痕，脉弦滑。

【辨证】寒湿阻络、经脉不通。

【治法】温经散寒、化湿通络。

【取穴】鹤顶、梁丘、血海、犊鼻、膝眼、足三里、阳陵泉、阴陵泉，膝中（灸）。

【手法】以毫针刺，全部采用平补平泻法，取双侧。留针 30分钟，隔日针治 1 次。膝中穴，自己在家用艾条灸，每日早晚各灸 15 分钟，切勿烫伤。

【治疗过程】

7 月 10 日：经过 5 次针灸治疗后，右膝关节肿胀已消，疼痛减轻。左膝关节疼痛明显减轻。舌质淡红，苔白，脉沉滑。再拟前法治之。

7 月 22 日：继续针灸治疗 5 次，两膝关节疼痛基本消失，惟腰脊酸痛时有发生。拟前方加刺委中穴，继续巩固治疗。

8 月 12 日：针灸共治疗 18 次，两膝关节肿痛完全消失。近日阴雨天膝关节疼痛亦未复发，两小腿粗细无差距，已不存在肌肉萎缩现象，膝部温度正常，局部没有发凉的现象。

【随访】2009 年 12 月 2 日：患者因流感前来就诊，自述两膝关节经过一个半月治疗已完全治愈，今冬未再复发，为此再次致谢。

病例 2：创伤性滑囊炎

患者，女，34 岁，2009 年 8 月 26 日初诊，幼儿园教师。

左膝关节肿痛已 5 天。患者左膝关节稍有疼痛约 20 天，5 天前因到市场采购，自己携带重物步行约有三站地，到家后左膝疼痛严重，逐渐关节浮肿而且局部发热。经骨科诊断为创伤性滑囊炎，医生要求患者卧床休息，局部采用外敷消肿药。经治疗后红肿、积液减轻，但疼痛不减，左腿不能下地负重，经家属背着来门诊求治。左膝疼痛并有红肿微热，痛苦病容，纳少，烦急，大便不畅，月经正常。舌质淡红，苔白，脉弦滑。

【辨证】创伤瘀滞，经脉痹阻。

【治法】活血化瘀，疏通经脉。

【取穴】鹤顶、梁丘、血海、犊鼻、膝眼、阳陵泉、足三里、阴陵泉、膈俞。

【手法】以毫针刺上穴，皆用捻转泻法，取患侧，留针 30 分钟。惟膈俞取双侧点刺，隔日针治 1 次。

【治疗过程】

9 月 4 日：经过 4 次针刺治疗后，左膝部红肿、发热的现象基本消失，膝关节疼痛也明显见轻，可以下地站立但仍不能行走，急躁情绪有所改善。二便通畅，舌脉同前。再拟前法继续针治。

9 月 18 日：继续 7 次针刺治疗后，病人可以扶单拐行走。左膝部不红不肿也不发热，可以很好地做伸屈动作，但关节疼痛较强，仍感活动的力量稍差。余无他苦，月经正常。舌质淡红，苔薄白，脉沉弦。再拟前法减去膈俞继续针治，但手法完全改为捻转补法，留针 30 分钟，隔日针治 1 次。

10 月 14 日：针治 9 次后，行走自如，不必再扶拐杖，左膝

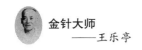
关节已不疼痛，精神佳，面色红润，食欲好，夜寐安，患者计划要恢复上班工作，可以结束治疗。预约两周后复查。

【复查记录】2009 年 10 月 28 日：患者左膝关节因在疼痛的情况下持重物远行，致关节磨损、积液内渗发生创伤性滑囊炎。经对症治疗并进行针刺治疗 20 次，历时 50 天，取得临床痊愈。现膝关节功能活动恢复正常，病人相当满意。

病例 3：膝关节退行性病变

患者，女，52 岁，2010 年 4 月 26 日初诊，退休干部。

双侧膝关节疼痛已半年，近 20 天来加重。患者半年前发现两膝关节疼痛，开始时不能远行，继则上楼梯费劲，逐渐行走困难。经医院骨伤科拍片检查，诊断为两侧膝关节退行性病变。给予膝关节内药物注射的方法治疗 4 次，效果不明显。近 20 天来，由于房间停暖气，两膝关节疼痛加重，虽经服中药、按摩治疗，但疗效不理想，故前来求治。两膝部不红不肿，局部温度正常，膝关节屈伸自如，未见关节畸形。关节疼痛与气候变化关系不大，患者已绝经五年，精神疲惫，消瘦，心悸气短，睡眠不实，纳差，便难。舌质淡红，苔薄白，脉沉细。

【辨证】气血两虚，筋脉失养。

【治法】益气养血，疏通经脉。

【取穴】中脘、气海、梁丘、血海、膝眼、犊鼻、足三里、阳陵泉。

【手法】上穴以毫针刺之，皆用捻转补法，两侧皆取。留针 30 分钟，隔日针刺治疗 1 次。

【治疗过程】

4 月 30 日：针刺治疗两次后，两膝关节疼痛略有改善，精神状态有所好转，患者很有信心，继续执行治疗方案。

5 月 14 日：继续针治 6 次后，两膝关节疼痛明显减轻，可以上街采购。精神转佳，纳可，便调，心悸气短有改善，睡眠多梦。舌质淡红，苔薄白，脉沉缓。再拟前法治疗。

6月7日：依前法再针治10次后，两膝疼痛已除，行走轻快，且上、下楼梯并不吃力，其余诸症均已基本消失。建议患者再行巩固治疗6次后结束治疗。

取穴：中脘、气海、阳陵泉、足三里、三阴交、内关。手法皆用补法。

【随访】2010年8月13日：患者因血管神经性头痛前来就诊。自述两膝关节的疼痛经针刺治疗24次，疗程历时54天，取得临床痊愈，未再复发。

二、穴解

阳陵泉：足少阳胆经合穴，八会穴之一，"筋会阳陵泉"。其功能疏肝清胆，泄热利湿，舒筋活络。主治膝部肿痛，各种筋病。《玉龙歌》说："膝盖红肿鹤膝风，阳陵二穴亦堪攻。"

足三里：足阳明胃经合穴。其功能补益脾胃，和肠化滞，调和气血，疏通经络，扶正培元。主治下肢痿痹，膝关节肿痛。《百症赋》说："脚痛膝肿针三里。"所以说治疗膝部疾病，足三里是不可缺少的腧穴。

犊鼻：足阳明胃经腧穴。其功能祛寒湿，利关节。主治膝关节肿痛，屈伸不利，膝关节麻木。《灵光赋》说："犊鼻治疗风邪痛。"善治风湿之邪痹阻膝部，脉络不通之症，是局部取穴法的主要腧穴，也是常用穴之一。

膝眼：经外奇穴。其功能温经散寒，疏通经脉，化湿消肿。主治膝冷痛、脚气、中风、瘫痪。《玉龙歌》说："膝头红肿不能行，必针膝眼膝关穴，功效须臾病不生。"治疗膝关节肿痛，经常选配膝眼与犊鼻同用，俗称"内外膝眼"，是膝关节局部取穴不可缺少之"对穴"。

血海：足太阴脾经腧穴。其功能清热凉血，散风疏络。主治

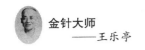
下肢风湿，膝肿股痛，膝关节炎。血海是治疗下肢疾病，善于调和气血，健脾消肿的有效穴位之一。

梁丘：足阳明胃经郄穴。其功能调气血，疏经络，和胃气。主治膝关节痛，下肢不遂，胃脘疼痛，乳痈。《神农本草经》说："梁丘主筋挛，膝不得屈伸，不可以行。"阳明经多气多血，与足太阴相表里。梁丘与血海同用，共济益气养血、充益后天之本，善治气血两虚的膝关节无力，亦为"对穴"。

阴陵泉：足太阴脾经合穴。其功能健脾利湿，通利三焦。主治膝关节肿痛，下肢肿胀。该穴是治疗脾虚湿盛的常用穴，疗效甚佳。

鹤顶：为经外奇穴，其位置在髌骨上缘的中央凹陷处，是临床常用穴。其功能祛风化湿，活血通络，疏导经气，化痰止痛。主治鹤膝风，膝关节肿痛，创伤性滑膜炎。是治疗一切膝部疾病的首选腧穴。

膈俞：足太阳膀胱经腧穴，为八会穴之一，"血会膈俞"。其功能调营血，宽胸膈，化瘀血，和脾胃。主治各种瘀血。取膈俞主要为改善血液循环，化瘀生新，促进血液的新陈代谢，逢有瘀滞者，皆可取膈俞治之。

内关：手厥阴心包经络穴，为八脉交会穴之一，通于阴维脉。其功能宽胸安神，清热除烦，和胃降逆。主治心悸气短，夜寐不安，神疲健忘，胸闷虚烦。该穴具有强心益气的功效。

中脘：任脉腧穴，为足阳明胃经之募穴，为八会穴之一，"腑会中脘"。是任脉与手太阳、手少阳、足阳明经的交会穴。其功能调理中焦，健脾利湿，和胃降逆。主治中气不足，虚劳损伤。该穴为后天之本，脾胃健运则可奉养先天，康复体能。

气海：任脉腧穴，为强壮要穴。其功能：升阳补气，益肾固精。主治：真气不足，肢体羸瘦，四肢无力。该穴为先天之本，补肾益气，强身健体。

三、讨论

1. 膝关节肿痛为痹证之一，《素问·痹论》指出"风寒湿三气杂至合而为痹"。临床可分为风痹、寒痹、湿痹和热痹四种。在《内经》古籍中按病变又分为：筋痹、骨痹、脉痹、肌痹和皮痹。这些痹证的进一步发展，还可能引起五脏痹。因肾主骨，肾虚则骨痿弱不能行走，关节肿胀强直不能弯曲，故称为鹤膝风，属五脏痹之肾痹范畴。鹤膝风应当是膝部骨关节病程度最严重的，门诊基本见不到典型病例。

2. 本文所介绍医案，虽都是膝关节疼痛，但三者的疾病是有本质区别的。例 1 为风湿性关节炎，其特点是气候变化影响着膝关节的疼痛；例 2 为创伤性滑囊炎，主要是患者先有膝关节痛，理应注意休息，其反而携带沉重之物远行，使膝关节在负重的情况下再次磨损并产生相当的渗出液，积存在滑膜或滑囊之中，而使膝关节肿大且疼痛；例 3 为老年妇女更年期之后，内分泌失调兼有气血两虚，使筋脉失其所养而发生膝痛。但是经络痹阻是三位患者的共同特点。

3. 三例病案患者的治疗，均选用了王乐亭教授所创的"鹤膝通络法"。

【组方】犊鼻、膝眼、阳陵泉、足三里。

【功能】驱寒渗湿，健步宣痹，疏通经络，和营止痛。

【适应证】风寒湿所致膝关节肿痛。

【加减法】

阴虚血亏：加血海。

阳明气弱：加气海、梁丘。

4. 三例医案的治疗各有差异（表 6-12）

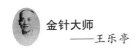

表 6-12　　　　　　三例医案的治疗差异之要点

医案	证型	病因	治法	措施	重点取穴
例 1	寒湿阻络	外邪	温通经脉	针·灸	鹤膝通络法加鹤顶、膝中艾灸
例 2	瘀滞闭阻	创伤	活血化瘀	针·泻	鹤膝通络法加血海、膈俞
例 3	血不荣筋	劳损	益气养血	针·补	鹤膝通络法加中脘、气海、梁丘

针刺治疗失语的临床体会

闫松涛　韩　丹

[**作者介绍**] 闫松涛主治医师，男，生于 1972 年。2002 年毕业于北京中医药大学之后，参加金针研究学会海运仓中医门诊部工作。师承于针灸名家钮韵铎教授，为再传金针学术流派技艺传人。是金针大师王乐亭教授的再传弟子，擅长运用针、药结合的方法，治疗多种病症。并书写"针刺治疗失语症的体会"、"针灸治疗心动过缓的体会"、"针药结合临床应用体会"等，并在《中国中医药信息杂志》发表。

【**概说**】失语是指病人的语言交流能力受损或丧失。《金匮要略》指出"口不能言"，即失语。

失语症是指神经系统高级部位大脑半球发生器质性损伤，从而引起言语的感知、辨识、理解、接受和组织运用言语进行表达等功能的某一或几方面的失调现象。构音障碍是指由于脑干及其支配言语肌肉系统的神经纤维束或核团受损或病变引起的言语障碍。

失语一症，在临床各种疾病中较为多见，其病因复杂。因突然剧烈的情志因素刺激，导致气机逆乱而不能言语，其症状时轻时重，多具暗示性，相当于现代医学中的癔病性失语，属于肝气郁滞引起，大多易于恢复。

外风不语由外邪所致，病位在上、在表，以发音不能为特征，多伴咽喉部疼痛，而舌体转动灵活自如，且不伴肢体功能障碍。其病情轻，病程短，属于咽喉声带的急性病变。

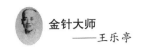
中风后言语障碍，从症状特性可分两大类。第一类为语言形成的失调或障碍，主要表现为发音不准，吐字不清，语调及速率节奏等异常，常伴有舌强、舌缓、舌体短缩或口噤不开等症状。第二类为语言交流中的表达和理解方面的功能失调，主要表现为言语謇涩不畅，答非所问，言语多误等。第一类称为舌瘖，急性期多属肝风，慢性期多以脾、肾不调为主；第二类称为语涩，急性期责之心、肝，慢性期多以心为主。两者在病位上有所不同。

中风不语应当从言语特点进行分类，但总体而言可用"喑厥风痱"来概括。《冯氏锦囊秘录》说："中风不语之证有六：有失音不语者，有舌强不语者，有神昏不语者，有口噤不语者，有舌纵语涩者，有舌麻言謇者。"《灵枢·忧恚无言》指出："会厌者，音声之户也。口唇者，音声之扇也。舌者，音声之机也。悬雍者，音声之关也。"《本草纲目》说："痱者邪入阴分也。邪入于阴，搏则为痱。然有二证：一曰舌瘖，乃中风舌不能转运之类是也；一曰喉瘖，乃劳嗽失音之类是也。盖舌瘖但舌本不能转运语言而咽喉声音如故也；喉瘖但喉中声嘶而舌本则能转动语言也。"

从经络学说探讨：足少阴经脉夹舌本；足太阴经脉连舌本；手少阴经脉别系舌本；冲脉、任脉皆起于脑中……会于咽喉，别络于唇口。所以说，在正常生理情况下，声音言语的发出和上述诸条经脉亦不无关系。其经脉气血运行旺盛，经气充足，脉气流畅，均可上养舌本及会厌诸器官，以利言语、声音的发出。

现举五例医案分析讨论。

一、医案介绍

病例 1：癔症性失语

患者，男，40 岁，2008 年 3 月 24 日初诊。商贩。

【主诉】失语 41 天。

【现病史】患者 41 天之前，因与邻居争吵、打架之后，突然失语，声带不能发音。曾经社区医院治疗未见好转，又经耳鼻喉科诊断为：癔症性失语。建议：中医针灸治疗。

【现症】头晕、耳鸣，心烦急躁，口苦而渴，喜冷饮，睡眠不稳，夜多恶梦，左脸有麻木感，血压 132/88mmHg，大便不畅，尿黄少。

【舌脉】舌质红绛，苔白少津。脉弦滑稍数。

【辨证】暴怒伤肝，阴虚肺燥，会厌失养。

【治法】清泻肝胆，育阴通窍。

【取穴】哑门、廉泉、听宫、翳风、通里、合谷、太冲。

【手法】以毫针刺之，诸穴皆取捻转泻法。其中哑门穴与合谷、太冲，同时以强刺激连续捻转 5 分钟。之后留针 30 分钟，隔日治疗 1 次。

【治疗经过】第 1 次强刺激针刺，行针 30 分钟，当护士为患者起针时，问病人扎针疼不疼，患者突然答复说："疼"。出乎预料的最强音，惊动了周围的所有人，他的家属被感动得哭泣。医生嘱病人回家后继续练习发音，按时接受治疗。3 月 31 日四诊：按前穴继续针刺治疗 4 次后，患者讲话已恢复正常。从而取得临床痊愈之满意效果。

【病例分析】

患者之失语乃因暴怒伤肝，木火刑金，肺阴灼伤，会厌失养所致。《素问·宣明五气》指出："肝为语。"《类经》讲："问答之声曰语，语出于肝，象木有枝条，多委曲也。"《黄帝内经素问集注》说："肝为将军之官。在志为怒，肝气欲达则为语。"肝气郁结，气机不畅，郁而化火，木火刑金，灼伤肺金，而肺为声音之门，肺阴灼伤，声道燥涩，从而引起声发不出。然情志所伤，肝气郁结，失于条达，亦可引起五脏气机不和，心脾肾三脏气血失

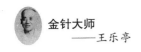
调，经脉不利，机窍失和，失语乃作。此失语暴作，乃为实证。五脏六腑，经络气血并未虚亏致损，故经针刺4次治疗而告痊愈。

病例2：声带麻痹

患者，女，45岁，2007年6月1日初诊。银行职员。

【主诉】失语三月余。

【现病史】患者三月前，一日晨起突然自觉喉中发紧，说话困难，随即到垂杨柳医院就诊。经五官科检查结果：间接喉镜下可见两侧声带呈乳白色，平静呼吸时两侧声带后1/3略显外展。发声时，声带下端不能闭合，中线有较大纺锤状裂隙。诊断为：声带麻痹（喉麻痹）。后经药物对症治疗，失语症状无改善，遂到我院针灸科求治。

【现症】喉中发紧，失语，听力好。伴有干咳无痰，咽不痛，口干，头晕，耳鸣，心烦易怒，时身热汗出，纳谷尚可，眠可，大便干二日解，小便黄。月经错后，量少，有痛经。

【舌脉】舌质淡红，苔薄白，脉沉弦且细。

【辨证】心脾两虚，肾精不足，会厌失养。

【治法】益气养血，育肾通窍。

【取穴】哑门、廉泉、通里、太溪。

【手法】以毫针刺之，哑门、廉泉轻手法，通里、太溪皆用捻转补法，取双侧。留针30分钟，隔日针治1次。

【治疗经过】患者失语三月余后来我院，经过6次针刺治疗后，言语情况有所改善。说话能够发音，语言表达尚清楚。针治10次后讲话基本正常，发音清楚、准确。治疗15次后，讲话恢复正常，临床治疗痊愈。

【病例分析】

患者失语三月余，治疗未愈。人体之气血、精气必亏乏不足。精不足，气亦不足者，则声无由而发，足少阴经脉夹舌本，终会厌；足太阴经脉连舌本；手少阴经脉别系舌本。此三脉之精气不足，脉气不充，不得上承于舌本、会厌。舌本、会厌失其濡养、润泽，则舌之转动不利，气道开阖亦不利，故言语障碍，且喉中发紧。阴液不足者，津不能上承，故口干。脑髓失于濡养则头晕、耳鸣。脾气转输不利，可见便干。阴虚阳亢，虚阳上扰者，故心烦易怒、身热汗出。治病求本，治法理当益气养血、育阴增液，故精气旺、经络通、机窍开，舌本、会厌得其养则失语症愈。

病例3：脑动脉硬化症之失语

患者，男，66岁，2009年8月3日初诊。教育局干部。

【主诉】言语不清2年。

【现病史】患者2年前突然发生说话含糊不清。无高血压病史。言语不清伴易笑，情绪不稳定，不愿讲话，沉默寡言。近半年来易饥，纳食正常。曾到神经科诊治，诊断为"脑动脉硬化症"。经服药物效果不大，遂来我院针灸治疗。

【现症】言语稍有不清，伴体乏无力，易饥，喜笑，沉默寡言，情绪不稳定，纳食尚可，眠佳。大便二日一行，稍干。血压132/82mmHg。

【舌脉】舌质紫暗，苔白，舌根部苔黄厚腻，脉象弦滑。

【辨证】肝气郁结，气逆痰阻，心窍被蒙。

【治法】清心开窍，疏肝解郁，疏通经脉。

【取穴】心俞、谚语、通里、神门。

【手法】以毫针刺之，其取穴皆用捻转泻法，双侧。留针30分钟，隔日针治1次。

【治疗经过】患者经过15次针刺治疗后，说话情况有所好转，言语较前清楚。食欲增，易饥感消失。再针刺15次后，语言明显好转，病人已很满意。因病重日久，仍然继续治疗，以图缓功。

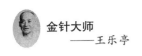

【病例分析】

该患者之病生于郁。《明医指掌》说："夫人之气血冲和，百病不生。一有抑郁，诸病生焉。故人之诸病，多生于六郁。盖郁者，结聚而不发越之谓。当升不升，当降不降，当变化不得变化，所以传化失常而六郁之病焉。"患者平素精神抑郁，情志不遂久之必成郁证。从而导致了气机失于通畅，经络阻滞，机窍失养，言语不清。气逆痰阻，心窍被蒙，则情绪不稳，易哭善笑，沉默寡言；再则"舌为心窍"，心窍被蒙，心气不和故舌亦不能助发音矣。此病例在注意到肝气郁结病机同时，更不能忽略其气逆痰阻、心窍被蒙的一面。气机要升降，经络要疏通，心窍当清开。否则，诸症难以改善，故取清心开窍，疏肝解郁，疏通经脉之法治之，以达到清心安神，通利会厌，调理气血，畅通脉络则诸症得以控制。

病例 4：脑血栓形成之失语

患者，女，37 岁，1983 年 5 月 5 日初诊。工人。

【主诉】失语伴右上肢活动不利 7 月余。

【现病史】患者于 1982 年 9 月底因"褥疮感染合并败血症"高烧两月后，突然不会讲话，伴右上肢活动障碍。该患者乃外伤性截瘫病员，吞咽困难，不能进食。因褥疮感染住入北京市第六医院治疗。住院期间，曾昏迷两次。第二次昏迷后，发生失语及右上肢活动不利。西医当时仅对败血症做对症处理。烧退神清后请五官科会诊，咽喉镜未下入喉头，故无明确诊断。住院期间曾服中药、经针灸治疗，失语及右上肢活动障碍无改善。西医考虑为"脑血栓形成。"

【现症】神清，失语，形体消瘦，听力好。右上肢、双下肢活动障碍，能进食、进水，无吞咽困难。二便失禁。血压 138/82mmHg。

【既往史】既往体健，无高血压病史。1975 年，因防空洞塌方造成脊柱胸腰段骨折，继发"外伤性截瘫。"

【舌脉】舌质淡红，苔薄白，脉象沉细。

【辨证】肾虚精亏，会厌、舌窍失养。

【立法】补肾填精，疏通经脉，开窍利厌。

【取穴】哑门、廉泉、通里、中脘、气海。

【手法】以毫针刺之，哑门、廉泉取轻刺手法，其余腧穴取捻转补法。留针 30 分钟，隔日针治 1 次。

【治疗经过】患者经过 10 次针刺治疗后，可以清楚地叫出其爱人、儿子的名字。并可在家人的教诲下，清楚地说出少量的字词及短句。经过 22 次针治后，失语已明显好转，仍然在继续治疗。

【病例分析】

患者因"外伤性截瘫"卧床 8 年有余，后又因"褥疮感染合并败血症"而高烧两月余不退，至此久病及肾，导致了肝肾阴亏。《临证指南医案·中风》说："精血衰耗，水不涵木……肝阳偏亢，内风时起。"该患者正是"精夺则气夺而厥，故声喑于上，体废于下。元阳大亏，病本在肾……"肾之精气大亏，必及心脾等诸脏诸腑，以致舌本、会厌失养，而不得言语。此属肾虚精亏不能上承所致之失语，故治以补肾填精、疏通经脉、开窍利厌，帮助病人恢复言语功能。

病例 5：假性球麻痹症之失语

患者，男，71 岁，2008 年 9 月 1 日初诊。退休干部。

【主诉】言语不清已两年。

【现病史】患者前年 9 月份因发怒大声吵闹时，突然一过性说话发音不清。10 月份又陆续出现几次言语不利，伴说话时呼吸困难。11 月份开始流涎。吃饭时觉舌头转动不利。年底又患一次"重感冒"后，症状加重，吞咽困难，偶有喝水发呛。主要表现为流食之吞咽较顺利，干食通过较为困难。上、下嘴唇麻木，言

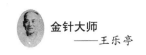
语不清，频频流涎。时呼吸困难，咯痰不爽，时而欲哭，时而欲笑，性情急躁。曾在协和医院诊断为"进行性球麻痹"、友谊医院诊断为"假性球麻痹"、西苑中医院诊断为"脑底动脉供血不全"。曾服中、西药及针灸治疗后，症状改善不明显。遂来我门诊针灸治疗。

【现症】言语含糊不清，吞咽、呼吸困难，流涎不止，咯痰不爽，上、下唇麻木，纳少，大便干，二日一行。时哭时喜笑，情绪易激动。血压 130/92mmHg。

【舌脉】舌质红绛，有裂纹，苔白。脉象沉细无力。

【辨证】肝肾阴虚，虚阳上亢，机窍被扰。

【治法】滋补肝肾，潜镇浮阳，开窍利咽。

【取穴】哑门、廉泉、心俞、谚语、通里、照海、太溪。

【手法】以毫针刺之，以上诸穴皆用捻转补法，留针 30 分钟，隔日针治 1 次。

【治疗经过】患者经过 5 次针刺治疗后，说话有所改善，较前清楚。流涎明显减少，舌头亦较前灵活，食欲增加，饮水量亦增。7 次针治后，可食饺子 10 余个，并食绿豆糕两块，未觉吞咽困难。针治 9 次后，吞咽困难进一步好转，流涎又进一步减少，言语较前清楚可辨。鉴于患者年老病久，故继续针刺治疗，以期进一步改善症状。

【病例分析】

患者虽然平素体健，但毕竟年过古稀之龄。《素问·上古天真论》指出：男子"七八肝气衰，筋不能动，天癸竭，精少，肾脏衰，形体皆极。八八则齿发去。"肾之精气因年老而日渐虚衰，诸脏腑并衰。又遇暴怒，从而诱其病发，肾主藏精，肾脉夹舌本，终会厌。肾精亏虚，脾气不足，心气亦亏，势必精气不能上行濡养舌本、会厌之发音器官。暴怒伤肝，虚阳上扰，二因并及，言语不清发矣，且吞咽困难渐进加重。肝肾阴虚，阴不制阳，虚阳上扰心神，则情绪易于激动，时哭时笑。脾虚津液之转输不利，则涎流不止、大便干结。脏腑气血不和，功能失调，阳气不能正常地运行温煦周身上下，故上、下唇麻木不已。治疗求本，故其治以补益肝肾为主。

二、穴解

通里：手少阴心经络穴。其功能清心安神，通利喉舌。主治舌强不语，暴喑。该穴可治虚、实两种不同类型的失语。实者，可清心开窍，通利喉舌；虚者，调和气血，补益心气，疏通经络，荣养舌本，以助发音。凡治失音者，通里穴是最常用的腧穴。

哑门：督脉经腧穴，督脉、阳维脉交会穴。其功能利机关，通窍络，清神志。主治暴喑，舌强失语，咽喉肿痛，癔病性失语。《针灸大成》说哑门穴"主舌急不语"。故失语病人常取哑门针之，是治疗失语、聋哑的主穴。

廉泉：任脉经腧穴，为任脉、阴维脉交会穴。其功能清火、除痰，开窍利咽。主治中风舌强不语，暴喑，舌下肿痛，舌缓流涎。善治癔病性失语，假性球麻痹，咽喉异物感。《针灸甲乙经》说：廉泉穴"主咳嗽上气，喘息，呕沫，舌下肿难言，舌根缩急不食，舌纵涎出，口疮。"廉泉与哑门经常配合应用，其阴经穴与阳经穴相辅相成，可谓"对穴"的结构组成。

心俞：足太阳膀胱经腧穴，心的背俞穴。其功能养血安神，清心宁志，宽胸止痛。主治胸闷，气短，心痛，惊悸，心律不齐，心动过速，心动过缓。"心开窍于舌"，手少阴心经之脉别系舌本，故心经病变常可引起言语障碍。《针灸大成》说：心俞穴"主偏风半身不遂，心气乱恍惚，心中风……语悲泣，心胸闷乱。"故临床所见失语症，伴有神志方面症状，心神被扰，心窍被蒙，情绪不稳，喜笑善哭等患者，常常选用心俞穴，以

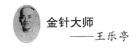

养心和营，安神定志。治失语之本，则有助于语言的恢复。

谚语：足太阳膀胱经腧穴。其功能解表清热，宣肺理气，通经活络。主治：胸背引痛，咳嗽，气喘，热病汗不出。治疗失语症，取心俞、谚语通经活络，养心安神，亦是一对气血相调的常用"对穴"。

听宫：手太阳小肠经腧穴，为手足少阳、手太阳经交会穴。其功能宣窍止痛，宁神定志。主治聋哑，耳鸣，耳聋。是治疗失语症的常用配穴。俗语说"治哑先治聋"，在临床实践中具有指导性意义。

翳风：手少阳三焦经腧穴，为手足少阳交会穴。其功能疏风泄热，通窍聪耳，活络止痛。主治耳鸣，耳聋，聋哑，口噤不开，语言不利，吞咽困难。听宫与翳风两穴，是一组治疗聋哑的对穴，对于耳聋、耳鸣、失语、吞咽困难均有相当的治疗作用，临证不可忽略。

三、讨论与体会

1. 辨证施治是治疗失语的指导方法

辨证施治是中医临床指导疾病诊治的基本法则。在该原则的指导下，采取"同病异治"或"异病同治"的方法来处理临床错综复杂的病证。因此，在针灸临床治疗失语症时，我们亦遵循该基本法则，着眼于中医的"证"，而不着眼于西医的"病"。对于相同的证，采用相同的治法；不同的证，采用不同的治法。即所谓"证同治亦同，证异治亦异"。不为西医的诊断词所束缚，严格地运用辨证施治之法用于中医临床。"虚则补之，实则泻之"。肝郁者治以疏肝，肾虚者治以补肾……分清虚实，辨别标本，临床治疗方可奏效。

2. 癔病性失语症，当使用强刺激手法

现代医学认为，癔病是神经官能症常见的一种。是由于各

种精神因素引起高级神经活动过度紧张，使大脑功能活动暂时失调。患者常有相当特别的癔病性格，主要表现精神运动、感觉障碍及植物神经、内脏功能紊乱。常见的语言抑制乃癔病之运动症状之一。在治疗癔病性失语的时候，用强刺激手法是获得满意疗效的重要方面之一。从现代医学的角度来看，强刺激可以使大脑暂时失调的功能活动得以恢复，高度紧张的高级神经活动得以缓解，有利于症状的改善。从中医角度来看，无论是"脏躁"，"郁症"，还是"厥证"，其病之标皆为实。"急则治其标"，强刺激手法可达此目的。泄实邪，保正气。在取穴得当的基础上运用强刺激手法治疗"癔病性失语"获效甚速。

3. 球麻痹与假性球麻痹是完全不同的两种病症

从神经科的诊断分析：球麻痹和假性球麻痹在本质上和病因上是完全不同的两组症候群。球麻痹是由于延髓运动性神经核团或延髓神经的病变引起的；而假性球麻痹则是由于支配延髓运动核团的上位运动神经元的病变引起的，与延髓本身无直接关系。但二者的主要临床症候却十分相似，都表现为延髓神经所支配的舌肌、软腭、咽肌和喉肌的功能失调，表现出言语障碍、发音不清和吞咽困难等等。故当从其病史、生理、病理反射及症状等多方面予以鉴别。

① 病史：球麻痹，多为首次中风即发作；假性球麻痹，常有两次以上的脑卒中发作，并且在不同侧发病。

② 神经反射：球麻痹，咽反射消失，软腭反射存在，下颌反射消失，吸吮反射（－）；假性球麻痹，咽反射存在，软腭反射早期即消失，下颌反射亢进。

③ 其他伴随症状：球麻痹，舌肌萎缩，肌纤维性震颤；假性球麻痹，无舌肌萎缩，无肌纤维性震颤，常有强哭强笑，有排尿障碍，强制性尿失禁。

④ 预后：球麻痹，病情较重，多因呼吸、循环衰竭而死亡。

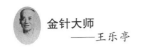
假性球麻痹，除言语、进食障碍以外，呼吸、循环障碍较轻。

4. 针刺疗法是治疗失语症的最佳选择

　　失语作为某种疾病的主要症状之一出现于临床，在针灸科门诊是常见病种。本文首述失语之生理、病理，以及与发音相关的脏腑、经络。各例病案皆附以西医诊断病名，但其治疗仍以中医之辨证为指导原则。临证之时先辨虚实、辨病位，以此确定治疗方案，取穴及手法，同时注意治病之本与治病之标相结合，故能功到则其病得愈。

浅论"六腑俞加膈俞"在临床的应用

钮雪松

六腑俞加膈俞这组处方，早在明代杨继洲的《针灸大成》中就有记载："六腑结热，血妄行不已，取六腑俞穴并血会治之。"书中提出了治疗血证取六腑俞加膈俞的方法。王乐亭教授在多年的临床实践中更进一步发挥了"六腑俞加膈俞"的治疗作用，临床常用于多种急、慢性胃肠疾病，疗效甚佳。

一、组方剖析

六腑俞（胆俞、胃俞、三焦俞、大肠俞、小肠俞、膀胱俞）和膈俞均是足太阳膀胱经循行于背部的腧穴，是与六腑的功能活动有着密切联系的腧穴。针刺该穴，可以通调六腑之气，有消食利水、疏导经脉、益气养血的作用。主治腑气不通，消化不良，腰骶疼痛，六腑热病（血热妄行，各种出血症）。

组穴功能图示：

```
三焦俞 ┐
胆  俞 ┘ 疏导少阳，理气利胆 ┐
胃  俞 ┐ 调和肝胃，消食化滞 │
       ┘ 健胃宽肠，通调中气 │ 加膈俞 ┐ 通调腑气
大肠俞 ┐ 疏通腑气，传导糟粕 │        ┘ 化滞行水
小肠俞 ┘ 分清利浊，化湿消肿 ┘
膀胱俞
```

目前，临床中六腑俞的应用方法主要有以下几种：俞募相配、

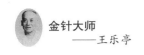

单取背俞穴、背俞穴与五输穴相配等。

然而，六腑俞加膈俞之处方与上述方法的思路不同，它是通过将胆、胃、小肠、大肠、三焦、膀胱六腑的俞穴全部同时应用，不是着眼于针对某一腑或几腑，而是整体调节六腑的气机。由于针刺具有一定良性双向调节作用，故六腑俞合用，可以使六腑气机趋于平衡，提高机体功能。膈俞，《难经·四十五难》称之为"血会膈俞"，是八会穴中的"血会"之穴，主治血分的诸多病症，有活血养血之功，它与六腑俞合用可以起到气血双调的作用。

二、针刺手法

本方的取穴要定位准确，刺后针体在背部形成两排整齐对称的直线。方中背俞穴的刺法以直刺为主，膈俞穴的针刺深度为 0.5 ~ 0.8 寸，其他各穴的针刺深度为 1 ~ 1.2 寸。对体型瘦弱者，宜相应浅刺；对背腰肌肉丰厚者，可适当深刺。取穴时，可在相应的穴位处用指甲切出印记，不仅能提高针刺的精确度，又可以缓和患者的术前紧张感，同时还能减轻施针时的疼痛感。采用捻转补泻手法。如需补法时，左侧背部的针用拇指向前捻转，针体呈顺时针方向转动；右侧背部的针用拇指向后捻转，针体呈逆时针方向转动；手法宜轻，宜慢。如需泻法时，左侧背部的针用拇指向后捻转，针体呈逆时针方向转动；右侧背部的针用拇指向前捻转，针体呈顺时针方向转动；手法宜重，宜快。待针的周围皮肤出现红晕时，即为得气。得气后留针 30 分钟。

三、应用举例

例 1：痞满（胃肠神经官能症）
患者，女，42 岁，初诊日期：2009 年 9 月。

【**主诉**】脘腹部胀满已半年余。

【**现病史**】数月来，由于经常生闷气而致脘腹部有胀满感、纳少不思饮食、恶心欲呕、嗳气酸腐，伴神疲、乏力、胸闷气短、两胁胀痛、口苦、腰脊酸痛、小便色黄、大便粘滞不爽，日一二行。月经不调、量少、色暗有块。

【**舌象**】舌质红，苔白厚。

【**脉象**】脉弦滑。

【**辨证**】肝郁气滞，脾虚不运。

【**立法**】疏肝健脾，行气化滞。

【**取穴**】六腑俞加膈俞

【**治疗过程**】分3个疗程，治疗6次为1疗程。

第一疗程：取六腑俞加膈俞，针刺用泻法，一诊后，脘腹胀感略减，自觉胃肠蠕动增强，矢气增多；三诊后，腰脊酸疼大减，大便日一二行，可见黑褐色宿便，气味难闻。六诊后，脘腹胀满有明显改善，胸闷胁胀减轻，恶心及口苦好转，饮食香甜，食量增加，嗳气减少。

第二疗程：取穴同前。针治3次后肠鸣音增强，自觉腹内肠体蠕动；针治6次后，脘腹胀明显减轻，大便每日1次。

第三疗程：取穴不变，再针治6次后，脘腹部胀感完全消失，精神饱满，心情愉快，饮食及大便正常，临床痊愈。

【**按语**】朱丹溪说："气血冲和，万病不生，一有怫郁，诸病生焉。""肝属木，其气主升，喜条达，行其疏泄。"本症患者因郁怒日久而伤肝，肝气郁滞则胸闷气短，两胁胀痛；"肝木克于脾土"脾气亏虚则神疲乏力；脾失运化，食物经宿不消，停积于胃肠，腑气不通，则生胀满。"胃为水谷之海，主受纳与腐熟水谷"，肝气犯胃，胃失和降，则呕恶、纳少、嗳气酸腐。肝郁胆热，则口苦。气滞血瘀，则月经量少，夹有血块；气血瘀滞，血不荣筋则腰脊酸痛。

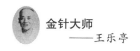

《灵枢·本脏》说："六腑者，所以化水谷而行津液者也。"六腑宜通而不宜滞，故针刺六腑俞加膈俞，以消食利水、行气化滞，以通为用。经三个疗程治疗，诸症告愈，而收全功。

例 2：腰痛

患者，男，40 岁，初诊日期：2010 年 1 月。

【主诉】腰部疼痛 1 年。

【现病史】患者工作劳累，近 1 年来腰部酸痛，发凉，伴两大腿后侧拘紧疼痛。自述有受凉史，不耐久坐或久站；伴睡眠不佳，夜尿频多，性功能减退，时有乏力、神疲、健忘、纳呆食少，小便频急，大便不爽。

【舌象】舌质淡红，苔白。

【脉象】脉沉弦尺弱。

【检查】腰椎 X 线摄片未见明显异常。

【辨证】脾肾两虚，寒凝经脉。

【立法】健脾补肾，温经通络。

【取穴】六腑俞加膈俞

【治疗过程】分 3 个疗程。

第一疗程：取六腑俞加膈俞，针刺用补法，隔日治疗 1 次，经 3 次针治后，患者腰痛有所减轻，发凉也较前轻微，腿部拘紧感消失，纳增，二便同前，夜尿减至 2 次。

第二疗程：处方加刺志室、委中穴，针用补法，继续治疗 10 次后，患者腰痛明显减轻，基本不再发凉，食欲正常，睡眠渐佳，夜尿 1 次，性功能有所增强，精力较前充沛，记忆力改善，小便清长，大便通畅。

第三疗程：继续治疗 10 次后，腰痛完全消失，无发凉，眠安，夜尿 1 行或无夜尿，性功能增强，精力充沛，饮食及大便正常，临床痊愈。

【按语】患者从事工作劳累，睡眠不足，久则耗伤气血。因腰为肾之府，腰背内属于肾，外络诸经。腰痛症与肾脏功能失调息息相关。肾气不足，气血虚弱，筋脉失养，故腰脊疼痛。肾虚而寒邪外侵，闭阻经脉，则腰部发凉、下肢拘紧不适；肾精亏虚，肾气不固则性功能下降、夜尿频；患者饮食不节，久伤脾胃，脾虚胃弱则纳呆食少；脾失健运则小便不利，大便不畅；脾虚则生化乏源，致气血亏虚、筋脉失其荣养，则发疼痛。

此症脾肾阳虚为本，寒邪外袭为标，治以标本同治。选六腑俞意在通调腑气、温阳补虚，配上"血之会"膈俞来活血通脉，再加上温肾填精的志室穴、补肾强腰的委中穴，共同达到益气活血、温经通络、强健腰脊的作用。

例3：泄泻（慢性非特异性结肠炎）

患者，男，54岁，初诊日期：2009年11月。

【主诉】腹泻，大便一日数行。

【现病史】患者3个月前无明显诱因而出现腹痛，腹泻，大便一日三四行，便下糊状，甚则水样。西医乙状结肠镜检查：肠黏膜中度充血，水肿、粘液较多，诊为中度慢性结肠炎、直肠炎。大便常规检查：稀糊便，余阴性。经西医药物治疗未获良效。现症见腹胀腹泻，一日三四行，大便呈稀糊状，食生冷油腻后大便呈水样；伴乏力神疲，胃脘怕凉，纳差，口干不欲饮，小便短少。

【舌象】舌质淡，苔白厚腻。

【脉象】脉细滑。

【辨证】脾气亏虚，寒湿中阻。

【立法】益气健脾，燥湿和中。

【取穴】六腑俞加膈俞

【治疗过程】分2个疗程。

第一疗程：取六腑俞加膈俞，针用补法，隔日治疗1次，一诊后，腹胀减轻，自觉胃脘渐舒，略有暖意；三诊后，腹胀大减，

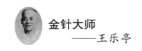
小便量多，大便时而成形，一日二三次；六诊后，腹胀不显，胃脘无不适，纳食渐增，乏力少，小便清长，大便成形，日二次，但仍不敢食用生冷食物。

第二疗程：取穴同前，继续治疗10次后，腹泻完全消失，大便成形，每日一二次。乏力不显，精神良好，纳食香甜，食用水果后再无腹泻现象，临床痊愈。

【按语】《卫生宝鉴·泄痢门》指出："《内经》说：湿胜则濡泄……夫脾为五脏之至阴，其性恶寒湿。今寒湿之气内客于脾，故不能补助胃气，腐熟水谷，致清浊不分，水入肠间，虚莫能制，故洞泄如水，随气而下，谓之濡泄。法当除湿利小便也。"脾主运化水湿，若湿邪过盛伤及脾脏，使其运化失常，体内的水液潴留，若小肠中的水分过多，造成小肠失其"分清泌浊"作用，则导致泄泻。《素问·灵兰秘典论》说："大肠者，传导之官，变化出焉。"若大肠失其传导变化作用，不能吸收肠内多余的水分，则糟粕不能转化为粪便，则无形排出。

本症脾胃气虚为本，湿浊内阻为标，虽应标本兼治，但以治本为主。故宜益气健脾，燥湿和中为法。取六腑俞健胃利胆，助水谷运化；调整小肠、大肠的功能，增加化物传导作用；疏理三焦，通调水道，利小便而实大便；再配膈俞，起到温通经络、行气活血、通腑利水之用。

四、临床体会

1. "六腑俞加膈俞"配方是王乐亭教授的临床代表方之一，在治疗腑气不通，消化不良，腰骶疼痛，六腑热病方面运用较多。

2. 本方穴位都是位于足太阳膀胱经的背俞穴，背俞穴是脏腑经气输注于背部的腧穴，当脏腑发生疾病时，往往在其背部相应的俞穴上得到反应，所以取其相应的俞穴便能治疗该脏腑的疾病。

3. 在六腑俞中，小肠俞通于手太阳，膀胱俞通于足太阳，大肠俞通于手阳明，胃俞通于足阳明，三焦俞通于手少阳，胆俞通于足少阳。由此可见，针刺六腑俞可以通调手足三阳六条经脉，从而达到通调腑气，化滞行水之功用。

4. 本方在临床运用中，若加艾灸则其补虚作用更强大，善治六腑阳虚之证，有温经散寒、回阳固脱之功能。

5. 治疗消化系统的疾病因何应用六腑俞而不用五脏俞呢？我们的体会是"五脏主藏精气，以藏为贵。""六腑者，传化物而不藏，故实而不能满也。""阴精宜充实，固密属阳，腑属阳，主运化，以通为用。"选用六腑俞，其意义与五脏俞加膈俞相似。六腑属阳，以下降为顺，泻而不藏，功主受纳，腐熟运化，输转水谷之精微，传送糟粕，通调三焦气化，通利二便。六腑不通则腑气郁滞，轻者上逆作呕，重则痛、呕、胀、闭四症俱悉，而上下不通矣。"中宜旋则运"五脏之营养来源于六腑，故用六腑俞乃是"疏腑以养脏"的具体运用。

本文发表于《北京中医药》2010年第29卷第8期，597页～599页。

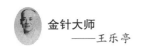

王乐亭教授临床教学方法

王　霞　闫松涛

　　王乐亭教授行医数十年，不仅对医术精益求精，形成了"王氏金针"的独特的针灸组方和治疗经验，而且在临床中培养了多位弟子。王老治学严谨，对于弟子的要求也很严格。他临床教学方法形式多样，通过"课徒"，使弟子打下了扎实的基本功。王老的临床教学方法灵活、多样、有趣。其中对人体腧穴的名称和有关数字的记忆方法非常独特。一些常用腧穴的名称，可从字面上区分类别，便于临床记忆，其内容相当丰富，如对名称中含有"天、地、门、中、内、外、气、血、阴、阳"十个字的穴位，进行了分类归纳。下面列举几种教学形式，以供参考。

一、游戏记忆

　　试问人体腧穴的名称，有哪些穴位在字面上分别含有："天、地、门、中、内、外、气、血、阴、阳。"请分别论述，并说出其穴的归经与取法？

1. 十四经脉中含"天"字腧穴共有 16 个（表 6-1）

表 6-1　　　　　　　　　"天"字腧穴汇总

穴位	归经	取穴方法
天府	肺经	在臂内侧面，肱二头肌桡侧缘，腋前纹头下 3 寸处
天鼎	大肠经	在颈侧部、扶突下一寸，当胸锁乳突肌后缘

穴位	归经	取穴方法
天枢	胃经	在腹中部，平脐中，距脐中 2 寸
天溪	脾经	在胸外侧部，当第 4 肋间隙，距前正中线 6 寸
天宗	小肠经	在肩胛部，当冈下窝中央凹陷处，与第 4 胸椎相平
天窗	小肠经	在颈外侧部，胸锁乳突肌的后缘，扶突后，与喉结相平
天容	小肠经	在颈外侧部，当下颌角的后方，胸锁乳突肌的前缘凹陷中
通天	膀胱经	在头部，当前发际正中直上 4 寸，旁开 1.5 寸
天柱	膀胱经	在项部大筋（斜方肌）外缘之后发际凹陷中，约当后发际正中旁开 1.3 寸
天池	心包经	在胸部，当第 4 肋间隙，乳头外 1 寸，前正中线旁开 5 寸
天泉	心包经	在臂内侧，当腋前纹头下 2 寸，肱二头肌的长、短头之间
天井	三焦经	在臂外侧，屈肘时，当肘尖直上 1 寸凹陷处
天髎	三焦经	在肩胛部，肩井与曲垣的中间，当肩胛骨上角处
天牖	三焦经	在颈侧部，当乳突的后下方，平下颌角，胸锁乳突肌的后缘
天冲	胆经	在头部，当耳根后缘直上入发际 2 寸，率谷后 0.5 寸
天突	任脉	在颈部，当前正中线上胸骨上窝中央

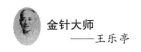

2. 十四经脉中含"地"字腧穴共有 3 个（表 6-2）

表 6-2   "地"字腧穴汇总

穴位	归经	取穴方法
地仓	胃经	在面部，口角外侧，上直对瞳孔
地机	脾经	在小腿内侧，当内踝尖与阴陵泉的连线上，阴陵泉下 3 寸
地五会	胆经	在足背外侧，当足 4 趾本节(第 4 趾关节)的后方，第 4、5 趾骨之间，小趾伸肌腱的内侧缘

3. 十四经脉中含"门"字腧穴共有 22 个（表 6-3）

表 6-3   "门"字腧穴汇总

穴位	归经	取穴方法
云门	肺经	胸前壁外上部，肩胛骨喙突上方，锁骨下窝凹陷处，距前正中线 6 寸
梁门	胃经	在上腹部，当脐中上 4 寸，距前正中线 2 寸
关门	胃经	在上腹部，当脐中上 3 寸，距前正中线 2 寸
滑肉门	胃经	在上腹部，当脐中上 1 寸，距前正中线 2 寸
箕门	脾经	在大腿内侧，当血海与冲门连线上，血海上 6 寸
冲门	脾经	在腹股沟外侧，距耻骨联合上缘中点 3.5 寸，当髂外动脉搏动处的外侧
神门	心经	腕横纹尺侧端，尺侧腕屈肌腱的桡侧凹陷中
风门	膀胱经	在背部，当第 2 胸椎棘突下，旁开 1.5 寸

续表

穴位	归经	取穴方法
殷门	膀胱经	在大腿后面，当承扶与委中的连线上，承扶下 6 寸
魂门	膀胱经	在背部，当第 9 胸椎棘突下，旁开 3 寸
肓门	膀胱经	在腰部，当第 1 腰椎棘突下，旁开 3 寸
金门	膀胱经	在足外侧部，当外踝前缘直下，骰骨下缘处
幽门	肾经	在上腹部，当脐中上 6 寸，前正中线旁开 0.5 寸
郄门	肾经	在前臂掌侧，当曲泽与大陵的连线上，腕横纹上 5 寸
液门	三焦经	在手背部，当第 4、5 指间，指蹼缘后方赤白肉际处
耳门	三焦经	在面部，当耳屏上切迹的前方，下颌骨髁状突后缘，张口有凹陷处
京门	胆经	在侧腰部，章门后 1.8 寸，当十二肋骨游离端的下方
章门	肝经	在侧腹部，当第 11 肋游离端的下方
期门	肝经	在胸部，当乳头直下，第 6 肋间隙，前正中线旁开 4 寸
命门	督脉	在腰部，当后正中线上，第 2 腰椎棘突下凹陷中
哑门	督脉	在项部，当后发际正中直上 0.5 寸，第 1 颈椎下
石门	任脉	在下腹部，前正中线上，当脐中下 2 寸

4. 十四经脉中含"中"字腧穴共有 20 个（表 6-4）

表 6-4　　　　　　　　　"中"字腧穴汇总

穴位	归经	取穴方法
中府	肺经	胸前壁外上部，云门下 1 寸，平第一肋间隙处，距前正中线 6 寸

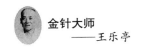

穴位	归经	取穴方法
乳中	胃经	在胸部，当第 4 肋间隙，乳头中央，距前正中线 4 寸
肩中俞	小肠经	在背部，当第 7 颈椎棘突下，旁开 2 寸
中膂俞	膀胱经	在骶部，当骶正中嵴旁 1.5 寸，平第 3 骶后孔
中髎	膀胱经	在骶部，当次髎下内方，适对第 4 骶后孔处
委中	膀胱经	在腘横纹中点，当股二头肌腱与半腱肌肌腱的中间
中注	肾经	在下腹部，当脐中下 1 寸，前正中线旁开 0.5 寸
彧中	肾经	在胸部，当第 1 肋间隙，前正中线旁开 2 寸
中冲	心包经	在手中指末节尖端中央
中渚	三焦经	在手背部，当环指本节（掌指关节）的后方，第 4、5 掌骨间凹陷处
中渎	胆经	在大腿外侧，当风市下 2 寸，或腘横纹上 5 寸，股外肌与股二头肌之间
中封	肝经	在足背侧，当足内踝前，商丘与解溪连线之间，胫骨前肌腱的内侧凹陷处
中都	肝经	在小腿内侧，当足内踝尖上 7 寸，胫骨内侧面的中央
脊中	督脉	在背部，当后正中线上，第 11 胸椎棘突下凹陷中
中枢	督脉	在背部，当后正中线上，第 10 胸椎棘突下凹陷中
人中	督脉	人中沟中，近鼻孔处
中极	任脉	在下腹部，前正中线上，当脐中下 4 寸
中脘	任脉	在上腹部，前正中线上，当脐中上 4 寸

穴位	归经	取穴方法
中庭	任脉	在胸部，当前正中线上，平第 5 肋间，即胸剑结合部
膻中	任脉	在胸部，当前正中线上，平第 4 肋间，两乳头连线的中点

5. 十四经脉中含"内"字腧穴共有 2 个（表 6-5）

表 6-5 "内"字腧穴汇总

穴位	归经	取穴方法
内庭	胃经	在足背当第 2、3 跖骨结合部前方凹陷处
内关	心包经	在前臂掌侧，当曲泽与大陵的连线上，腕横纹上 2 寸，掌长肌腱与桡侧腕屈肌腱之间

6. 十四经脉中含"外"字腧穴共有 4 个（表 6-6）

表 6-6 "外"字腧穴汇总

穴位	归经	取穴方法
外陵	胃经	在下腹部，当脐中下 1 寸，距前正中线 2 寸
肩外俞	小肠经	第一胸椎棘突下，陶道旁开三寸
外关	三焦经	在前臂背侧，当阳池与肘尖的连线上，腕背横纹上 2 寸，尺骨与桡骨之间
外丘	胆经	在小腿外侧，当外踝尖上 7 寸，腓骨前缘，平阳交

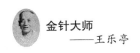
7. 十四经脉中含"气"字腧穴共有 6 个（表 6-7）

表 6-7　　　　　　　　"气"字腧穴汇总

穴位	归经	取穴方法
气舍	胃经	锁骨内侧端之上缘，当胸锁乳突肌的胸骨头与锁骨头之间
气户	胃经	在锁骨中点之下缘，任脉旁开四寸
气冲	胃经	在腹股沟稍上方，当脐中下 5 寸，距前正中线 2 寸
气海俞	膀胱经	在腰部，当第 3 腰椎棘突下，旁开 1.5 寸
气穴	肾经	在下腹部，当脐中下 3 寸，前正中线旁开 0.5 寸
气海	任脉	在下腹部，前正中线上，当脐中下 1.5 寸

8. 十四经脉中含"血"字腧穴共有 1 个（表 6-8）

表 6-8　　　　　　　　"血"字腧穴汇总

穴位	归经	取穴方法
血海	脾经	屈膝，在大腿内侧，髌底内侧端上 2 寸，当股四头肌内侧头的隆起处

9. 十四经脉中含"阴"字腧穴共有 14 个（表 6-9）

表 6-9　　　　　　　　"阴"字腧穴汇总

穴位	归经	取穴方法
阴市	胃经	在大腿前面，当髂前上棘与髌底外侧端的连线上，髌底上 3 寸

482

续表

穴位	归经	取穴方法
三阴交	脾经	在小腿内侧，当足内踝尖上 3 寸，胫骨内侧缘后方
阴陵泉	脾经	在小腿内侧，当胫骨内侧踝后下方凹陷处
阴郄	心经	在前臂掌侧，当尺侧腕屈肌腱的桡侧缘，腕横纹上 0.5 寸
厥阴俞	膀胱经	第四胸椎棘突下，督脉旁开 1.5 寸
至阴	膀胱经	在足小趾末节外侧，距趾甲角 0.1 寸
阴谷	肾经	在腘窝内侧，屈膝时，当半腱肌肌腱与半膜肌肌腱之间
阴都	肾经	在上腹部，当脐中上 4 寸，前正中线旁开 0.5 寸
头窍阴	胆经	在乳突后上方，浮白与完骨的连线上
足窍阴	胆经	在第 4 趾末节外侧，距趾甲角 0.1 寸
阴包	肝经	在大腿内侧，当股骨上踝上 4 寸，股内肌与缝匠肌之间
阴廉	肝经	在大腿内侧，当气冲直下 2 寸，大腿根部、耻骨结节的下方，长收肌的外缘
会阴	任脉	在会阴部，男性当阴囊根部与肛门连线的中点，女性当大阴唇后联合与肛门连线的中点
阴交	任脉	在下腹部，前正中线上，当脐中下 1 寸

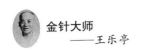

10. 十四经脉中含"阳"字腧穴共有 18 个（表 6-10）

表 6-10　　　　　　　　　"阳"字腧穴汇总

穴位	归经	取穴方法
商阳	大肠经	在手食指末节桡侧，距指甲角 0.1 寸
阳溪	大肠经	在腕背横纹桡侧，手拇指向上翘时，当拇短伸肌腱与拇长伸肌腱之间的凹陷中
冲阳	胃经	足背最高处，当拇长伸肌腱和趾长伸肌腱之间，足背动脉搏动处
阳谷	小肠经	在手腕尺侧，当尺骨茎突与三角骨之间的凹陷处
会阳	膀胱经	在骶部，尾骨端旁开 0.5 寸
委阳	膀胱经	在腘横纹外侧端，当股二头肌腱的内侧
阳纲	膀胱经	在背部，当第 10 胸椎棘突下，旁开 3 寸
合阳	膀胱经	在小腿后面，当委中与承山的连线上，委中下 2 寸
跗阳	膀胱经	在小腿后面，外踝后，昆仑穴直上 3 寸
阳池	三焦经	在腕背横纹中，当指总伸肌腱的尺侧缘凹陷处
三阳络	三焦经	在前臂背侧，腕背横纹上 4 寸，尺骨与桡骨之间
阳白	胆经	在前额部，当瞳孔直上，眉上 1 寸
膝阳关	胆经	在膝外侧，当股骨外上髁上方的凹陷处
阳陵泉	胆经	在小腿外侧，当腓骨小头前下方凹陷处
阳交	胆经	在小腿外侧，当外踝尖上 7 寸，腓骨后缘
阳辅	胆经	在小腿外侧，当外踝尖上 4 寸，腓骨前缘稍前方

续表

穴位	归经	取穴方法
腰阳关	督脉	在腰部，当后正中线上，第 4 腰椎棘突下凹陷中
至阳	督脉	在背部，当后正中线上，第 7 胸椎棘突下凹陷中

二、数字记忆

请准确说出十四经脉的腧穴数字（包括其中阴经与阳经各有多少个腧穴）。并按每条经脉腧穴的数量由多到少排出先后顺序，并按照经络循行顺序介绍各经脉的起止穴？

1. 十四经脉共有腧穴 361 个。

其中阳经 246 个，阴经 115 个。

2. 十四经脉按照腧穴数量由多到少排列依次为（表 6-11）：

表 6-11　　十四经脉腧穴数量排列顺序（多→少）

排名	经络名称	穴位数量
1	足太阳膀胱经	67
2	足阳明胃经	45
3	足少阳胆经	44
4	督脉	28
5	足少阴肾经	27
6	任脉	24
7	手少阳三焦经	23
8	足太阴脾经	21

排名	经络名称	穴位数量
9	手阳明大肠经	20
10	手太阳小肠经	19
11	足厥阴肝经	14
12	手太阴肺经	11
13	手少阴心经	9
14	手厥阴心包经	9

3. 十四经脉循行顺序及起止穴列表如下（表 6-12）：

表 6-12   十四经脉循行顺序及起止汇总

经络名称	起穴	止穴
手太阴肺经	中府	少商
手阳明大肠经	商阳	迎香
足阳明胃经	承泣	厉兑
足太阴脾经	隐白	大包
手少阴心经	极泉	少冲
手太阳小肠经	少泽	听宫
足太阳膀胱经	睛明	至阴
足少阴肾经	涌泉	俞府
手厥阴心包经	天池	中冲

经络名称	起穴	止穴
手少阳三焦经	关冲	丝竹空
足少阳胆经	瞳子髎	足窍阴
足厥阴肝经	大敦	期门
任脉	会阴	承浆
督脉	长强	龈交

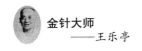

附录：

王乐亭先生生平年表

1895 年，生于河北香河。

1910 年，读私塾学习古汉文时，偶然学到用六寸银针治疗瘰疬病的秘诀，开始义务为患者治病。

1913 年，在北京琉璃厂荣宝斋南纸店学徒，学商三年。

1916 年，考入中国大学法律系，学习两年半肄业。

1919 年，拜京城针灸名医四川籍陈肃卿为师，系统学习针灸和中医经典及临床实习，并继续为患者义务治病。

1929 年，经北平市卫生局，考取针灸医师开业执照，从此在宣武门外校场大六条开业行医。

1930 年 6 ～ 9 月期间，在冯阁讨蒋司令部任职军法主任，故行医中断。之后恢复针灸行医，地址仍为校场大六条甲 26 号。

1934 年，应聘参加北平养浩庐中医院应诊，任针灸科主任。

40 年代，以六寸金针专治瘰疬病的独特疗效而誉满京城，声传海内外。在社会上获得"金针大王·王乐亭"之美称。之后被吸收为英国皇家图书馆会员，获英国医学博士学位。

1950 年，北京中医学会成立，当选为理事。

1951 年，北京中医学会成立针灸委员会，当选为针灸委员。

1952 年，任宣武区中医针灸考试委员。

1953 年，北京中医学会针灸门诊部成立，主动参加半日工作，任针灸主治医师。同年加入中国农工民主党，并被选为宣武区人民代表、政协委员。

　　1954 年，北京市第二中医门诊部成立，任针灸主治医师、顾问。

　　1955 年，受聘为宣武区政府，任学术及鉴定委员，并担任中国中医研究院研究班针灸课讲师。

　　1956 年，放弃私人诊所，正式参加工作。调入北京市中医医院，任针灸科主任、主任医师。

　　1964 年，遵照中央关于组织城市高级医务人员下农村的指示，参加首批医疗队，到通县西集巡回医疗，深受农民欢迎。

　　1977 年，兼任北京第二医学院，中医系针灸学教授。

　　1984 年 2 月 25 日，在北京病逝，享年 89 岁。

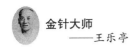
金针王乐亭教授诞辰 100 周年
纪念活动回顾

　　1995 年，正值王乐亭教授百年诞辰之际，距他老人家去世已经有 11 年了。为了纪念王老的学术思想和医学成就，由其弟子于汇川、钮韵铎共同发起，组织在京的王派门人及诸弟子，共同筹划为已故恩师搞一次纪念性学术活动。其目的是使师兄弟们能聚在一起，缅怀老师的音容笑貌和宽以待人的朴实恩德，相互交流和学习老师所创的针灸技法和临床经验；为了使王老独特的学术见解和"王氏金针"的高超技法这一宝贵的文化遗产得以继承和发扬，更好地总结和挖掘王老的学术思想与临证经验，探索其成才之路及经验传承方法，对提高临床疗效，指导针灸事业发展，培养后辈人才，具有重要意义。

　　众弟子中，多数人平素都忙于业务，有的弟子年事已高，又体弱多病，彼此间联系少，平常也很难见面。但通过多方的联系，部分有代表性的师兄弟达成共识，决定于 1994 年 11 月 6 日在北京"国医之家"相聚。大家共同商榷，为办好老师百年诞辰的纪念活动而出谋划策。这次师兄弟聚会中，当即成立了"王乐亭诞辰 100 周年纪念活动筹备委员会"。会上通过了几项议题：

　　1. 首先确定纪念活动的日期

　　因王老生于公历 1895 年 10 月 18 日，农历大清光绪二十一年（乙未年）九月初一，所以纪念日确定在 1995 年 10 月 18 日（星期三）下午举行。

　　2. 制定筹备委员会组织机构（经诸弟子推选，全体举手通过）

　　主 任 委 员：于汇川

副主任委员：吴濂清　钮韵铎

委　　员：吴濂清　张俊英　陈湘生　于汇川

　　　　　　韩福如　钮韵铎　高秉殿　王振东

秘　书　长：钮韵铎（兼）

3. 设立办公及筹备活动地点

在位于北京市东城区东四十一条 25 号的东四中医门诊部。

4. 分工合作，安排落实计划

（1）陈湘生负责整理王老的生平简介。

（2）吴濂清、韩福如整理、起草王老有代表性的学术思想、学术风格和学术流派形成的特点，作为日后发表纪念文章的基本提法。

（3）联系有关刊物为纪念活动做文字报道。如高秉殿负责联系北京日报；钮韵铎负责联系中国中医药报、北京中医杂志等。

（4）会上对王乐亭教授的门人、弟子进行排列，并详细核实，一致认可的有 22 名弟子，并按拜师的先后顺序确定了名单：

韩世荫	吴清泊	纪有德	陈振宇	吴濂清
张俊英（女）	程玉珍	段子玉	宋志云	陈湘生
申素琴（女）	李鸿贞（女）	刘明霞（女）	孙景宜	石宝生
王新一	尤裕勤	高秉殿		

（以上为家中所收）

于汇川	耿永明	韩福如	钮韵铎

（以上为医院所收）

5. 联系相关的单位，争取得到更多的支持

张俊英联系北京市农工民主党秘书长王竹琴同志；王振东（王乐亭之长孙）联系河北香河县政协负责人王子云同志；韩福如、王振东联系北京中医医院领导。

6. 筹备纪念活动经费

在会上有四位委员表态，并认可捐款 14000 元。经大家分

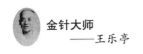

析、预算此次纪念活动需要经费 4 ~ 5 万元。其余部分尚待大家共同继续筹集，求得多方面的支持，确保活动经费按时到位。

7. 第一次筹备委员会会议结束总结

于汇川主任委员总结了四句话：①会议开得好，师兄弟齐心，精诚团结。②尚有很多细节问题，有待于下次例会深入讨论。③第一次筹备会上所定的事情，开始生效。每人的分工立即启动，下次会议要拿出成绩，要听详细汇报。④下次开会时间定在十二月份的第二个星期天，将于 1994 年 12 月 11 日下午 2 时召开，地点还在东四中医门诊部。

经第一次筹备委员会召开后，筹委会办公室的工作开始启动，将会议精神和决定以简报形式打印，并邮寄给各位委员及其他能联系到的师兄弟；另一方面，收集会后各方面的反馈信息和意见，并做好下一次会议的计划和安排。

1994 年 11 月至 1995 年 8 月期间，筹备会议共举行了 10 次，每月都准时召开一次会议。通过研讨，总结和交流了不少的老师的临床经验和心得体会，大家相互沟通后，每个人都有很多收获。但是活动经费确实很难解决，众弟子的捐款虽然已经达到 25000 元，但其他部分仍没有着落。当时，市农工民主党的态度最积极，认为王乐亭教授是一代名医，是农工党 1953 年的老党员。王老的百年诞辰，市委主要领导肯定会出席，《北京农工》双月刊可以刊登，但由于经费紧张，没钱可出。河北香河县政协的意见是："王乐亭教授是名医，他是香河县人民的光荣与骄傲，需要我们做什么，我们都能全力配合。"但组委会研究后认为：我们筹委会再困难也不能向农民伸手要钱。最重要的是北京中医医院的态度，当时去联系时，院方的态度很不明朗，只是说向领导汇报研究一下，等了很长一段日子，仍然不见院方表态。最后由于经费不足而"金针大师王乐亭教授 100 周年诞辰"纪念活动没有办成，甚是遗憾。

现在回顾起来，虽然纪念活动没搞起来，但师兄弟们所参加的 10 次研讨会的收获颇大。最后，由弟子钮韵铎书写纪念文章，于 1995 年 7 月 24 日在《中国中医药报》第 4 版发表题为《缅怀老师王乐亭》。

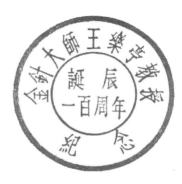

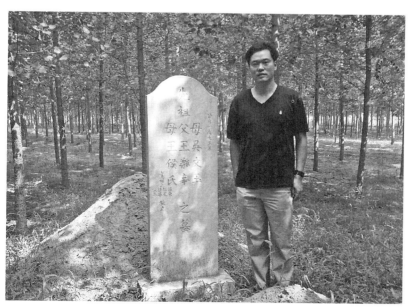

王乐亭教授墓碑，本书主编钮雪松医师前往瞻仰。

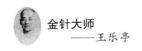
缅怀老师王乐亭

——金针名师王乐亭教授诞辰 100 周年纪念

钮韵铎

　　今年是金针名师王乐亭教授诞辰 100 周年纪念，先师在京悬壶生涯 50 余载，在临床实践中积累了丰富的宝贵经验。他精通古籍，善以针法治疗内、妇、儿、外各科之杂病，对各种类型的瘫痪疾病颇有见解，特别是以六寸金针治疗瘰疬更为突出，故而得名"金针王乐亭"之赞誉，慕名求医者甚众。

　　王乐亭先生，河北省香河县人，生于 1895 年 10 月 18 日，卒于 1984 年 2 月 25 日，享年 89 岁。早年肄业于中国大学法律系，后继续学医，拜针灸名医陈肃卿先生为师，深得其传。1929年，在北京正式考取针灸医师执照。30 年代中期已誉满京师，声传海外，多次荣得国际友人来华专访，之后被吸收为英国皇家图书馆会员，获英国医学博士学位。1934 年，曾受聘为北平养浩庐中医院针灸科主任。1953 年，北京中医学会针灸门诊部成立，主动参加半日工作，任针灸主治医师。1954 年，任北京市第二中医门诊部针灸顾问。1956 年，北京市中医医院开业，担任针灸科主任、主任医师、教授。此外，曾任北京中医学会针灸委员会委员、宣武区人民代表及政协委员等职，是中国农工民主党党员。

一、六寸金针治疗瘰疬的来源

　　先师幼年在家乡读私塾时，随乔书阁老师习文，由于他勤奋刻苦，聪颖过人，乔师将三代祖传秘方，即用六寸银针刺双侧曲池透臂臑穴治疗瘰疬之经验，口授于他。并在瘰疬病人身上，亲自操作六寸银针为患者做治疗。由于乐亭先师胆大心细，经他扎过数次之后，竟奏奇效。不久患者为答谢乔氏师徒，特制一双银针赠之，先师就凭借这一对银针，踏上针灸治病的旅程。从此，患瘰疬病者接踵而至，逐渐积累了一定的临床经验。为了再求深造，来到北京考入大学攻读。肄业后再次寻觅名师，精心攻读《黄帝内经》等书，使学识与技术日益增进。先生受益最大的针灸专著是《针灸大成》《经穴纂要》。这两本书是针灸入门精研实践的基础。1929 年，先师考取医师执照后，在登门拜访主考官时，发现主考老师名医孙祥麟老先生所用针具皆为金制，震动了年轻的王乐亭，因为他读书时曾多次读到以金制针更佳。随即到金店打制一套毫针和六寸金针。从此，先师开始使用金针济世，不但治疗瘰疬，更多的是治疗各科杂病，社会影响与日俱增，得"金针大王·王乐亭"之赞誉。

二、卓有成效的"经验配方"

先师经过数十年的医疗实践，对于常见病、多发病的治疗经验不断完善，经过有效病例的归纳整理，逐渐得出了规律性的认识，形成了基本稳定的套路，最后认定为"经验配方"。这些针灸处方分别都有功用、主治以及便于记忆的命名。

三、"瘫"乃难医之病，但不是不治之症

每逢谈论"瘫"病，先师总有一句口头语：

"瘫"字之结构，乃病字旁里面加一个难字，我们的老祖宗在造字时就说了，人别得瘫病，得了瘫病就难治，这一席话不但鼓励了医生们治瘫不能有畏难情绪，同时也对病人稳定情绪起到安慰作用。先师治瘫主要分两大系统，即脑血管病和脊髓损害所致的各种瘫痪。

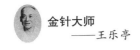

1. 脑血管病——中风十三治

"中风十三治"包括从脑血管病变的卒中阶段开始治疗。凡闭证者取"开闭醒神"法来促进苏醒和恢复神志，脱证取"回阳固脱"法来扶正回阳、益气固脱。中风经过抢救后往往遗留半身不遂、语言不利等后遗症，古称"偏枯"，可取"纠偏治瘫"法调治，以求活血化瘀、舒筋通络。若偏瘫日久，病情顽固，临床常取"十二透穴"。先师认为，凡沉疴痼疾，病位深入可及筋骨之间，或复有外邪客于经络，病延日久者均可用透刺针法直中病所，从而沟通经气，畅通血脉，以达到治疗目的。中风十三治乃由 13 组配方组成；此乃简言之。

2. 脊髓损害——治瘫十一法

"治瘫十一法"主要为治疗外伤性截瘫和脊髓病理性瘫痪所设，该法以取督脉为重点，即所谓"治痿首取督脉"，这是先师经验总结之概括。因为督脉为奇经八脉之一，督者，都也。以其"都"一身之阳，是手足三阳七脉之会。督脉为"阳脉之海"，具有调节和振奋人体阳气的作用，故能统摄全身的阳气；又因其络肾入脑，故又能维系人身之元气，健脑醒神，是治疗脑和脊髓病变或损伤引起的各种瘫痪的重要经脉。"治瘫十一法"以"督脉十三针"为首方，再配合"华佗夹脊穴""五脏俞加膈俞"，"太阳治瘫法""老十针""阳明治痿方""少阳利节术""三阴缓筋法""手三阳配方""手三阴配方""调理阴阳法"。诸方法相互配合，共同协力治疗各种类型之瘫痪。

四、取得疗效之关键所在

先师临证"约法五章"，既是自己的医疗程序，也是刻徒之严格规定。

1. 四诊务必详尽，辨证立法要准。

2. 配穴合理，取穴正确。

先师有丰富的临床经验，思想活跃，颇多独创。临床取穴之多少，视病情而定。例如，临床常用的配方"养阴清肺法"只有鱼际、太溪二穴，而治疗顽固性半身不遂的"十二透穴"多达 24 个穴位组成。先师常讲"用穴如用兵，病繁则多设，病简则少施"，不以取穴多少论英雄。临床取穴之配伍以合理为宜。

古人有"宁失其穴，勿失其经"之说，是有一定道理的。但先师主张"勿失其经，也勿失其穴"，对于取穴要求非常严格，力求精确。例如，近几十年来，在绝大多数教科书、挂图、模型中都介绍悬钟穴在腓骨后缘取之，但先师坚决不赞同，临床一贯坚持取腓骨前缘，曾遭人非议。此结论终于在国家标准《经穴部位》中得到证实，腓骨前缘之取穴是正确的。可见先师之高明，并非一般。

3. 针尖方向、进针深浅应适宜

先师在这方面很是讲究。例如，列缺穴应当屈腕取之，针体才能顺利地向上深探入内，才能有效。长强穴必须顺尾骨前缘平刺二寸深，使病人不自觉地发出呼叫之痛声，定能取效。正所谓"啊声取长强"。

足三里穴，先师认为其取法为"三里膝眼下，三寸两筋间，距离胫骨前缘宽度是一立横指。"又说："五分治于胫，一寸治于腹，寸半中脘行，二寸治咽喉，如刺三寸整，巅顶血下行。"每刺该穴时，也都分别按照上述规定深度来执行。

4. 补泻手法明确

先师根据《针灸大成》和周伯勤之《中国针灸科学》所介绍的捻转补泻手法之论述，经过自己几十年的临床反复实践，最后形成自己的独特手法风格。先师最后将捻转补泻之手法归纳为"随济迎夺、进插提退"八个字，即按各条经的循行方向而行补泻手法。正如先师的自叙曰："我选用捻转补泻手法，因它对深浅刺的穴位都能用，其如头面、胸胁、腰背、手足指部等处，皆

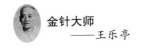
是浅刺的部位。其他手法如提插、青龙摆尾、白虎摇头、凤凰展翅、苍龟探穴等手法都不能用，故选定捻转手法深浅皆宜，全身可用矣。"

5. 留针时间与起针得当

先师认为留针时间一般以 30 分钟为宜，先师曾讲："针刺入经穴，通过经络疏导经气，使脏腑气血得到畅通或补益，从而促进虚实平衡，但必须要经过运行一个周次的时间，方有良效。"

五、王乐亭学术思想是针灸界公认的流派之一

著名针灸学家、世界针联前主席王雪苔教授曾评价说："《金针再传》一书是继承、整理著名针灸大师、金针王乐亭教授的学术思想与经验的一部很有价值的著作。我与王老交往数十年，深知他有丰富的临床经验和深厚的理论知识，师古而不泥古，思想活跃，颇多独创，疗效显著，成为针灸学术界公认的流派之一，在国内外影响颇为广泛。王老虽已作古，但是他的门人仍然继续努力地整理他的学术与经验，而且在继承的基础上有所发展，有所提高，使金针王乐亭教授的学术思想得以继续下去，并发扬光大。"

总之，先师王乐亭教授所以在中医针灸学术方面取得精深造诣，卓越成就，是与他治学严谨、坚持实践和勇于创新的精神分不开的。他是一位对中医针灸学术有所发展，对培养中医人才有所贡献的针灸学家，是值得我们学习和深切怀念的。

（本文发表于《中国中医药报》1995 年 7 月 24 日第四版。）

王乐亭教授门下弟子及再传弟子名录

（排名以从师先后顺序，皆经王老家人一致认定）

王乐亭一生培养出大量针灸门人，毫不保留地把技术传给下一代针灸事业的接班人。

一、家中所收徒弟 **18** 人

韩世荫	吴清泊	纪有德	陈振宇
吴濂清	张俊英（女）	程玉珍	段子玉
宋志云	陈湘生	申素琴（女）	李鸿贞（女）
刘明霞（女）	孙景宜	石宝生	王新一
尤裕勤	高秉殿		

二、医院所收徒弟 **4** 人

于汇川	耿永明	韩福如	钮韵铎

三、再传弟子

于汇川——蔡素珍

韩福如——韩喜刚

钮韵铎——赵建宏、钮雪松、钮雪梅、闫松涛、王霞、韩丹、赵元辰。